理学療法MOOK 21

がんの理学療法

責任編集

井上順一朗（神戸大学医学部附属病院リハビリテーション部）

神津　玲（長崎大学大学院医歯薬学総合研究科医療科学専攻）

三輪書店

シリーズ編集

福井　勉（文京学院大学大学院　保健医療科学研究科）

神津　玲（長崎大学大学院　医歯薬学総合研究科　医療科学専攻）

大畑光司（京都大学大学院　医学研究科　人間健康科学系専攻）

甲田宗嗣（広島都市学園大学　健康科学部　リハビリテーション学科）

歴代シリーズ編集（五十音順）

黒川幸雄，高橋正明，鶴見隆正

本書に関するご質問・ご意見

本書に関するご質問・ご意見等を電子メールにて受け付けています．ご住所，お名前，お電話番号等をご記入のうえ，理学療法MOOK編集室（ptmook@miwapubl.com）までお寄せください．ただし，本書の内容と関係のないご質問や，本書の範囲を超えるご質問にはお答えできませんので，ご了承ください．個人情報については，適正に管理を行い，他の目的に利用することはありません．

編集にあたって

　1981年以降，がんはわが国における死亡原因の1位であり，現在では男性の2人に1人，女性の2.5人に1人ががんに罹患すると推計されています．がんによる年間死亡数は約37万人と，年間死亡数の3分の1に相当し，がんは国民の生命および健康を脅かす重大な問題となっています．一方，近年の診断技術や治療方法の進歩によりがん患者の生存率は向上し，長期生存者も大幅に増加しています．がんの治療を終えた，あるいは治療を受けつつ日常生活を送っているがん生存者（いわゆる「がんサバイバー」）は500万人を超えようとしています．

　しかし，がん患者では治療過程において，がん自体が引き起こす体力低下や機能障害に加え，化学療法・放射線療法・手術などの治療による合併症・有害事象から生じる機能障害，さらに不安，抑うつなどの精神的・心理的障害により日常生活活動（ADL）や生活の質（QOL）が著しく低下してしまいます．

　そのような障害・制限に対する治療手段として，理学療法をはじめとするリハビリテーションは非常に重要な役割を担っています．がん患者に対して理学療法を行う際には，がんの種類や部位，進行度を考慮し，原疾患の進行に伴う機能障害の増悪，二次的障害を予測しながら適切に対応することが必要とされます．また，個々の患者の病期，治療内容，有害事象，全身状態に応じた適切なリスク管理が必要不可欠です．しかし，理学療法の卒前教育では，がん患者に対する理学療法に関するカリキュラムは皆無に等しく，卒後教育も十分に行われていないのが現状です．また，がんの理学療法に関するテキストや文献も十分ではありません．

　このたび，理学療法MOOKシリーズとして『がんの理学療法』を刊行する運びとなりました．本書では，がんのリハビリテーションの臨床現場・研究の第一線でご活躍されている気鋭の先生方にご執筆を依頼し，がん患者に対して理学療法を進めるにあたり理学療法士が理解しておくべきがん患者の病態，診断・治療・管理方法，リスク管理，理学療法評価法，理学療法治療法など，基本的な知識や技術を広く網羅してまとめました．また，がんのリハビリテーションに関する最新のトピックスについてもご執筆いただき，よりレベルの高い知識・技術をわかりやすく解説いただいております．これからがん患者の理学療法に取り組まれる皆さまのみならず，すでにがん患者の理学療法に従事されている皆さまにも，ご満足いただける内容になっております．また，リハビリテーション医，看護師，作業療法士，言語聴覚士などの皆さまにも，非常に有用な内容となっております．本書が，がん患者のQOLの向上のために少しでも貢献できることを祈念しております．

　最後に，本企画にご賛同いただき，ご多忙な臨床の合間にご執筆をいただきました先生方には心より敬意と感謝を申し上げます．

　2017年3月吉日

井上順一朗

目 次

第1章　がんの理学療法の概要

1. がんの理学療法の概要 ……………………………………………井上順一朗　2

第2章　病態と治療各論

1. 脳腫瘍の病態と治療 ……………………………………………西原賢在，他　16
2. 頭頸部がんの病態と治療 ………………………………………古川竜也，他　28
3. 乳がんの病態と治療 ………………………………………………高尾信太郎　34
4. 肺がんの病態と治療 ………………………………………………菱田智之　40
5. 消化器がんの病態と治療 …………………………………………佐藤　弘　46
6. 肝胆膵がんの病態と治療 ………………………………………合川公康，他　53
7. 運動器がん（骨軟部腫瘍・転移性骨腫瘍）の病態と治療 …………高木辰哉　61
8. 造血器悪性腫瘍の病態と治療 …………………………………乾由美子，他　69
9-1. 小児がんの病態と治療—血液腫瘍 ………………………………工藤寿子　77
9-2. 小児がんの病態と治療—骨軟部腫瘍 ……………………………秋末敏宏　84
10. 緩和医療の実際 ……………………………………………………木澤義之　92
11. がん患者在宅医療の実際 …………………………………………石川朗宏　99

第3章　理学療法各論

1. 化学療法・放射線療法施行患者に対する理学療法 ……………中野治郎，他　106
2. 周術期の理学療法—総論 …………………………………………及川真人　117
3. 造血幹細胞移植施行患者に対する理学療法 ……………………井上順一朗　126
4. 脳腫瘍患者に対する理学療法—片麻痺，高次脳機能障害，摂食・嚥下障害
 ……………………………………………………………………島　雅晴　134
5. 頭頸部がん患者に対する理学療法 ………………………………石井貴弥　142
6. 乳がん・婦人科がんの手術・リンパ浮腫患者に対する理学療法
 ……………………………………………………………………山本優一　153
7. 肺がん手術患者に対する理学療法 ……………………………荻野匡俊，他　163
8. 消化器がん手術患者に対する理学療法 …………………………牧浦大祐　174
9. 骨軟部腫瘍・転移性骨腫瘍・脊髄腫瘍患者に対する理学療法 ……鈴木昌幸　187
10. 小児・AYA世代がん患者に対する理学療法 ……………………岡山太郎　197
11. 緩和ケアにおける理学療法 ………………………………………立松典篤　207

| 12. | 在宅がん患者に対する理学療法 | 柏 美由紀 | 217 |
| 13. | がん患者に対する物理療法―電気刺激療法を中心に | 庄本康治 | 226 |

第4章　がんの理学療法関連のトピックス

1.	高齢がん患者のフレイル・サルコペニア	小野　玲	238
2.	がん患者の心のケア	酒見惇子	247
3.	がんサバイバーシップとフィジカルフィットネス	奥松功基, 他	252
4.	がん患者が利用できる社会資源・社会復帰	坂本はと恵	257

特別寄稿　がんのリハビリテーション最前線

・米国におけるがんのリハビリテーションの現状

　　　　　　　　　　　　　　　　　　　　　Jack B Fu, 他（訳：井上順一朗）　263

第1章

がんの理学療法の概要

　わが国におけるがんの現状，手術療法・化学療法・放射線療法などがん治療の概要について解説し，そのうえで，がんのリハビリテーション・理学療法の目的や役割，がんの理学療法を進めるにあたり理解しておくべき基本的な事項について解説した．各がん腫への対応の基礎となる内容であるため，まず始めに理解を深めていただきたい．

1 がんの理学療法の概要

井上順一朗[*1]

> **Key Questions**
> 1. わが国におけるがんの疫学とがん治療の現状は？
> 2. がん患者に対する理学療法の目的，目標，役割は何か？
> 3. がんの理学療法の進め方は？

わが国におけるがんの疫学とがん治療の現状

1．がん罹患率および死亡率の動向

1981年以降，がんはわが国における死亡原因の1位を占めており，2014年のがんによる年間死亡数は36万8,103人（男性21万8,397人，女性14万9,706人）と年間死亡数の約3分の1に相当する．部位別では，男性では肺，胃，大腸，肝臓の順に多く，女性では大腸，肺，胃，膵臓の順に多い（**図1**）[1]．

また，2012年に新たに診断されたがん患者は86万5,238人（男性50万3,970人，女性36万1,268人）であり，部位別では，男性では胃，大腸，肺，前立腺の順に多く，女性では乳房，大腸，胃，肺の順に多い（**図2**）[1]．

人口の高齢化とともにがんの罹患者数は年々増加しており，2016年のがん罹患数予測は約101万200人（男性57万6,100人，女性43万4,100人）と，2015年の予測値（98万2,100人）と比較すると約2万8,000人増加している[1]．

日本人では，男性の2人に1人，女性の2.5人に1人ががんに罹患し，男性の4人に1人，女性の6人に1人ががんで死亡すると推計されており，この状況は2050年までほぼ横ばいで続くと予測されている．

2．がんサバイバーの動向と国の施策

近年，診断技術や治療法の進歩に伴い，がん患者の生存率は向上してきており，2006～2008年にがんと診断された患者の5年相対生存率は62.1％（男性59.1％，女性66.0％）と，がんの治療を終了した，または，がんの治療を継続しながら長期にわたり生存する「がんサバイバー」が増加してきている．2016年のがん罹患予測数は100万人を超え，「がんの2015年問題」として予測されていた2015年時点でのがん生存者数約533万人という予測値を上回る増加をみせている[2]．

このような状況をふまえ，国をあげてがん対策を推進し充実させるために，全国で専門的ながん治療が受けられる体制づくりをめざす「がん対策基本法」が2006年6月に成立した．また，同法に基づき2007年に「第1次が

[*1] Junichiro Inoue／神戸大学医学部附属病院リハビリテーション部

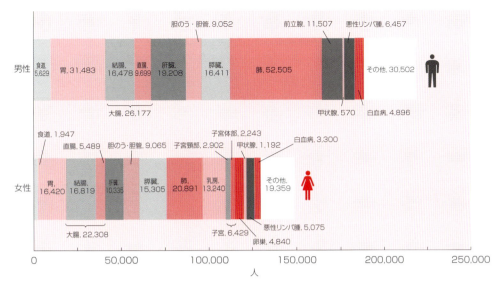

図1　部位別がん死亡数（2014年）（文献1）より引用）

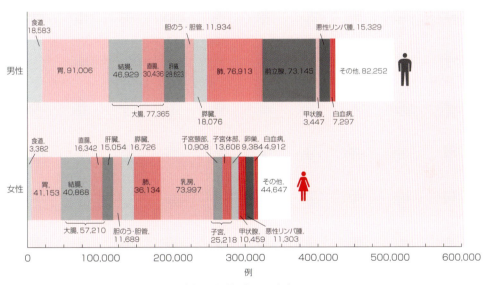

図2　部位別がん罹患数（2012年）（文献1）より引用）

ん対策推進基本計画」，2012年に「第2次がん対策推進基本計画」が策定された．このように法的整備が行われ，がん診療体制の充実が進められる中，リハビリテーション領域では2010年4月の診療報酬改定において「がん患者リハビリテーション料」が新設された．また，「第2次がん対策推進基本計画」では，「がん患者の生活の質の維持向上を目的として，運動機能の改善や生活機能の低下予防に資するよう，がん患者に対する質の高いリハビリテーションに積極的に取り組む」ことが分野別施策として盛り込まれた．2016年12月に成立した「改正がん対策基本法」では，がん治療と就労の両立やがん教育の推進などへの対策が盛り込まれており，がん自体に対する治療のみならず，症状緩和や身体・精神面のケアから自宅療養や社会復帰支援，治療と就労の両立支援や社会的な側面までサポー

トするために，がん患者に対するリハビリテーションへのさらなる取り組みが期待されている．

3．がん治療の概要

がんが局所（原発巣）にとどまっている早期がんでは根治が可能であるが，遠隔転移を伴うがんでは根治が困難である．根治医療では，治療が終了すれば以降は経過観察となるのに対して，緩和的治療は延命を目的としているため，化学療法が可能なかぎり継続される．積極的な治療が行えなくなった後は，症状緩和を目的に緩和ケアが中心となる．

がん治療の3本柱は，手術療法・化学療法・放射線療法であるが，近年のがん治療においては各療法単独での治療だけでなく，手術療法＋化学療法，化学療法＋放射線療法などの組み合わせによる集学的治療が行われている．

1）手術療法

罹患率の高い胃がん，肺がん，大腸がんなどの多くの固形がんでは，がんが原発巣に限定されており，他臓器などに転移が認められない早期がんの場合には手術による根治を目指すことができるため，手術療法が第一選択になる．しかし，手術療法では，侵襲による術後合併症や外見上あるいは機能上の障害が残ることが少なくない．そのため，近年では根治性を損なうことなく，可能なかぎり侵襲を軽減するため，内視鏡治療や胸腔鏡・腹腔鏡下での手術などの低侵襲化が進められている．また，化学療法や放射線療法などを併用することで，切除範囲を縮小したり，臓器機能を温存する集学的治療も行われている．

2）化学療法

化学療法は，がん細胞を直接的，間接的に破壊，減少させ，臓器や全身への負荷（がん悪液質）を軽減することにより効果をもたらす治療法である．化学療法はどのがんに対しても同じ感受性を示すものではなく，各がん腫に対する効果は，①治癒，②生存期間の延長，③症状の緩和に分けられる．治癒が期待できるがんとして，急性骨髄性白血病，急性リンパ性白血病，悪性リンパ腫，精巣がんなどがあげられる．また，延命が期待できるがんとして，乳がん，卵巣がん，小細胞肺がん，大腸がん，多発性骨髄腫，骨肉腫などがあり，症状の緩和が期待できるがんとして，軟部腫瘍，頭頸部がん，食道がん，子宮がん，非小細胞肺がん，胃がん，前立腺がん，腎がん，膵がんなどがあげられる．

化学療法では治療の効果（腫瘍の縮小）が現れるまでに数日～数カ月要し，治療の効果が現れても，症状の緩和，再発率の低下，延命効果などを自覚するのに時間を要することが多いため，化学療法によるリスク（副作用）とベネフィット（治療効果）を常に確認しながら対応する必要がある．

化学療法の副作用では，高頻度に生じる症状として，悪心・嘔吐，骨髄抑制，末梢神経障害，全身倦怠感などがあげられる．また，重篤な副作用としては，白金化合物やメトトレキサートによる腎機能障害，ドキソルビシンやダウノルビシンなどによる心筋毒性，ゲフィチニブなどによる間質性肺炎などがあげられる．

近年，分子生物学の進歩によって，がんの発生・進展のメカニズムが遺伝子レベルで解明されてきている．がん細胞の浸潤・増殖・転移に関わる分子を標的とし，その働きを遮断することで，がん細胞の増殖を抑制する分子標的薬が開発され，臨床でも使用されている．分子標的薬は，がん細胞に選択的に作用するため，従来の抗がん薬と比べて副作用が少ないことが期待されていたが，実際には，間質性肺炎や消化管穿孔，インフュージョンリアクション（過敏反応）など特有の副作用が出現することがある．2016年2月時点で，わが国で承認され，臨床で使用できる分子標

的薬は40種類以上あり，現在でも国内外で新薬の治験が進められている．ただし，分子標的薬は治療効果が期待できる一方で，非常に高額であるため，患者への経済的負担や国の社会保障費への影響も考慮しなければならない．

3）放射線療法

放射線療法は，放射線の細胞分裂を阻害する作用により腫瘍を縮小させる治療法である．放射線は細胞のDNAに直接作用し，細胞分裂の能力を失わせたり，細胞が自ら死んでいく過程であるアポトーシスを増強させることで細胞を死にいたらしめる．その効果としては，①治癒（放射線療法単独，化学療法や手術療法との併用），②症状の緩和（脳転移，骨転移，腫瘍による臓器の圧迫や疼痛などの改善）に分けられる．治癒を目指すためには病巣に十分な線量を照射する必要があるが，重篤な副作用を避けるためには，耐容線量以下に抑える必要がある．単純分割照射では60〜70 Gy/30〜35回行うことが多い．一方，症状緩和のための照射では，できるだけ早く治療効果をもたらすために，1回の線量を増やして短期間で治療を完了するようにすることが多い．骨転移では，30 Gy/10回を行うことが一般的である．

放射線療法は手術療法と異なり，組織や臓器の機能を温存しながら治療が行えることが特徴であるが，副作用を伴うことが多い．副作用には，治療中から治療直後に起こる急性期の副作用（急性反応）と，治療終了後数カ月〜数年経ってから起こる副作用（晩期反応）があり（**表1**），リハビリテーション実施の際には，これらの副作用によるリスクを評価することが重要である．

4．がん治療による機能障害と日常生活活動障害

がん患者では，手術療法・化学療法・放射線療法などの治療経過中に，がん自体の影響や治療に関連する合併症や副作用などにより，筋力低下，運動麻痺，関節拘縮，末梢神経障害，疼痛，認知機能低下，嚥下・構音障害，病的骨折，リンパ浮腫などさまざまな機能障害が引き起こされ，それらの障害により歩行や日常生活活動（ADL：Activities of Daily Living）に制限が生じ，生活の質（QOL：Quality of Life）が低下してしまうリスクが非常に高い．Lehmannら[3]の報告では，がん患者805名のうち438名（54%）にセルフケアや移動などのADLに関わる問題が生じており，その問題は，がん腫にかかわらず，あらゆるがん腫の患者で生じていたと述べられている．また，Staffordら[4]の報告でも，がん患者の問題点として，歩行動作，起立動作，家事や買い物などのADLの障害があげられている．そのため，リハビリテーションでは，十分なリスク管理を行いながら，これらの機能障害やADL障害を最大限に回復することで，患者のQOLの維持・向上を図ることが重要である．

がん患者に対する理学療法の目的，目標，役割

1．がんのリハビリテーションの対象

がん患者では，その治療過程においてさまざまな機能障害が引き起こされ，それらの障害によりADLやQOLが低下してしまう可能性が高い．がん患者に生じうる機能障害は，骨転移や中枢神経障害などがん自体が引き起こす障害と廃用症候群や術後合併症などがんの治療に起因する障害に分類される．原発巣・治療目的別の障害の種類を**表2**に示す[5]．

2．がん患者の特徴とがんの理学療法の重要性

がん患者では治療過程において，がん自体

表1 放射線療法に伴う副作用

	症状・部位	特徴
急性反応	放射線宿酔	二日酔いのような症状であり，原因ははっきりとはしていない．全身倦怠感，めまい，嘔気，嘔吐，頭痛などの症状が出現し，2～3日で治ることが多い．症状が重度の時には，制吐剤や抗ヒスタミン剤などの投与で対処する
	皮膚炎	発赤，色素沈着，乾燥，皮膚剥離などが生じる．照射線量や部位により異なるが，多くは治療開始から2週間後に出現し，治療終了後2～4週間で改善する
	口腔粘膜障害	口腔粘膜に急性炎症が生じ，潰瘍や出血がみられる．また，唾液分泌腺に障害が生じることで口腔内が乾燥することもあり，口内炎を悪化させる原因にもなる．治療終了後1～2週間で改善するが，抗がん剤を併用している場合には遷延することもある
	消化管障害	上腹部に照射されると胃や十二指腸の粘膜が炎症を起こし，胃の不快感・痛み，嘔気などを生じる．下腹部での照射では腸管粘膜の炎症により下痢が生じる．治療終了後1～2週間で改善するが，症状によっては制吐剤，胃粘膜保護剤，抗潰瘍薬などの投与で対処する
	味覚障害	舌の味蕾細胞が損傷を受けると味覚が変化し，鈍くなったり，苦みを感じるようになる．通常は数カ月で改善され，長期にわたることは少ない
	脱毛	放射線療法では化学療法とは異なり，照射部位だけが脱毛する．脱毛は治療開始より1～3週間後に出現するが，一時的なもので，治療終了後数カ月で生え始める
晩期反応	神経障害	脳や脊髄へ大量に照射した場合には，脳や脊髄の一部の組織が壊死や梗塞を起こすことがある．また，白内障や網膜症などの視力障害が出ることがあり，耳への照射では中耳炎やめまいなどが生じることがある
	口腔・唾液腺障害	唾液腺機能が低下し，口腔内の乾燥や味覚の変化が生じることがある．また，開口障害が生じ，リハビリテーションが必要になる場合もある
	骨障害	骨への照射により骨壊死や易骨折性が生じることがある．また，小児の場合には，少量の照射量でも骨の成長が止まることがある
	胸腹部障害	胸部への照射では，肺の線維化が生じ呼吸困難となる場合がある．肋骨が脆弱となり骨折を起こしやすくなる．また，食道壁が線維化し食道の狭窄が生じ通過障害が生じることがある．腹部照射では，腎機能低下・腎炎，直腸・結腸の狭窄，潰瘍が生じる場合がある
	その他	生殖器は放射線に対して敏感な器官であり，卵巣や精巣に照射されると不妊のリスクが高まる．骨盤照射ではリンパ浮腫が生じ，下肢の浮腫が出現することがある

が引き起こす体力低下や機能障害（筋萎縮，筋力低下，運動麻痺，神経障害，高次脳機能障害，摂食・嚥下障害，骨転移による病的骨折など）により患者のADLやQOLが低下してしまう．加えて，手術療法・化学療法・放射線療法などの治療による合併症から生じる機能障害（廃用症候群，呼吸器合併症，リンパ浮腫，嚥下・構音障害，末梢神経障害など）も生じやすい．そのため，がんの種類や部位，進行を考慮した理学療法や，治療後に予想される合併症・機能障害を治療開始前から予防する理学療法を行う必要がある．また，ほかの理学療法対象疾患とは異なり，原疾患の進行に伴い機能障害の増悪，二次的障害が生じるため，それらの障害に適切に対応することが重要である．そのためにも，患者の病期がどのステージにあるのかを的確に判断し，その病期および目的に応じた理学療法の治療プログラムを立案・実施する必要がある（**図3**）[6]．

また，理学療法実施の際には，個々の患者の病期，治療内容，有害事象，全身状態に応じた適切なリスク管理が必要不可欠である．特に骨転移がある患者，骨髄抑制中の患者，

表2 原発巣・治療目的別の障害の種類 (文献5)より引用)

がんそのものによる障害
1) がんの直接的影響
骨転移（長管骨）による病的骨折
脳腫瘍（脳転移）に伴う片麻痺，失語症など
脊髄・脊椎腫瘍（脊髄・脊椎転移）に伴う四肢麻痺，対麻痺
腫瘍の直接浸潤による神経障害
疼痛
2) がんの間接的影響（遠隔効果）
がん性末梢神経炎，悪性腫瘍随伴症候群（小脳性運動失調，筋炎など）

主に治療の過程においてもたらされる障害
1) 全身性機能低下，廃用症候群
化学・放射線療法，造血幹細胞移植後
2) 手術
骨・軟部腫瘍術後（患肢温存術後，四肢切断術後）
乳がん術後の肩関節拘縮，乳がん・子宮がん手術後のリンパ浮腫
頭頸部がん術後の嚥下・構音障害，発声障害
頸部リンパ節郭清後の僧帽筋麻痺（副神経障害）
開胸・開腹術後の呼吸器合併症
3) 化学療法・放射線療法
末梢神経障害，横断性脊髄炎，腕神経叢麻痺，嚥下障害など

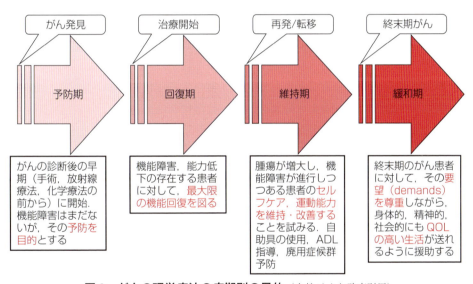

図3 がんの理学療法の病期別の目的 (文献6)より改変引用)
ADL：日常生活活動，QOL：生活の質

終末期のがん患者は，病的骨折，出血，感染，循環・呼吸障害などのリスクが高まるため慎重に理学療法を実施する必要がある．刻々と変化していくがん患者の状態を十分に把握し，適切な理学療法を提供し，最大限の介入効果を引き出すためにはキャンサーボードへの参加などを含む多職種によるチームアプローチが非常に重要である．

3．がんのリハビリテーションの目的と役割

がんのリハビリテーションは，「がん患者の生活機能とQOLの改善を目的とする医療ケアであり，がんとその治療による制限を受

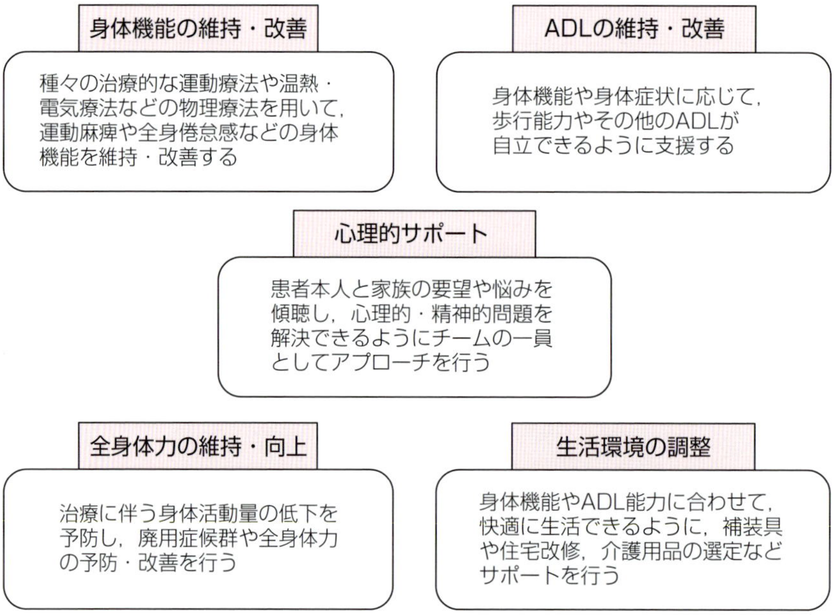

図4 がんの理学療法の役割

身体機能の維持・改善
種々の治療的な運動療法や温熱・電気療法などの物理療法を用いて，運動麻痺や全身倦怠感などの身体機能を維持・改善する

ADLの維持・改善
身体機能や身体症状に応じて，歩行能力やその他のADLが自立できるように支援する

心理的サポート
患者本人と家族の要望や悩みを傾聴し，心理的・精神的問題を解決できるようにチームの一員としてアプローチを行う

全身体力の維持・向上
治療に伴う身体活動量の低下を予防し，廃用症候群や全身体力の予防・改善を行う

生活環境の調整
身体機能やADL能力に合わせて，快適に生活できるように，補装具や住宅改修，介護用品の選定などサポートを行う

図4　がんの理学療法の役割
ADL：日常生活活動

けた中で，患者に最大限の身体的，社会的，心理的，職業的活動を実現させること」と定義されている[7]．がん自体に起因する障害のみならず，がん患者のQOLの向上や社会復帰への支援を目的に，手術療法・化学療法・放射線療法などの治療前後の機能回復のためのリハビリテーションや有害事象に対するケア，がん悪液質や骨転移に対する包括的なマネジメント，緩和期における全身倦怠感，疼痛，呼吸苦などの症状緩和，また自宅療養生活への支援など，がん患者が抱える多岐にわたる問題に対応することがその役割である．

4．がんの理学療法の役割

がんの理学療法の役割は大きく，①身体機能の維持・改善，②ADLの維持・改善，③全身体力の維持・向上，④生活環境の調整，⑤心理的サポートの5点があげられる（図4）．

1）手術療法

手術療法では，がん自体による直接的な機能障害だけでなく，手術に伴う切除や合併症などによりなんらかの外見上の問題や機能障害を生じる危険性が高い．また，機能障害の程度によっては退院後の生活や社会復帰に影響が生じ，重篤な合併症を併発すれば生命を脅かすような状況に陥ることもある．このようながんの直接的影響や手術に伴う機能低下，合併症の予防，失われた機能とADLの早期改善を目的とし，術前からの患者指導も含めた予防的理学療法や術後早期からの回復的・維持的理学療法を行う．

2）化学療法・放射線療法

化学療法や放射線療法では，嘔気・嘔吐，下痢，睡眠不良，全身倦怠感などの副作用の影響により身体活動量が低下し，心肺機能の低下や筋骨格系の機能低下などの廃用症候群を生じるリスクが非常に高い．また，がんの進行によりがん悪液質が生じることで骨格筋の蛋白異化が進む．廃用症候群とがん悪液質が相まって「がん関連倦怠感（CRF：Cancer-Related Fatigue）」が生じ，さらに身体活動が制限されADLの低下につながってしまう．

ADLが低下した場合，治療の継続が困難となることもある．そのため，化学療法・放射線療法の治療中・後の全身体力の維持・向上を目的とした運動療法を行うことで，廃用症候群を予防・改善し，ADLを維持・改善することが重要である．また，全身体力を改善することがCRFの改善や治療の継続にもつながることから，積極的な運動療法の実施が望まれる．

3）緩和ケア

緩和ケアにおけるリハビリテーションの目的は，「余命の長さにかかわらず，患者とその家族の希望・要望（demands）を十分に把握したうえで，その時期におけるできるかぎり可能な最高のADLを実現すること」である[8]．この時期には，身体機能の改善が困難な患者が多いが，理学療法介入により，動作のコツの習得や適切な補装具の使用，疼痛や筋力低下をカバーする方法を指導し，残存機能を活用してADLの拡大を図る．また，安楽に休めるように疼痛，呼吸困難，全身倦怠感などの症状を緩和することも目的となる．さらに，理学療法という「治療をまだ続けられている」という精神的支持も得ることができ，緩和的理学療法によりなんらかの効果が得られれば，それがさらなる精神的支持につながることも多い．

がんの理学療法の進め方

がん患者に対して理学療法を行う際の基本的な方法はほかの疾患・障害となんら変わりないが，がんの進行や生命予後，治療による有害事象など，がん特有の配慮やリスク管理が必要となるため十分に注意する．

1．がんの理学療法評価

がん患者に対する理学療法では，脳血管障害や運動器疾患などのほかの疾患・障害と同様に国際生活機能分類（ICF：International Classification of Functioning, Disability and Health）に基づき，心身機能・身体構造，活動，参加，環境因子，個人因子のあらゆる側面から評価を行い，患者およびその家族のQOLの向上を実現できるように支援していくことが求められる．一方，ほかの疾患・障害とは異なり，がん特有の評価も必要となる．がんは進行性の疾患のため生命予後を予測する必要があること，手術療法や化学療法，放射線療法などのがんの治療による副作用・合併症が認められること，また，骨転移やがん悪液質，CRFなどがん患者特有の症状・障害が認められるため，そのような症状・障害に対する評価が必要なことが特徴である．

生命予後の予測は非常に困難ではあるが，PaP Score（Palliative Prognostic Score）[9]やPPI（Palliative Prognostic Index）[10]などの予後予測ツールを用いて評価することが，理学療法計画を立てる際に有用である．PaP Score（**表3**）は，呼吸困難，食欲不振，主治医が予測する予後の長さ（臨床的な予後の予測），Karnofsky performance scale，白血球数，リンパ球分画をそれぞれ点数化し，該当点数を合計する評価法である[9]．

ADL評価では，一般的に使用されているBI（Barthel Index）や機能的自立度評価法（FIM：Functional Independence Measure）を用いることもあるが，がん診療に関わる医療従事者間では，がん患者の全身状態や日常生活での活動度を評価するためにECOG PS（Eastern Cooperative Oncology GroupのPerformance Status）が使用されることが多い（**表4**）．ECOG PSは，がんの進行度・予後予測，治療方針の決定，治療効果の判定などにも利用されるため[11,12]，理学療法においても評価しておく必要がある．

また，化学療法や放射線療法などのがんの治療に伴う副作用については，有害事象共通

表3 PaP Score (Palliative Prognostic Score)
（文献9）より改変引用）

予後因子		点数
呼吸困難	あり	1.0
	なし	0
食欲不振	あり	1.5
	なし	0
Karnofsky performance scale	10〜20	2.5
	≧30	0
臨床的な予後の予測	1〜2週	8.5
	3〜4週	6.0
	5〜6週	4.5
	7〜10週	2.5
	11〜12週	2.0
	>12週	0
白血球数 [/mm^3]	>11,000	1.5
	8,501〜11,000	0.5
	≦8,500	0
リンパ球分画 [%]	0〜11.9	2.5
	12〜19.9	1.0
	≧20	0

得点	30日生存確率	生存期間の90%信頼区間
0〜5.5点	>70%	67〜87日
5.6〜11点	30〜70%	28〜39日
11.1〜17.5点	<30%	11〜18日

表4 ECOG Performance Status

grade	PS (Performance Status)
0	まったく問題なく活動できる．発病前と同じ日常生活が制限なく行える
1	肉体的に激しい活動は制限されるが，歩行可能で，軽作業や座っての作業は行うことができる 例：軽い家事，事務作業
2	歩行可能で自分の身の回りのことはすべて可能だが，作業はできない．日中の50％以上はベッド外で過ごす
3	かぎられた自分の身の回りのことしかできない．日中の50％以上をベッドか椅子で過ごす
4	まったく動けない．自分の身の回りのことはまったくできない．完全にベッドか椅子で過ごす

ECOG：Eastern Cooperative Oncology Group

表5 CTCAE ver 4.0 (Common Terminology Criteria for Adverse Events version 4.0) の基準 （文献13）より改変引用）

grade	一般的基準
1	軽症：症状がない，または軽度の症状がある．臨床検査または検査所見のみ：治療を要さない
2	中等症：最小限/局所的/非侵襲的治療を要する；年齢相応の身の回り以外の日常生活活動の制限
3	重度または医学的に重大であるが，ただちに生命を脅かすものではない：入院または入院期間の延長を要する，活動不能/動作不能：身の回りの日常生活活動の制限
4	生命を脅かす：緊急処置を要する
5	有害事象による死亡

用語基準（CTCAE：Common Terminology Criteria for Adverse Events version 4.0, 表5)[13]を用いて評価し，疾患や治療に伴う有害事象の状況を把握し，日常生活への影響度を考慮したうえで理学療法を計画・実施していくことが必要となる．

2. 問題点の抽出・ゴール設定での注意点

一般的な脳血管障害や運動器疾患患者に対する理学療法では，時間の経過とともに機能障害・能力障害が改善する症例が多いのに対して，がん患者では原疾患の進行や治療による副作用・合併症などの影響もあり機能障害・能力障害の改善が得られない症例もある．

機能障害・能力障害の改善が困難な症例に対しては，心理的な支持を目的とした理学療法を実施することも多い．生命予後が月単位か週単位かによって理学療法の目的が異なるため，がん患者に対して理学療法を実施するにあたっては，適切に予後予測を行ったうえで，問題点の抽出やゴール設定を行う必要がある．また，患者の理学療法に対するニーズも，身体機能の改善やADLの向上だけではな

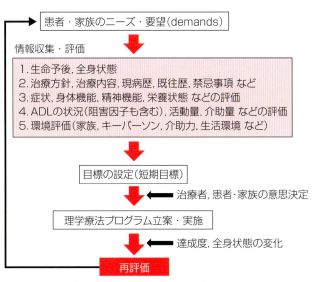

図5　がん患者に対する理学療法のゴール設定
ADL：日常生活活動

く，疼痛緩和，病的骨折予防，リンパ浮腫緩和・予防，QOL向上など患者個々により多種多様であり，そのニーズに応じた問題点抽出・ゴール設定が重要である．

がん患者の病状や全身状態は日々変化しており，長期的なゴールを設定することは非常に困難である．そのため，患者や家族のニーズを十分に把握し，達成可能な短期的なゴールの設定と達成を繰り返し行う．それにより患者や家族は達成感を得ることができ，QOLの向上が得られると考えられる．また，ニーズは病状や全身状態の変化に伴い変化するため，定期的な再評価を行い，理学療法のゴール設定や目的を経過中に頻回に修正する必要がある（図5）．

3．治療プログラムの立案・実施上のリスク管理

がん患者は治療の過程で，化学療法・放射線療法に伴う骨髄抑制による易感染，出血傾向，貧血，四肢骨や脊椎椎体への骨転移による切迫骨折・病的骨折，電解質異常，脳腫瘍の増大による意識障害や麻痺の増悪，術後の呼吸器合併症や深部静脈血栓症，凝固異常から生じる肺塞栓や脳梗塞，がんの進行による播種性血管内凝固症候群，抗がん剤による心筋障害，肝腎機能障害，胸水・腹水による呼吸機能障害，術後や薬剤によるせん妄や幻覚などの精神症状など，理学療法を実施するうえで多種多様なリスクを抱えている．さらにがん治療に伴う全身倦怠感や全身体力の低下，がん悪液質による栄養障害なども複雑に絡み合うため，それらのリスクを的確にとらえ，個々の患者に応じたきめ細かい対応が必要である[14]．

前述のとおり，日々変化するがん患者に対する理学療法実施の際には，日々の血液検査値やバイタルサイン，その他の身体所見を注意深く評価し，安全に理学療法を実施できるようにリスク管理を行うことが必要不可欠である．表6に示す基準に該当する場合は理学療法の中止も考慮する必要がある[15]．しかし，この基準を厳密に中止基準として適応した場合，造血器腫瘍などの患者では理学療法の実施が困難になるため[16]，基準に該当する患者でも理学療法によるメリットが大きい場合に

表6 がん患者におけるリハビリテーション中止基準

1	血液所見：ヘモグロビン7.5 g/dl以下，血小板20,000/μl以下，白血球3,000/μl以下
2	骨皮質の50%以上の浸潤，骨中心部に向かう骨びらん・大腿骨の2.5 cm以上の病変などを有する長管骨の転移所見
3	有腔内臓，血管，脊髄の圧迫
4	疼痛，呼吸困難，運動制限を伴う胸膜・心嚢・腹膜・後腹膜への浸出液貯留
5	中枢神経の機能低下，意識障害，頭蓋内圧亢進
6	低・高カリウム血症，低ナトリウム血症，低・高カルシウム血症
7	起立性低血圧，160/100 mmHg以上の高血圧
8	100回/分以上の頻脈，心室性不整脈

は，リスクを考慮して運動内容や運動負荷を調整のうえ，実施することが望ましい．ACSM（American College of Sports Medicine）のガイドラインにおいても，化学療法や放射線療法中・後であっても，血液検査値やバイタルサイン，その他の身体所見などに基づきリスク管理を行えばリハビリテーションは安全に実施できると報告されており[17]，運動負荷により運動実施に制限を与えるような身体症状が認められる場合には，多職種が連携して運動の継続の可否を判断することが重要である．

Conclusion

医療技術の進歩に伴い，わが国におけるがん患者の生命予後は改善し，がんサバイバーは増加の一途をたどっている．がん患者では原疾患の進行や治療の副作用により機能障害やADL障害を生じQOLの低下に陥る可能性が高い．理学療法はこれらの機能障害やADL障害を予防・改善することで，早期の社会復帰やQOLの改善に貢献できる．理学療法実施の際には，がん特有の症状や生命予後などに配慮は必要であるが，リスク管理を行うことで安全に実施できる．

文献

1) 国立がん研究センターがん対策情報センター：最新がん統計（http://ganjoho.jp/reg_stat/statistics/stat/summary.html）2016年12月12日閲覧
2) 山口 建，他：がん生存者の社会的適応に関する研究．厚生労働省がん研究助成金による研究報告集，平成13年度
3) Lehmann JF, et al：Cancer rehabilitation：assessment of need, development, and evaluation of a model of care. *Arch Phys Med Rehabil* **59**：410-419, 1978
4) Stafford RS, et al：The impact of cancer on the physical function of the elderly and their utilization of health care. *Cancer* **80**：1973-1980, 1997
5) 辻 哲也：悪性腫瘍（がん）．千野直一（編）：現代リハビリテーション医学 第2版．金原出版，2004, pp488-501
6) 辻 哲也：がんのリハビリテーション．日医師会誌 **140**：55-59, 2011
7) Fialka-Moser V, et al：Cancer rehabilitation：particularly with aspects on physical impairments. *J Rehabil Med* **35**：153-162, 2003
8) Ganz JS：Facilitating staff/patient interaction in rehabilitation. In B. Caplan（ed）：Rehabilitation psychology desk reference. Rockville, MD, Aspen Publishers, 1987, pp185-217
9) Maltoni M, et al：Successful validation of the palliative prognostic score in terminally ill cancer patients.

Italian Multicenter Study Group on Palliative Care. *J Pain Symptom Manage* **17**：240-247, 1999
10) Morita T, et al：The Palliative Prognostic Index：a scoring system for survival prediction of terminally ill cancer patients. *Support Care Cancer* **7**：128-133, 1999
11) Buccheri G, et al：Karnofsky and ECOG performance status scoring in lung cancer：a prospective, longitudinal study of 536 patients from a single institution. *Eur J Cancer* **32A**：1135-1141, 1996
12) Ando M, et al：Prognostic value of performance status assessed by patients themselves, nurses, and oncologists in advanced non-small cell lung cancer. *Br J Cancer* **85**：1634-1639, 2001
13) JCOG：日本臨床腫瘍研究グループ（http://www.jcog.jp）2016年12月閲覧
14) 宮越浩一：リスク管理総論．宮越浩一（編）：がん患者のリハビリテーション―リスク管理とゴール設定．メジカルビュー，2013，pp68-77
15) 辻　哲也：がんのリハビリテーションの概要．辻　哲也（編）：がんのリハビリテーションマニュアル．医学書院，2011，pp23-37
16) 水落和也：悪性腫瘍のリハビリテーション．リハ医学 **38**：46-57，2001
17) Schmitz KH, et al：American College of Sports Medicine roundtable on exercise guidelines for cancer survivors. *Med Sci Sports Exerc* **42**：1409-1426, 2010

第 2 章

病態と治療各論

　がんの理学療法を進めるにあたり，病態や治療方法の理解は必要不可欠である．本章では，各がん腫における疾患の病態，診断および治療の目的・目標・方法，効果判定，リスク管理などについてわかりやすく解説した．がん患者の理学療法評価や治療計画，目標設定，リスク管理を行う際にぜひとも確認し，理解を深めていただきたい．

1 脳腫瘍の病態と治療

西原賢在[*1]　武田直也[*1]

> **🔒 Key Questions**
> 1. 脳腫瘍の病態はどのようなものか？
> 2. どのような治療や管理が行われているか？
> 3. リスク管理の必要な合併症や有害事象はどのようなものか？

はじめに

　頭蓋内に発生する新生物を脳腫瘍と呼ぶ．脳腫瘍は頭蓋内から発生する原発性脳腫瘍と，他臓器に発生した腫瘍が脳に転移した転移性脳腫瘍とに分類される．脳腫瘍による神経脱落症状は，患者の日常生活活動（ADL：Activities of Daily Living）を低下させる大きな一因となるため，生活の質（QOL：Quality of Life）を維持するうえでリハビリテーションは重要な役割を担う．リハビリテーションを施行するには，脳腫瘍の発生部位，病理学的組織診断ならびに悪性度，予後，治療法と合併症を理解することが重要である．本稿ではまず脳腫瘍の症状を解説し，次に代表的な脳腫瘍の病態，治療，リスク管理上で必要な合併症や，有害事象について述べる．

脳腫瘍・症状

　良性，悪性，原発性，転移性にかかわらず腫瘍の発生部位により下記のような症状を呈する．

1. 一般症状—頭蓋内圧亢進，髄液循環障害による水頭症

　一般症状としては，頭痛，悪心，嘔吐，痙攣，鬱血乳頭，高次脳機能障害などがある．
　また，頭蓋内圧亢進が進行すると，脳ヘルニアをきたすことがある．

脳ヘルニア（図1）

　大脳，小脳，脳幹は硬膜から形成される大脳鎌，小脳天幕にて左右，上下（大脳と脳幹，小脳）に分けられているが，頭蓋内圧が亢進し，一方の脳組織が大脳鎌，小脳天幕を越え，正中組織（特に脳幹）を圧排することで脳幹障害（意識低下，呼吸，循環障害）を引き起こす．
　鉤ヘルニアでは側頭葉内側部（鉤や海馬）が小脳天幕の切痕部に偏位，あるいは逆に，天幕下腔の病変により小脳虫部上部が切痕部内に嵌入し，脳幹部（中脳）が圧排され，意

[*1] Masamitsu Nishihara, Naoya Takeda/地方独立行政法人神戸市民病院機構神戸市立西神戸医療センター脳神経外科

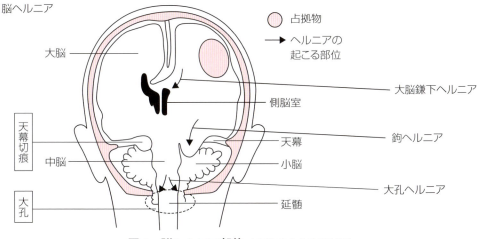

図1　脳ヘルニア部位　(文献5)より改変引用)

識障害，瞳孔不同（ヘルニア側の瞳孔散大，対光反射消失）をきたす．神経症状の変化を早期に発見し，緊急手術などの治療をしなければ進行し，両側瞳孔散大，除脳硬直，呼吸障害，死亡の転帰をとる．

さらに，後頭蓋窩腫瘍の際に，小脳扁桃が大孔という脳幹と脊髄の移行にある箇所で下方に偏位し，急性水頭症および延髄圧迫症状をきたし，呼吸停止，死亡する．

2．局所巣症状―発生部位での腫瘍による圧排

①前頭葉腫瘍：知能低下，見当識障害，人格変化，優位半球で運動性失語，活動性低下，感情失禁，運動障害など．
②頭頂葉腫瘍：異常知覚，知覚認知障害，対側下4分の1盲．優位半球では，失書・失算・手指失認・左右失認が生じ，非優位半球では，空間認知障害（対側空間・身体失認・病態失認・着衣失行）．
③側頭葉腫瘍：対側同名性上4分の1盲，精神運動発作，優位半球で感覚性失語．
④後頭葉腫瘍：対側同名性半盲．
⑤視床下部-下垂体腫瘍：機能低下として，甲状腺機能低下・性腺機能低下・副腎皮質機能低下・肥満・小人症・尿崩症．機能亢進では，先端巨大症・巨人症・クッシング病・甲状腺機能亢進症．視床下部障害では，記銘力障害・自律神経症状・体温異常・尿崩症・るいそう・思春期早発症など．視交叉症候群（両耳側半盲）．
⑥テント下病変
・小脳腫瘍：水頭症をきたしやすい．めまい，体幹運動失調（小脳虫部），四肢の失調（小脳半球），巧緻運動障害など．
・小脳橋角部腫瘍：めまい，聴力低下，顔面神経麻痺，顔面痛，脳幹圧迫による障害．

腫瘍の局在（テント上かテント下か，脳実質内か実質外か）および脳浮腫の程度により症状の出現，程度が変わる．

脳腫瘍の分類

悪性腫瘍と良性腫瘍に大別される．腫瘍の診断は，原則として病理組織学的に行う．すなわち，腫瘍を採取し，腫瘍切片よりプレパラートを作成する．顕微鏡で観察する．各種の染色法があるが，ヘマトキシリン・エオジン（HE）染色が代表的である．核や細胞の形態，細胞の配列，組織の構造物，異型性や核分裂像の有無などを調べる．これで診断がつ

くこともある．さらに，免疫学を応用した手法でさまざまな蛋白を染色し，発現している蛋白を分析して，臨床経過とこれらの病理組織学的な情報により確定診断を得ることが可能である．近年ではこれに加えて，遺伝子学的検査や染色体の異常結果が治療や予後を左右することがわかっている．WHO（World Health Organization）分類 2016 が国際的に用いられている．組織所見と臨床悪性度に応じて grade Ⅰ～Ⅳ に分類し，数字が高くなるにつれて悪性度が高い．以下，代表的な脳腫瘍に関して述べる．

悪性脳腫瘍

1．神経上皮性腫瘍

神経膠腫の発生にはさまざまながん遺伝子，がん抑制遺伝子，DNA 修復関連遺伝子，血管新生関連遺伝子，上皮増殖因子受容体などが関与する．IDH（Isocitrate Dehydrogenase）遺伝子変異は WHO grade Ⅱ の星細胞腫と乏突起膠腫，p53 異常は星細胞腫，染色体 1 番と 19 番の欠失は乏突起膠腫の発生に関与する．

膠芽腫（WHO grade Ⅳ）は一次性と二次性に分類される．前者は発生初期から膠芽腫で IDH 変異は関与せず，上皮成長因子受容体（EGFR）や PTEN（Phosphatase and Tensin Homolog Deleted from Chromosome）の変異が関与する．後者は IDH 変異が関与し，星細胞腫として発症後に悪性転化して退形成性星細胞腫（WHO grade Ⅲ），二次性膠芽腫となる．治療法は腫瘍を可及的に摘出することである．grade Ⅲ 以上の悪性神経膠腫では，術後に化学療法と放射線療法がある．化学療法は，退形成性星細胞腫や膠芽腫ではテモゾロミド，乏突起膠腫ではプロカルバジン，ニムスチン，ビンクリスチンが有効である．カルムスチンによる局所化学療法やベバシズマブを併用する．放射線療法は拡大局所分割照射（合計 50～60 Gy 程度）をする．grade Ⅱ の場合は術後に放射線治療（合計 50 Gy 程度）を考慮するが，悪性転化まで待機することもある．

毛様細胞性星細胞腫（WHO grade Ⅰ）では第 7 染色体異常がみられ，KIAA1549 と BRAF 遺伝子の異常融合がみられる．治療法は手術で摘出することとなる．

上衣腫は比較的境界が明瞭な腫瘍であり，管腔の周囲に核を持たない細胞が配列する特徴的な細胞配列がみられる（WHO grade Ⅱ）．退形成性上衣腫（WHO grade Ⅲ）も存在する．手術で摘出し，残存腫瘍に対して放射線療法をする．脈絡叢乳頭腫は正常の脈絡叢の組織に類似した腫瘍である（WHO grade Ⅰ）．治療は手術で摘出することとなる．髄芽腫は小脳虫部に好発する悪性度の高い腫瘍（WHO grade Ⅳ）で，術後に化学療法（シクロホスファミド，シスプラチン，ビンクリスチン）と放射線療法（全脳全脊髄）をする．

2．中枢神経系原発悪性リンパ腫

中枢神経系原発悪性リンパ腫は，脳，脊髄，ぶどう膜炎にて発症する．B 細胞性びまん性大細胞型が最も多く，まれに T 細胞性がみられる．中年に好発する．最近後天性免疫不全症候群で本疾患を発症することが知られている．病因は不明で，免疫不全やウイルス感染（EBV など）の関与が指摘されている．腫瘍は CT でやや高信号に描出され，造影剤で著明な増強効果を受ける．MRI では，拡散強調画像で高信号に描出され，ADC マップは低下する．悪性リンパ腫が疑われれば定位脳腫瘍生検術を実施して確定診断を得る．治療法は，まずメトトレキサートの大量化学療法を行い，次に放射線治療をする．リツキシマブを併用することがある．その他にはシタラビンによる化学療法がある．副腎皮質ホルモンには抗腫瘍効果があり，併用することが多い．

腎機能障害，骨髄，肝障害のある患者や後天性免疫不全症候群を発症した患者はメトトレキサートの適応とならないため，放射線療法をただちに行う．

3．胚細胞腫瘍

胚腫，胎児性がん，卵黄嚢腫瘍，絨毛がん，奇形腫（成熟，未熟，悪性転化を伴う），混合性胚細胞腫がある．小児で第三脳室近傍や松果体に好発．尿崩症，下垂体機能低下症，水頭症，視野視力障害などを呈する．化学療法と放射線療法が奏効する．治療成績と予後に応じて次の3つのグループに分ける．胚腫と成熟奇形腫は予後良好群．胎児性がん，卵黄嚢腫瘍，絨毛がん，悪性転化を伴う奇形腫，これらを含む混合性胚細胞腫は，予後不良群．未熟奇形腫や，予後不良群の腫瘍成分を含まない混合性胚細胞腫からなる中間群．

予後不良群では，生命を助けるために積極的で強力な化学療法と放射線療法をする．腫瘍マーカー（アルファフェトプロテイン，HCG-β）が高値であるほど悪性度が高い．化学療法は，カルボプラチン＋エトポシド，イホスファミド＋シスプラチン＋エトポシド，シスプラチン＋ビンブラスチン＋ブレオマイシン，ブレオマイシン＋エトポシド＋シスプラチンによる regimen が代表的である．

放射線療法には，脳室系＋局所照射，全脳全脊髄＋局所照射がある．前者は予後良好群，後者は中間群・予後不良群で実施する．予後良好群でも播種があれば全脳全脊髄照射を追加する．

4．転移性脳腫瘍

転移性脳腫瘍は肺がんが最も多く，ついで乳がん，消化器がんが多い．頭蓋内圧亢進症状や脳浮腫に対し，副腎皮質ステロイド剤や浸透圧利尿薬などの薬物療法を行う．症候性てんかんでは抗てんかん薬を使用する．脳転移がないと仮定して6カ月以上の生存の見込みがある患者には，脳転移の制御を目的とした積極的治療を考慮する．原発病変が良好にコントロールされており，脳の単発転移であれば，手術と放射線治療で長期生存を目指す．腫瘍の大きさが3 cm以下であれば，定位放射線療法，多発転移では全脳照射を考慮する．

リハビリテーションをする場合は，がんのステージに応じた施術をする．進行がん，終末期ではさまざまな障害が予想される．個々の患者のニーズとディマンドを把握して，対応をする．麻痺があれば健側の活用法を検討する．嚥下障害があれば嚥下訓練，両下肢の麻痺があれば，車いすで自操する訓練，疼痛が強ければポジショニングの検討や緩和ケアチームへの情報提供をする．ADLを維持するための介助法を家族へ指導する．骨転移がある場合の病的骨折の早期発見や予防，免荷指導も重要である．うつ状態やせん妄があれば精神科とも連携を図る必要がある．

良性脳腫瘍

天幕上に発生する良性腫瘍では，髄膜腫が多く，下垂体-視床下部には，下垂体腺腫，頭蓋咽頭腫，天幕下に発生する良性腫瘍には，聴神経鞘腫，血管芽腫などがあり，それぞれ発生部位による症状がみられる．

1．髄膜腫（図2）

くも膜の表層細胞から発生するため，種々の部位にみられるが腫瘍部位により，その神経症状はさまざまである．治療は，開頭手術にて全摘出すれば完治する．しかし，手術にて残存した場合進行する．あるいは手術困難な部位（頭蓋底部）に発生した例では，放射線治療がその進行を抑えるのに有効である[1]．放射線治療による合併症として，腫瘍周囲に脳浮腫をきたすことがある．

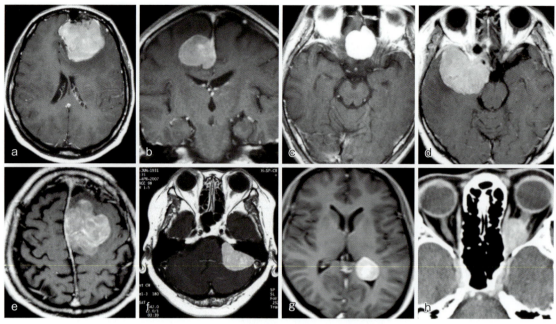

図2 種々の部位に発生した髄膜腫
a. 穹窿部, b. 大脳鎌, c. 嗅窩部, d. 蝶形骨縁, e. 傍矢状洞, f. 小脳橋角部, g. 脳室内, h. 眼窩内

また，緩徐に発育するため，無症状である期間が長く，非常に大きくなってはじめて症状を呈することがときにみられる．血流が豊富で大きな髄膜腫では，術前に栄養血管へカテーテルを誘導し，塞栓物質にて血流を遮断する塞栓術を行った後に摘出することがある．塞栓術の合併症として，まれに血行動態の変化により腫瘍内出血や脳梗塞をきたす危険性がある．

リスク管理の必要な重篤な合併症としては，術後出血，髄液漏があるが，発生部位により以下のような合併症の可能性がある．

①円蓋部：術後脳腫脹，てんかん発作．
②嗅窩部：髄液漏，嗅覚障害．
③傍鞍部（蝶形骨平面，前床突起，鞍結節部など）〔2．傍鞍部腫瘍を参照〕
④上矢状洞，大脳鎌：静脈洞や皮質静脈閉塞による静脈性梗塞（部位，梗塞範囲により意識障害，運動麻痺などをきたす）．
⑤蝶形骨縁：内頸動脈，中大脳動脈および穿通枝などの損傷，視神経障害．
⑥眼窩内：眼球運動障害による複視．
⑦小脳橋角部：聴力低下，顔面神経麻痺，小脳症状，まれに脳幹症状など．

脊髄硬膜内髄外腫瘍としても神経鞘腫に次いで多い．

2．傍鞍部腫瘍（下垂体−視床下部）（図3）

この部位に発生する腫瘍として，下垂体腺腫，頭蓋咽頭腫などがあり，以下のような症状がみられる．

1）下垂体機能障害

下垂体では前葉から種々のホルモンを分泌するため，腫瘍によりホルモン過剰分泌をきたすことがある．また，尿崩症を呈することがある．

2）視神経障害

腫瘍により，視神経および視交叉が圧迫されると視野障害（両耳側半盲），視力低下などが出現する．

a．下垂体腺腫

下垂体前葉より発生する腫瘍である．

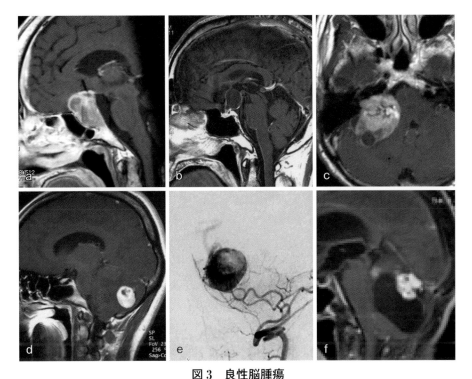

図3　良性脳腫瘍
a. 下垂体腺腫，b. 頭蓋咽頭腫，c. 小脳橋角部神経鞘腫，d. 血管芽腫，e. 血管芽腫脳血管造影，f. 囊胞合併血管芽腫

ホルモン産生腫瘍（機能性下垂体腺腫）と非機能性腫瘍があり，分泌過剰ホルモンにより以下の症状を呈する．

　ⅰ）プロラクチン（PRL）産生腫瘍

　無月経，乳汁分泌，月経異常，不妊．

　ⅱ）成長ホルモン（GH：Growth Hormone）産生腫瘍

　先端巨大症，巨人症特有の顔貌（鼻，唇，舌が大きくなり，前頭骨，上顎骨の突出），四肢末端の肥大（指輪や靴が入らなくなる）[2]．

　ⅲ）副腎皮質刺激ホルモン（ACTH：Adreno-corticotropic Hormone）産生腫瘍

　クッシング病と呼ばれ，満月様顔貌，色素沈着，多毛，月経異常，中心性肥満，皮膚線状，などの症状を呈し，糖尿病，高血圧症などを合併する[3]．

　治療法として，手術療法（経鼻あるいは経口的経蝶形骨洞的手術と開頭術），放射線療法（ガンマナイフ，サイバーナイフ）がある[4]

が，合併症には，低ナトリウム血症，髄液瘻，髄膜炎，尿崩症，下垂体機能低下がある．

　薬物療法として，GH産生腺腫では，ドパミン作動薬（ブロモクリプチン），ソマトスタチンアナログ〔オクトレオチド（OT：サンドスタチン）〕，PRL産生腫瘍では，ブロモクリプチン（パーロデル），カベルゴリン（カバサール）で治療される．

b．頭蓋咽頭腫

　下垂体柄に遺残している胎生期咽頭組織から発生する先天性腫瘍である．汎下垂体機能低下症，尿崩症を呈することが多い．

　組織学的には良性腫瘍であるが，臨床的には悪性の転帰をたどることもある．手術療法，残存腫瘍に対する放射線治療は有効．

　尿崩症をきたすことが多く，水溶性ピトレッシンの投与やデスモプレッシン点鼻，あるいは内服（ミニリンメルト）で治療する．

3．天幕下腫瘍

1）血管芽腫

血管芽腫は多くは嚢胞を伴い嚢胞壁に結節として腫瘍がみられるが，嚢胞を伴わない実質性腫瘍もみられる．小脳が好発部位であるが，脳幹部にもみられることがある．出血しやすい腫瘍である．

2）聴神経鞘腫（小脳橋角部腫瘍）

前庭神経から発生する．女性に多く，初発症状は蝸牛神経の症状が多い（聴力低下，耳鳴り）．突発性難聴として数年〜十年以上治療されていた症例もみられる．放射線治療では，ときに腫瘍の増大や，いったん小さくなった後に増大することがある．

治　療

脳腫瘍の主な治療法には外科的切除，薬物療法，放射線療法がある．その他の特殊な治療法として，温熱療法，レーザー治療や交流電場を発生し細胞周期に影響を及ぼす機器による治療法がある．手術の役割は，病理組織診断を得ることと，治癒切除をすることである．後述の理由により治癒切除が困難な例では，部分摘出や減圧手術をすることで脳ヘルニアの回避や巣症状，頭蓋内圧亢進症状の改善を目指す．外科的切除で治癒が得られない場合は，薬物療法や放射線療法を補助療法として行う．腫瘍によっては，薬物療法や放射線療法を第一選択とすることがある．

手　術

1．開頭腫瘍摘出術

通常は全身麻酔下に開頭し，手術用顕微鏡や神経内視鏡を利用して脳腫瘍を周辺の重要構造物から剥離し，全摘出をする．重要機能を有する脳組織や神経，重要な血管と癒着が強い腫瘍や，境界が不明瞭な腫瘍は，神経症状が増悪しない程度に摘出する．髄膜腫や下垂体腺腫，神経鞘腫などの良性腫瘍では境界が明瞭で治癒切除が得られることが多い．しかし，神経膠腫や転移性脳腫瘍など腫瘍が正常脳組織の中に浸潤する場合は，重要な機能をもつ正常脳細胞は温存する．

1）ニューロナビゲーションシステム

手術術野を事前に撮影した画像（MRI，CTなど）上に表示させる装置である．運動神経の錐体路（トラクトグラフィー）を画像化し表示させ（図4, 5），手術での損傷を避ける．腫瘍への進入方向や，周辺の重要構造物との関係を表示できる．

2）電気生理学的モニタリング

聴覚誘発脳幹電位（ABR：Auditory Brainstem Response）モニタリング，短潜時体性感覚誘発電位（SSEP：Short Latency Somatosensory Evoked Potentials），視覚誘発電位（VEP：Visual Evoked Potentials），運動誘発電位（MEP：Motor Evoked Potential）モニタリングなど，目的に応じて手術中に行い，神経や脳機能の同定やモニターに活用する．近年は麻酔の進歩により覚醒下手術のもとで言語機能や運動機能のモニターが可能になった．脳表に電気刺激を加えて，その部位での言語機能や運動機能などの神経機能を確認する（マッピング）．特に言語中枢の同定には，言語聴覚士の協力が重要である．覚醒下に言語聴覚士がタスクを課し，言語機能を評価する．運動性言語中枢や感覚性言語中枢を同定できる．運動野や錐体路の同定には理学療法士や作業療法士に協力を依頼する．

2．定位脳腫瘍生検術

定位手術用の装置（駒井式，レクセル式，Brown Roberts Wells式など）やニューロナビゲーション装置を利用し，目標とする部位に腫瘍採取器具を誘導させ，これにより針生検を行う．局所麻酔で行える低侵襲さが利点で

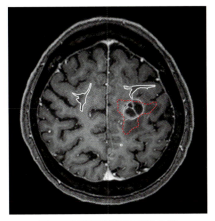

図4 悪性脳腫瘍手術症例
破線は手術で摘出する範囲．白の囲み線は一次運動野と運動神経の錐体路を示す

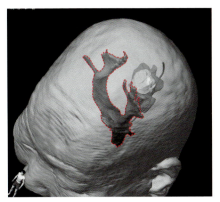

図5 画像支援手術・腫瘍と錐体路
赤色は悪性脳腫瘍で，破線部は運動神経の錐体路．この画像をニューロナビゲーションで表示する．この画像支援のもとで錐体路を損傷しないように腫瘍を摘出する

あるが，採取できる腫瘍の量が少ない点が欠点である．脳ヘルニアが切迫した症例，出血しやすい症例は避けたほうがよい．本方法は小さい脳腫瘍や，大脳基底核，視床や脳幹の近くなど深部に発生した腫瘍の診断に活用される．

3．その他

水頭症では，VP（脳室-腹腔）シャント，LP（腰部くも膜下腔腹腔脳脊髄液）シャント，第3脳室底開窓術，脳室ドレナージ術をする．脳ヘルニアでは内減圧術や外減圧術を考慮することがある．

1）術後管理・合併症・有害事象

a．重篤な術後頭蓋内出血（急性硬膜外出血，急性硬膜下出血，脳出血）

早期発見し，外科的処置にて止血する．意識障害の悪化，麻痺の増悪や新たな出現，脳ヘルニア徴候（頭蓋内圧亢進症状，病側の瞳孔散大，除脳硬直肢位，除皮質脳硬直肢位，クッシング徴候）を観察する．脳浮腫が強い場合や頭蓋内圧が高い場合は，頭位を挙上し，頭部を心臓の高さよりも高い位置にくるようにベッドや枕の位置を調整して，頭頸部の静脈灌流を促す．外減圧（脳ヘルニアを防ぐ目的で病側の頭蓋骨を外すこと）をしている場合は，外減圧部を圧迫しないように頭位に気を配る．術後早期からリハビリテーションの介入を図り，神経脱落症状や廃用症候群の予防に対応する．全身状態に問題がなければ離床を試みる．高血圧症は脳内出血のリスクがあるため，高血圧の管理のもとでリハビリテーションを行う．

b．ドレナージ管理

硬膜外ドレナージは硬膜外に貯留した血液を排液させる．脳室ドレナージ，脳槽ドレナージ，スパイナルドレナージは髄液を排除させ，頭蓋内圧を適当な圧に保つ．正しく排液できているか，頭蓋内圧は良好にコントロールされているか，ドレナージ回路の開放と閉鎖は適切に行われているか，チューブに損傷がないのかを管理する．ドレナージ中でもリハビリテーションを実施する．

c．深部静脈血栓症

手術および手術後に臥床安静にすることで，深部静脈血栓症，肺塞栓のリスクが高まる．予防として，早期離床，下肢の運動，弾性ストッキングの着用，間欠的空気圧迫法を

実施し，下肢の鬱血を防ぐ．深部静脈血栓を有する例では，間欠的空気圧迫法は避けて弾性ストッキングの着用のみ実施する．下大静脈フィルター留置を考慮する．抗凝固療法を考慮することもあるが，術後早期は頭蓋内出血のリスクが高まるので注意が必要である．

d．脳浮腫・頭蓋内圧亢進症状

副腎皮質ホルモン，浸透圧利尿薬を使用する．頭蓋内圧亢進症状（頭痛，嘔吐，鬱血乳頭）がある場合は，脳ヘルニアを生じ，急激な悪化をきたすことがある．脳圧が高くなる処置を避ける．座薬の使用，浣腸，便秘時のいきみ，負荷のかかるリハビリテーションなどがリスクとなる．ベッドサイドでのリハビリテーションを行う．脳浮腫，頭蓋内圧亢進症状が安定すれば離床を図る．

e．痙攣発作

大脳に発生した腫瘍，悪性腫瘍の髄液播種，中枢神経の感染があれば，痙攣を発症するリスクが高まる．また悪性神経膠腫では摘出腔に抗がん剤（カルムスチン，アルキル化剤）を含んだポリマーを留置することがあるが，痙攣の副作用がある．リハビリテーション中に痙攣発作を呈した場合，意識レベルの確認，気道確保，バイタルサインの確認，安静臥床とし，衣服をゆるめ，周囲の安全を確保し，医師，看護師に応援を要請する．リハビリテーションを実施する前に，痙攣発作のリスクの有無，抗てんかん薬の内服状況を知ることは重要である．薬物療法に関しては後述する．

f．脳梗塞

手術による脳梗塞の合併症，動脈硬化に起因した脳血栓症の発症，心房細動など心原性脳塞栓の発症．意識レベル，神経脱落症状の新たな出現や悪化を観察する必要がある．リハビリテーションの介入により早期発見をする機会が増える．発症時は臥床安静にしてバイタルサインのモニターと検査（頭部CTやMRI検査）に引き継ぐ．開頭腫瘍摘出術周術期の脳梗塞急性期は組織プラスミノーゲン活性化因子（t-PA）の静脈内投与による血栓溶解療法の適応にならない．脳梗塞による病態が安定し，再梗塞に対する防止がなされ，バイタルサインが安定した時点で，積極的な離床を進めていく．

g．髄液漏

後頭蓋窩の手術，下垂体手術，脳室内腫瘍や脳槽を広く開放した腫瘍の手術では，髄液漏の合併に注意する．創部から髄液が漏れていないかを観察する．経鼻的手術の場合は髄液鼻漏を観察する．髄液漏がある場合は，結果として低頭蓋内圧になるため，頭位挙上時に頭痛の悪化，めまい，嘔気を訴えることが多い．臥床させ創部を清潔に保つ．髄液漏に対する治療法としては，手術治療（髄液漏閉鎖術）あるいはスパイナルドレナージによる持続髄液排除と安静による保存的治療法がある．

h．創部痛

痛みが強い場合は鎮痛薬を考慮する．前頭側頭開頭術後の開口時痛や，後頭蓋窩術後の頸部痛など，創部の疼痛により運動制限がある場合はリハビリテーションで機能回復を図る．

i．その他

感染症（髄膜炎，肺炎，尿路感染症など），上部消化管潰瘍，精神症状（うつ状態，適応障害，せん妄）などがあげられる．髄膜炎に関しては，成書を参考にされたい．発熱，意識障害，項部硬直などの症状があれば疑う．髄液検査で確定診断を得る．嚥下障害や意識障害は誤嚥性肺炎や尿路感染症をきたしやすい．特に，球麻痺や仮性球麻痺により嚥下障害がある場合は，嚥下リハビリテーションを行う．誤嚥を避ける嚥下方法を指導する．また，意識障害時は呼吸理学療法の適応となる．副腎皮質ホルモンを連日投薬，鎮痛薬を連日使用している場合は，上部消化管出血を合併

しやすいので，胃酸分泌を抑制する薬剤（H_2ブロッカーやプロトンポンプインヒビター）を投薬する．

放射線療法

放射線には殺細胞効果がある．脳腫瘍には放射線に高い感受性を有するものがある．胚腫，悪性リンパ腫，髄芽腫は感受性が高く，放射線照射で腫瘍が消失する可能性が高い．感受性が高い腫瘍ではなくても腫瘍細胞増殖抑制を期待できる．悪性脳腫瘍は，手術のみでは制御が困難であるので放射線療法を考慮する．良性の脳腫瘍でも，高齢や重篤な基礎疾患を合併するために手術ができない症例や，海綿静脈洞内や頭蓋底など手術で摘出困難な部位の腫瘍に照射する．

1．X線治療

X線治療装置にて行う放射線治療は，照射部位により，全脳照射，全脊髄照射，局所照射，全脳室照射，定位照射に分類される．定位照射は後述する．1回あたりの線量が高くなると脳組織に遅発性壊死をきたす率が高くなるので，1回あたりの線量を減らし分割照射をする．大抵の悪性腫瘍細胞は，正常脳組織に比べて放射線照射に対する回復効果に乏しい．近年，三次元治療計画装置や強度変調放射線治療が開発され，よりいっそう正確な照射が可能になっている．

2．定位放射線，その他

頭部を固定具で固定し，高い精度で放射線を照射できる装置を利用する．リニアックナイフやサイバーナイフ，ガンマナイフと呼ばれている．前者2つはX線，後者はガンマ線を利用する．通常1回照射で治療するが，正常脳組織への影響を減じるために分割照射を行うこともある．プロトンやカーボンなどの粒子線による放射線治療もなされているが，粒子加速器（サイクロトロン）を必要とするのであまり普及していない．その他，中性子捕獲療法がある．熱中性子線を照射し，腫瘍に取り込まれたホウ素化合物からアルファ線を放出させ，選択的に腫瘍殺細胞効果を得る．

3．放射線治療管理・合併症・有害事象

合併症，有害事象として次のものがある．
①急性期の有害事象：脳浮腫，神経脱落症状の悪化，意識障害，嘔気，頭痛，めまい，食欲不振，痙攣発作．②亜急性期から慢性期の有害事象：皮膚炎，脱毛，骨髄抑制，放射線壊死，白質脳症，下垂体機能障害．

薬物療法

1．化学療法・分子標的療法

わが国で現在使用されている主な抗脳腫瘍剤は，以下のとおりである．

①アルキル化剤：テモゾロミド，プロカルバジン，ニムスチン，ラニムスチン，イホスファミド，シクロホスファミドを全身投与する．カルムスチンをしみ込ませたポリマーを腫瘍摘出腔に留置する方法もある．

②代謝拮抗薬：メトトレキサート，シタラビン．

③植物アルカロイド：ビンクリスチン，ビンブラスチン，エトポシド．

④その他：シスプラチンやカルボプラチン（白金製剤），ブレオマイシン（抗腫瘍効果のある抗生物質）など．

⑤分子標的療法：腫瘍細胞の分子を標的として抗腫瘍効果を期待する．ベバシズマブは血管内皮細胞増殖因子が受容体に結合するのを阻害して，血管新生や血管透過性亢進を阻害する．リツキシマブはCD20を標的とするモノクローナル抗体である．

2．化学療法管理・合併症・有害事象

　化学療法の合併症，有害事象はNCI-CTC（National Cancer Institute-common Toxicity Criteria，日本語訳JCOG版）を参考にされたい．代表的な合併症と有害事象ならびに対策法を記載する．

　①消化器症状（嘔気，嘔吐，食欲不振）：セロトニン受容体拮抗薬や副腎皮質ホルモンを使用．

　②便秘：緩下剤を使用し，水分の摂取を促す．

　③発熱：解熱剤（非ステロイド性抗炎症薬）とクーリング．腎排泄型であるシスプラチン，メトトレキサートの場合はインドメタシンの使用を避け，アセトアミノフェンを使用．

　④骨髄抑制：血小板値が $30,000/mm^3$ 以下になれば血小板輸血．リハビリテーションでは出血と外傷に注意．好中球 $1,000/mm^3$ 以下でG-CSFを投与．リハビリテーション実施時は感染予防に配慮．ヘモグロビン値が8 mg/dl未満では人赤血球濃厚液を輸血する．めまい，立ちくらみ，倦怠感に注意．

　⑤末梢神経炎：シスプラチン，ビンクリスチン，メトトレキサートで好発．リハビリテーションにて神経痛を減じる動作や体位を評価する．

　⑥肺炎：間質性肺炎や感染性肺炎．

　⑦白質脳症

　⑧急性腎障害

　⑨出血性膀胱炎：シクロホスファミド，イホスファミドで好発．

　⑩創傷治癒遷延：ベバシズマブでみられる．

　⑪催奇形性：抗がん剤には催奇形性がある．薬剤添付文書情報や『産婦人科診療ガイドライン―産科編2014』（日本産科婦人科学会，日本産婦人科医会）を参考にする．妊婦の化学療法中のリハビリテーションは産科医と連携を図る．抗がん剤服用中の授乳は原則中止．

1）不　妊

　特に思春期・若年成人であるAYA（Adolescent and Young Adul）世代の場合は，化学療法前に卵子や受精卵の凍結保存を検討する．

2）内分泌学的治療

　ホルモン産生性下垂体腺腫の中には，薬物が奏効するものがある．傍鞍部（下垂体，視床下部）腫瘍の項で述べる．

3）免疫療法

　①インターフェロン β には悪性神経膠腫の増大抑制効果がある．

　②ワクチン療法：患者から抽出した樹状細胞に，砕いた腫瘍細胞を感作させ，患者の体内に戻して免疫反応を起こし，抗腫瘍効果を得る．

　③免疫チェックポイント阻害薬：がん細胞には免疫にブレーキをかける能力がある．免疫のチェックポイントとしてPD-1，PD-L1，CTLA-4の関与が解明された．これらを阻害する薬剤（抗PD-1抗体，抗PD-L1抗体，抗CTLA-4抗体）を投薬することで，がん細胞への免疫反応を促し，抗腫瘍効果を得る．

4）その他の薬物療法

a．症候性てんかん

　痙攣発作時は，気道確保して酸素マスクで酸素を投与，生理食塩水で静脈を確保し，酸素飽和度をモニターしながらジアゼパムを静脈内投与．てんかん重積状態では，ホスフェニトインナトリウム注射液やフェノバルビタールナトリウム凍結乾燥製剤を静脈内投与して発作を止める．症候性てんかんと診断されたら抗てんかん薬を開始する．化学療法時は薬物代謝酵素への影響が問題となる．カルバマゼピン，フェノバルビタール，フェニトイン系は影響するが，新規抗てんかん薬（レベチラセタム，ラモトリギンなど）は影響しないので，長期投薬時は後者が望ましい．

b．抗脳浮腫

 副腎皮質ホルモン（ステロイドホルモン）や浸透圧利尿薬が有効である．副腎皮質ホルモンは，ベタメタゾン，デキサメタゾン，プレドニゾロンを使用する．糖尿病，感染症，上部消化管出血，骨粗鬆症，精神症状などに注意する．浸透圧利尿薬は濃グリセリン・果糖注射液，D-マニトール，イソソルビドが有効である．血管内脱水，高血糖，電解質異常（高ナトリウム血症や低カリウム血症），低アルブミン血症があれば，浸透圧利尿薬による抗浮腫効果はあまり期待できない．

> **Conclusion**
>
> 脳腫瘍では，頭蓋内圧亢進症状や多彩な神経脱落症状がみられる．患者の ADL が低下する場合に，リハビリテーションは治療のうえで重要な役割を担う．脳腫瘍の治療は手術，放射線療法，薬物療法がある．神経脱落症状は治療で改善するものと改善しないものがある．悪性腫瘍の中には，特に生命予後が不良で，無増悪生存期間が短く，腫瘍の進行に応じて ADL が悪化する症例がある．本稿では，脳腫瘍の分類と病態，治療，合併症，有害事象に関して解説した．脳腫瘍の病態と治療を理解し，病期，病状と予後に応じてデマンドとニードを決め，がんのリハビリテーションにより QOL を改善し，維持することが期待される．

文 献

1) Metellus P, et al：Evaluation of fractionated radiotherapy and gamma knife radiosurgery in cavernous sinus meningiomas：treatment strategy. *Neurosurgery* **57**：873-886, 2005
2) 厚生労働科学研究費補助金難治性疾患克服研究事業間脳下垂体機能障害に関する調査研究班：先端巨大症および下垂体性巨人症の診断と治療の手引き．平成 24 年度総括・分担研究報告書，2013
3) 厚生労働科学研究費補助金難治性疾患克服研究事業間脳下垂体機能障害に関する調査研究班：クッシング病の診断の手引き 平成 21 年度改訂．平成 21 年度総括・分担研究報告書，2010
4) Sheehan JP, et al：Gamma Knife radiosurgery for the management of nonfunctioning pituitary adenomas：a multicenter study. *J Neurosurg* **119**：446-456, 2013
5) Fred Plum, 他：混迷と昏睡の診断（第 3 版）．川村純一郎（訳）：西村書店，1982

2 頭頸部がんの病態と治療

古川竜也[*1]　丹生健一[*1]

🔒 Key Questions

1. 頭頸部がんにおける病態はどのようなものか？
2. どのような治療や管理が行われるか？
3. リスク管理の必要な合併症や有害事象はどのようなものか？

はじめに

　頭頸部がんとは鎖骨より上で頭蓋内，頸椎，眼球を除いた部位にできるがんを指し，すべてのがんのうち約5％程度を占める．いわゆる5大がんなどと比較すると決して多くはないが，日常生活に密接に関係する咀嚼・嚥下，構音・発声，呼吸などとの関わりが深い．代表的なものに鼻副鼻腔がん，口腔がん，上咽頭がん，中咽頭がん，下咽頭がん，喉頭がんがあげられる．病理組織学的には90％以上が扁平上皮がんで，非扁平上皮がんとしては甲状腺がん，唾液腺がんが多い．頭頸部がんの治療においては生命予後を確保することは当然だが，治療後の生活の質（QOL：Quality of Life）をできるだけ落とさないことが求められる．一人ひとりの患者に最も適切な治療法の選択が求められ，有害事象や後遺症に対する支持療法・リハビリテーションが大きな役割を果たす．

頭頸部がんにおける病態はどのようなものか？

　以下に，頭頸部がんのうち代表的ながん3種類について解説する．

1．口腔がん

　わが国では年間6,000人程度が発症する．亜部位としては半数以上が舌がんである．飲酒・喫煙に加えて口腔内不衛生や不適合義歯，歯牙の慢性的な接触などが原因とされる．口腔がんの特徴として重要なことは，ほかの頭頸部扁平上皮がんと比較して放射線治療の効果が得られにくく，手術が第一選択となることである．代表的な舌がんではTNM分類のT1や深部浸潤の少ないearlyT2と呼ばれる比較的早期のものでは経口的に病巣を切除する舌部分切除術が適応とされることが多く，術後の構音障害や咀嚼障害は比較的軽度である．LateT2以上の進行病変となると，より広範な舌半側切除～舌（亜）全摘術が適応となる．欠損部が大きくなるため，遊離組織移植による切除部位再建が機能回復のため必要となってくる．舌根部や舌骨上筋群の切断で嚥

[*1]Tatsuya Furukawa, Ken-ichi Nibu／神戸大学大学院医学研究科外科系講座耳鼻咽喉科頭頸部外科学分野

下機能がより低下するので，喉頭挙上術などの嚥下機能改善手術を考慮する．深部浸潤を認める進行がんでは，術前に頸部リンパ節転移が明らかでなくても潜在的転移陽性の頻度が高くなるため，予防的頸部郭清術が併用される．再発のハイリスク因子である顕微鏡的切除断端陽性，リンパ節転移の節外浸潤陽性などの所見が認められた場合には，ほかの頭頸部がんと同様に術後補助治療としての放射線治療や化学放射線療法（CCRT：Concurrent Chemoradiotherapy）が行われる．

2．中咽頭がん

中咽頭がんでは，多くの頭頸部がんの原因とされる飲酒・喫煙で発症する群と，子宮頸がんの発症因子として知られるヒト乳頭腫ウイルス（HPV：Human Papillomavirus）が関与している群が存在し，両群の予後は大きく異なる．手術による構音・嚥下機能への影響が大きいため，近年，化学放射線療法が用いられることが多くなってきた．しかし，化学放射線療法でも嚥下障害など晩期の有害事象から致死的な経過をたどる症例も少なからずみられるため，明らかに予後が良好であるHPV関連中咽頭がんについては，化学療法の強度や放射線照射量を減らす低侵襲治療の臨床試験が進行中である．また早期がん（T1～T2）に対しては経口的切除術を施行する施設も増えてきている．

3．下咽頭がん

下咽頭がんの大半は飲酒・喫煙が発症の要因であり，50歳以上の男性に好発する．まれに鉄欠乏性貧血（Plummer-Vinson症候群）と関連して，喫煙歴・飲酒歴のない女性に発症することもある．局所が進行するまで症状が出にくく，リンパ節・遠隔転移の頻度が多いことから予後が不良ながんである．食物の通過障害，嗄声や気道狭窄，頸部リンパ節腫脹などで発見されることが多く，初診時にすでにステージⅣである症例が半数以上を占める．また，局所進行がんで標準治療とされる下咽頭喉頭全摘出術では発声機能を喪失することから，QOLは著しく低下する．通常この手術では，両側の頸部郭清と遊離空腸移植による食物路再建が行われる．喉頭温存を目指して化学放射線療法，3剤併用（ドセタキセル，5FU，シスプラチン）による導入化学療法での治療法選択などが試みられているがT4a～T4bやN2～N3症例の超進行がんの予後は厳しい．

どのような治療や管理が行われるか？

頭頸部がんの治療の3本柱は手術，放射線治療，化学療法であり，進行がんに対してはこれらを組み合わせた集学的治療が行われる．一方，近年では臓器機能温存を目指し，これまで放射線主体の治療が行われてきた症例に対して，内視鏡下手術など低侵襲治療が開発されつつある．代表的治療について，以下に解説する．

1．局所進行がんに対する拡大切除術＋遊離組織移植再建術

頭頸部がんにおいては，ある程度腫瘍が増大すると周囲臓器の広範囲切除が必要となり，そのままでは経口摂取や気道確保が困難となるため，遊離組織移植による再建術が第一選択となる．代表的なものとして前腕皮弁，腹直筋皮弁，遊離空腸，腓骨皮弁などをよく用いる．経験豊富な形成外科医が施行すると遊離皮弁の生着率は97～98％が期待できるが，皮弁壊死のリスクを常に念頭においた術後管理が求められる（図1）．

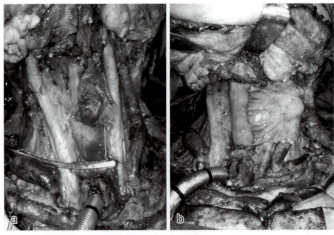

図1 下咽頭がんに対する下咽頭喉頭全摘出後（a）と遊離空腸再建（b）

2．咽喉頭表在がんに対する経口的内視鏡手術

近年，内視鏡技術の進歩とともに中咽頭，下咽頭，喉頭に早期がんが発見されることが増加している．そのため，消化器内科などで偶発的に発見された表在性の頭頸部がんが頭頸部外科へ紹介されることも多くなってきた．これらの病変に対して，従来の頸部外切開によるアプローチを用いない低侵襲な治療として経口的切除術が開発されてきた．上部消化管内視鏡から発展した内視鏡的咽喉頭手術（ELPS：Endoscopic Laryngo-Pharyngeal Surgery），喉頭がんで以前から施行されていた経口顕微鏡下手術（TLM：Transoral Laser Microsurgery）およびその技術を応用した経口内視鏡的手術（TOVS：Transoral Videolaryngoscopic Surgery），またわが国では臨床試験段階だが，海外では手術支援ロボットを用いた経口ロボット手術（TORS：Trans Oral Robotic Surgery）などさまざまなデバイス，術式が報告され，適切な症例を選択すれば治療成績も良好とされている．これらの術式の特徴として①入院・治療が短期間で可能，②術後の音声機能・嚥下機能などが比較的良好に保たれる，③整容面での変化が少ないなどさまざまなメリットがあることから，わが国でも普及しつつある．

これらの治療においては，リハビリテーションが必要となる場合は少ないが，今後適応拡大に伴い嚥下障害に対する対応が必要となるかもしれない．また，がん患者の長期生存に伴い，再発や二次がんに対して経口的切除術を施行するケースが増えてきており，一次がんの治療後や複数回施行する際などは注意が必要である（図2）．

3．頸部リンパ節転移に対する頸部郭清術

頭頸部がんにおいては，頸部リンパ節転移が重要な予後因子の1つであり，この制御を目的に頸部郭清術を施行する．1906年にCrile[1]が報告した根治的頸部郭清術はリンパ節転移に対する最も根治性が高い治療として，今なお広く施行されている．一方で，この術式では周囲組織の合併切除の後遺症として上肢の挙上障害，顔面浮腫，頸部疼痛などが強く出ることが問題となってきた．そこで，Bocca[2]により機能的頸部郭清術の概念が提唱され，内頸静脈，胸鎖乳突筋，副神経，頸神経などの非リンパ組織の温存や郭清範囲の

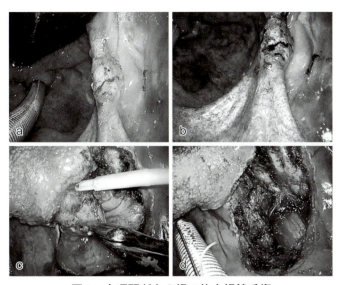

図2 中咽頭がんの経口的内視鏡手術
a．通常光内視鏡，b．NBI内視鏡，c．術中写真，d．腫瘍切除後

縮小により，後遺症軽減を目指す種々の変法が報告されてきた．古典的には根治的頸部郭清の範囲は，下顎骨下縁，僧帽筋前縁，鎖骨上縁に囲まれた領域であるが，現在では，原発巣の部位や進行度，臨床的リンパ節転移の有無によって，症例ごとに郭清領域が決定される．この表記には一般的に米国頭頸部外科学会の提唱するレベル分類が用いられる．

頸部郭清の術野には，多数の神経，血管，筋肉が走行しており，転移の状態に応じて温存するか合併切除するかを判断している．顔面神経（特に下口唇運動を担当する下顎縁枝），迷走神経，副神経，舌下神経などの脳神経，頸神経，横隔神経，交感神経幹などが走行しているが，このうち特にリハビリテーションの観点から重要なものとしては副神経（第XI脳神経）があげられる．副神経は頸静脈孔を通り，内枝と外枝に分岐する．頸部郭清術で問題となるのは，頸神経と吻合しつつ胸鎖乳突筋と僧帽筋を支配する外枝である．これを術中に切断，もしくは温存しても術中操作による牽引・圧迫のダメージが強いと術後僧帽筋麻痺が起こり，肩が上がらない，肩が凝ってつらい，肩の周囲が痛いなどの症状が出現する．術後のリハビリテーションでは，廃用性萎縮の予防や離床訓練，構音・嚥下訓練とともに，頸部のリハビリテーションを行うことが望ましい．具体的なメニューについては他稿に譲るが，重要なことは副神経の温存・切断にかかわらず，できるだけ早期にリハビリテーションを開始することである．神経を温存し手術操作による麻痺が可逆的であったとしても，回復するまでに肩関節の拘縮や僧帽筋の廃用性萎縮があれば患者のQOLは低下する．頸部のドレーンが抜去される術後3，4日から開始する．理学療法士や作業療法士による運動療法とともに，壁に吊るした滑車などを用いた肩・上肢運動の自己訓練も有用である．退院時には肩・上肢運動を示したパンフレットを手渡し，自宅でリハビリテーションを続けるよう指導する（図3）．

4．化学放射線療法

1980年代まで放射線治療は，単独もしくは手術と組み合わせることが主流であった．そ

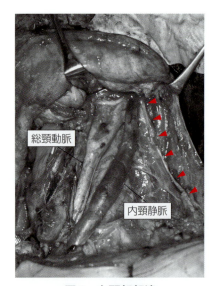

図3 左頸部郭清
胸鎖乳突筋を切断して副神経（矢頭）を温存した術式

の後, 化学療法を放射線治療と交互もしくは同時併用する治療法が報告され, 1990年代には多くの臨床試験が行われた. 2000年にPignonら[3]がメタアナリシスを報告し, 局所進行頭頸部がんの治療として, 放射線治療単独に比して最も生存率の上乗せ効果が高いのは放射線治療と化学療法を同時併用する方法（CCRT）であると結論づけられた. 2003年に報告されたRTOG91-11試験[4]では, 喉頭全摘が必要となる進行喉頭がんの患者で喉頭温存を目指してシスプラチン同時併用のCCRTによる高い喉頭温存率が示された. これらの結果からシスプラチン併用のCCRTは, 非外科手術の標準治療と位置づけられ, 広く普及することとなった. 当院でも根治治療目的, 術後補助療法としてCCRTを施行している.

しかしながら, 近年CCRTが普及するにつれて長期生存例での晩期有害事象が問題となってきている. 気管切開, 嚥下障害による胃瘻依存・肺炎, 骨・軟部組織壊死, 二次がんなど5年無再発生存を果たしても治療, リハビリテーションが必要な患者が増えつつある.

リスク管理の必要な合併症や有害事象はどのようなものか？

長時間手術時には循環動態の変化, 集中治療室入室, ADL低下による臥床傾向, 気管カニューレや多数のチューブ類の挿入, 経口摂取の休止などを含め術後せん妄や廃用症候群, 深部静脈血栓症のリスクが伴う. 基本的にはできるだけ早期の離床を促したいが, 術直後の離床はバイタルサインの変動やチューブ類の誤抜去などの危険がある. また, 周囲からの圧迫や血管のねじれで移植した遊離皮弁の吻合血管の血流が途絶えると, 数時間で皮弁の障害が不可逆的な壊死に陥ってしまう. 術後, 数日は頸部の伸展や回旋を避けて, 安静を保つよう指示をしている. 術後の離床は, これらの問題点を看護師や理学療法士, 言語聴覚士と共有して進める必要がある.

近年の手術デバイスの進歩, 強度変調放射線治療（IMRT：Intensity-Modulated Radiation Therapy）, 重粒子線など新しいモダリティの放射線治療の登場, 分子標的薬や免疫チェックポイント阻害薬の開発などさまざまな治療法が選択肢に加わってきた. 副作用・後遺症が変化してきたため, 治療マネジメントが大きく変わりつつあり, 頭頸部外科医が単独ですべてを管理することは困難といえる. 今後ますます多職種が参加するチーム医療が不可欠な状況になってきた. 当科では早期から多職種の連携を重視しており, 治療方針の決定は頭頸部外科医, 放射線腫瘍医, 腫瘍内科医, 歯科口腔外科医, 言語聴覚士, 歯科衛生士を含めた頭頸部腫瘍合同カンファレンスで決定している. また, 頭頸部外科の病棟回診には, 看護師, 言語聴覚士, 薬剤師を含めて全患者の問題点を議論している. さらに嚥下障害に対して, 入院中は病棟看護師, 言語聴覚士, 歯科衛生士, 管理栄養士が集まって毎週カンファレンスをしており, 退院後も嚥下障害の専門外来で多職種による評価, リハビリテーションを施行している.

Conclusion

　頭頸部がんはもともと頻度の多いがんではないうえに，部位，亜部位，進行度に応じてさまざまな治療の選択肢が存在する．多職種でチームとして病態，予後，有害事象などを共有して，症例ごとに経験を積み重ね，より質の高い頭頸部がんの治療を行うことが期待される．

文　献

1) Crile G：Excision of cancer of the head and neck with special reference to the plan of dissection based on one hundred and thirty-two operations. *JAMA*　**47**：1780-1786, 1906
2) Bocca E：Supraglottic laryngectomy and functional neck dissection. *J Laryngol Otol*　**80**：831-838, 1966
3) Pignon JP, et al：Chemotherapy added to locoregional treatment for head and neck squamous-cell carcinoma：three meta-analyses of updated individual data. MACH-NC Collaborative Group. Meta-Analysis of Chemotherapy on Head and Neck Cancer. *Lancet*　**355**：949-955, 2000
4) Forastiere AA, et al：Concurrent chemotherapy and radiotherapy for organ preservation in advanced laryngeal cancer. *N Engl J Med*　**349**：2091-2098, 2003

3 乳がんの病態と治療

高尾信太郎[*1]

> 🔒 **Key Questions**
> 1. 乳がんにおける病態はどのようなものか？
> 2. どのような治療や管理が行われるか？
> 3. リスク管理の必要な合併症や有害事象はどのようなものか？

はじめに

乳がんは近年，日本人女性のがん罹患数で第1位となり，社会的関心の高まりとともに診断，治療法が飛躍的に発展している．その結果，治療後の予後は長期になり，手術後の後遺症や薬物療法の副作用による精神・身体症状に対して，理学療法を始めとした適切な治療を行う必要性が出てきた．

本稿では，乳がんの病態と治療法について述べるとともに，臨床の現場で問題視される治療に伴う合併症とその対策についても言及する．

乳がんの病態

1. 疫 学

日本の乳がんは罹患率，死亡率ともに世界の中でも低率の国に属するが，近年は生活様式の欧米化に伴い罹患率は急増し，2016年には年間9万人の女性が乳がんに罹患すると予測されている[1]．一方で，乳がんはほかのがんと比較して予後がよいため死亡率は高くなく，部位別死亡数は2016年で年間1万4,000人と予想され，大腸がん，肺がん，胃がん，膵がんに次いで5位である[1]．しかし，全乳がん患者の約30％ががんの転移・再発で死亡することを考えると，乳がんの早期発見による適切な治療が重要となる．

2. 解 剖（図1）

乳房は，出産時に乳汁を分泌する皮膚の付属器官である．その中には「乳腺」と呼ばれる腺組織と脂肪組織などが存在する．

乳腺組織は，15〜20の「腺葉」に分かれ，さらに，各腺葉は多数の「小葉」に枝分かれしている．小葉は，乳汁を分泌する小さな「腺房」が集まってできている．小葉や腺房が乳管で連絡し合い腺葉を形成し，最終的には主乳管となって乳頭に達する．通常，乳がんは乳管から発生し，乳管内にとどまるものを非浸潤性乳管がん，乳管外に浸潤するものを浸潤性乳管がんという．また，小葉から発生するがんは小葉がんと呼び，近年増加傾向にある．乳がんが乳管内にとどまっている（非浸

[*1] Shintaro Takao／兵庫県立がんセンター神戸大学乳腺内分泌外科乳腺外科

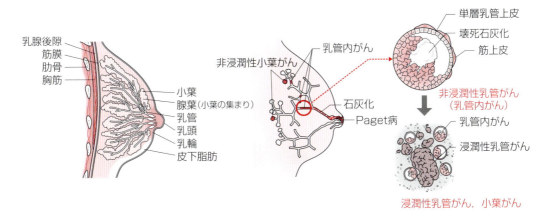

図1 乳房の構造・乳がんの発生部位
乳房は乳腺と脂肪組織などからなる．
乳がんは乳腺を構成している乳管や小葉から発生する

潤)状態では乳がんは乳房内に限局されるが，いったん浸潤をきたすと，乳がん細胞は血管やリンパ管を通じて身体中に広がる可能性がある．

3．診　断

　乳がん患者のほとんどが，乳房のしこりを自覚して外来を受診する．また，最近ではマンモグラフィ併用乳がん検診が始まり，腫瘍非触知の早期乳がん患者が増加しつつある．現在，多くの診断機器がある中で，乳がんの診断にはまず視触診，マンモグラフィ，エコーが使用される．さらに，確定診断を得るために，穿刺吸引細胞診，針生検，切除生検が施行される．乳がんの確定診断が得られれば，次には腫瘍進展範囲，病期決定目的にCT, MRI, 骨シンチなどが施行される．

　乳がんはほかの固形がんと同様，腫瘍径，リンパ節転移状態，遠隔転移の有無といった腫瘍量と進展範囲による進行度分類によるリスク評価や，治療計画が立てられてきたが，近年，遺伝子プロファイルにより乳がんはいくつかのサブタイプに分類されるに至り，腫瘍本来の性質を加味した治療方針が立てられるようになってきた．

　乳がんは約70％に女性ホルモン感受性が認められ，15％にヒト上皮成長因子受容体2型（HER2：Human Epidermal Growth Factor Receptor Type 2）過剰発現が認められる．遺伝子プロファイルにかわる代替法としての免疫染色での蛋白発現と，腫瘍増殖能を組み合わせた分類で，L-A（Luminal-A），L-B（Luminal-B），L-HER2（Luminal-HER2），HER2-rich, TN（Triple Negative）の5つのサブタイプに分類されている（**表1**）．

治　療

　治療は，原発巣である乳房を対象とする手術や放射線治療といった局所療法と全身に広がった乳がんを対象にする薬物療法を中心にした全身療法に大別される．

1．局所療法

1）手　術

　乳房に発生した乳がんを外科的に完全摘出するためには，全乳房ごと摘出する乳房切除術と，腫瘍周囲の正常組織をつけて部分摘出する乳房部分切除があり，後者は通常，残存乳房への放射線照射が加わり乳房温存療法と

表1 乳がんサブタイプの生物学的特徴と治療法

サブタイプ	生物学的特徴		推奨される治療法
	ホルモン受容体	HER2 Ki-67	
luminal A	陽性	HER2：陰性 Ki-67：低値	ホルモン療法
luminal B	陽性	HER2：陰性 Ki-67：高値	ホルモン療法 ± 化学療法
luminal HER2	陽性	HER2：陽性	ホルモン療法 ＋化学療法 ＋抗HER2療法
HER2-rich	陰性	HER2：陽性	＋化学療法 ＋抗HER2療法
triple negative	陰性	HER2：陰性	化学療法

HER2：ヒト上皮成長因子受容体2型

呼ばれる．いずれも腫瘍の局所での完全摘出が目的であるが，部分切除の場合，最終の病理組織診断まで摘出組織の断端のがんの存在の有無は不明である．最近では，根治性と整容性を兼ね備えた乳房オンコプラスティックサージャリーの概念が具体化され，人工物使用の保険収載も相まって，乳腺全切除に再建術を組み合わせる術式も盛んに行われるようになってきた．

また，進行度の診断と局所コントロール目的に長年行われてきた腋窩リンパ節郭清についても，センチネルリンパ節生検が行われるようになり，センチネルリンパ節陰性の場合には腋窩リンパ節郭清が省略されるようになった．さらに，乳房温存療法にかぎって，センチネルリンパ節転移が2個までならば腋窩リンパ節郭清の有無で10年局所再発率，生存率に変わりがないとの報告[2]を受け，現在は対象となる患者では腋窩リンパ節郭清が省略されることが多くなっている．

2）放射線治療

乳房切除を受けた患者に対して，腋窩リンパ節転移個数が4個以上の場合，乳房切除部を含む胸壁，腋窩，鎖骨上領域への放射線照射〔乳房切除後放射線照射（PMRT：Post-mastectomy Radiation Therapy）〕が，局所再発率，生存率ともに改善させることが報告され[3]，診療ガイドラインでもレベルAとされている[4]．さらに，腋窩リンパ節転移個数が1～3個の場合も同様の効果があるとの報告があり[3]，積極的に放射線照射を加える場合も見受けられる．

乳房部分切除を受けた患者に対しては，通常，全例に対して残存乳房照射が加えられ，残存乳房再発を約3分の1にまで制御することが可能である．切除断端にがんが露頭あるいは近接している場合には，追加切除あるいは追加照射が行われる．

2．全身療法

薬物療法が中心となり，生物学的特徴に基づいた各サブタイプで，進行度に準じた薬物療法が推奨される（表1）．

1）内分泌療法

全乳がんの約70％を占めるホルモン受容体（エストロゲン受容体，プロゲステロン受容体）陽性乳がんが対象となり，作用機序の異なる薬剤が存在し，閉経前・後で使用する薬剤が異なる．

閉経前ではタモキシフェンが基本となり，

LH-RHアナログ製剤を併用する場合がある．閉経後ではアロマターゼ阻害剤を基本とし，いずれの場合も5年間の服用が標準である．ホルモン受容体陽性乳がんは，晩期再発が起こりうることから，再発リスクに応じて10年間の内服に延長することもある．

さらに，ホルモン抵抗性のメカニズムが解明されるにつれ，その抵抗性を打ち破る分子標的治療薬との併用が試みられ，良好な成績が報告されつつある．

2）化学療法

再発リスクに応じて，術後に補助化学療法として使用されていたが，現在ではリンパ節転移陽性例を中心に術前化学療法が積極的に行われるようになった．腫瘍の縮小による乳房温存術の適応拡大と組織学的効果による予後予測を目的として行われるが，サブタイプにより効果，予後予測結果が変わることがわかってきた．アンスラサイクリン系とタキサン系薬剤が中心に用いられ，HER2陽性乳がんには，トラスズマブを中心にした抗HER2薬が併用されることで，良好な治療成績が得られている．

3）分子標的治療薬

乳がんの増殖シグナルは，エストロゲン受容体を介した系と増殖因子受容体を介した系が存在し，それぞれが互いに影響し合っている（クロストーク）．内分泌療法抵抗性にこれら増殖因子受容体を介した情報伝達系が関与しており，現在，その経路の一因子である，マンマリアンターゲットオブラパマイシン（m-TOR：mammalian Target of Rapamycin）を阻害する薬剤であるエベロリムスがアロマターゼ阻害剤との併用で有効性を認められている．また，がん微小環境もがん治療の対象になり，血管新生に関与する血管内皮増殖因子（VEGF：Vascular Endothelial Growth Factor）に対する抗体であるベバシズマブがタキサン系薬剤との併用で効果を上げている．現在，増殖因子受容体を介した情報伝達系のほかの因子をターゲットにした薬剤をはじめ，乳がん組織に有意に亢進している因子をターゲットにさまざまな薬剤が開発され，有効性と安全生を検証するために臨床試験が行われている．

リスク管理の必要な合併症や有害事象

手術，放射線治療に伴う合併症，後遺症と薬物療法による有害事象に分けられるが，ここでは主に理学療法に関与するものについて取り上げる．

1．腋窩リンパ節郭清に伴う患側上肢リンパ浮腫と運動知覚障害

現在，術前より腋窩リンパ節転移を認める患者に対しては，腋窩リンパ節郭清が行われる．腋窩リンパ節郭清の目的は，局所コントロールと予後因子としてのリンパ節転移状況の確認である．特に，リンパ節転移個数はその後の治療の内容を決定する重要な情報となる．しかし，腋窩リンパ節郭清には，リンパ浮腫や腋窩，上腕の知覚障害といった後遺症が起こる可能性がある．やむを得ず発症する患側上肢リンパ浮腫や運動知覚障害の治療を行うためには，乳がんの手術手技を理解し，各患者の受けた手術内容を理解しておく必要がある．具体的には，乳房切除範囲と腋窩リンパ節郭清範囲，神経温存状況などである．

通常，小胸筋内側縁より外側のlevel Ⅰ，Ⅱリンパ節を郭清する．さらにリンパ節転移が高度な場合には，小胸筋内側のlevel Ⅲまでの郭清となる（図2）．内側への郭清範囲が拡大するほど，術後の患側上肢のリンパ浮腫の発生頻度は高くなる．通常の腋窩郭清では20～30％の発生率であり，肥満はリンパ浮腫発症のリスク因子である．また，蜂窩織炎を

合併すると急速に増悪するリスクがある．

国際リンパ学会によるリンパ浮腫病期分類があり，0，Ⅰ，Ⅱ，Ⅱ期後期，Ⅲ期に分類され，各病期に応じた複合的治療法が推奨されている[5]（**表2**）．2016年度診療報酬改定により，Ⅰ期以降を対象に，Ⅱ期以降を重症とし，保険診療下で複合的治療が可能になった．今後は専任の医師，あるいはその指導監督下で看護師，理学療法士または作業療法士が行うものについて算定がなされ，より広く複合的治療が受けやすくなる．

2．放射線治療による皮膚硬化，乾燥と胸筋萎縮

放射線照射による皮膚障害は，早期には発赤，腫脹といった炎症症状を認め，その後，皮膚硬化，汗腺破壊による皮脂低下，乾燥を認めるようになる．乳房温存術では残存乳房皮膚にみられ，乳房切除術後では胸壁皮膚肥厚，硬化，筋萎縮が生じる．

特に，乳房切除後に起こる創部の疼痛と知覚異常を乳房切除後症候群と呼び，適切な理学療法による対処で軽快するものと消炎鎮痛薬や抗うつ薬の適応になるものがある．

前述のリンパ浮腫に対する予防的措置も含め，術後の積極的な理学療法の介入，スキンケアはこれらの症状緩和に非常に有用であると考えられる．

3．タキサン系薬剤を中心にした末梢神経障害

パクリタキセルなどのタキサン系薬剤の使用に際しては，手足指の痺れをはじめとした末梢神経障害が問題になる．予防的効果を期待して薬剤投与時の四肢の冷却や症状緩和目的の薬物療法が行われるが，十分な効果が得られないことが多い．そのような状況でタキサン系薬剤を継続使用すると，末梢神経障害が進行し，薬剤終了後も長年にわたり後遺症として遺残することがある．

そのため，タキサン系薬剤の使用にあたっては，末梢神経障害の程度を常にモニターし，必要に応じてタキサン系薬剤の減量，投与延期，中止を検討する必要がある．足指の痺れによる歩行困難例には，転倒予防のために適切な歩行補助具の指導が必要になる．

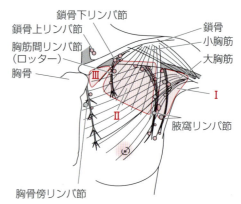

図2　乳腺のリンパ節およびレベル区分
乳房に関わるリンパ節には，腋窩リンパ節，鎖骨上リンパ節，胸骨傍リンパ節などがある

表2　リンパ浮腫の病期分類（国際リンパ学会）

0期	リンパ液輸送が障害されているが，浮腫が明らかでない潜在性または無症候性の病態
Ⅰ期	比較的蛋白成分が多い組織間液が貯留しているが，まだ初期であり，四肢をあげることにより治まる．圧痕がみられることもある
Ⅱ期	四肢の挙上だけではほとんど組織の腫脹が改善しなくなり，圧痕がはっきりする
Ⅱ期後期	組織の線維化がみられ，圧痕がみられなくなる
Ⅲ期	圧痕がみられないリンパ液うっ滞性象皮病のほか，アカントーシス（表皮肥厚），脂肪沈着などの皮膚変化がみられるようになる

4．内分泌療法による関節痛，筋肉痛

　内分泌療法薬には，血中，組織中エストロゲン濃度を下げるアロマターゼ阻害剤とエストロゲン受容体に作用してエストロゲンの結合をブロックする選択的エストロゲン受容体モジュレーター（SERM：Selective Estrogen Receptor Modulator），エストロゲン受容体を分解に導く選択的エストロゲン受容体抑制剤（SERD：Selective Estrogen Receptor Downregulator）などがある．これらの内分泌療法剤の共通の副作用として，起床時のこわばり，体動開始時の関節痛，筋肉痛がある．

　可逆性であり後遺症となることは少ないが，鎮痛薬の併用，薬剤の変更が必要な場合もある．手指バネ指，肩関節周囲炎として発症することもあり，適切な体動の指導，理学療法の介入が必要とされる．

Conclusion

　乳がん罹患数は近年増加の一途をたどり，サブタイプに分かれることが判明してから，正確な診断に基づく個別化治療を目指すようになってきた．局所治療では根治性と整容性を両立させる外科的治療の工夫と，全身治療では内分泌療法，化学療法に加え分子標的治療薬の登場で，より根治を目指した治療法の確立を目指して世界で臨床試験が進行している．これらの治療法に伴う合併症や有害事象に対する理学療法の介入は，治療の継続，後遺症の回避に対して非常に有用であり，積極的に行う体制づくりが必要である．

文　献

1) 国立がん研究センターがん対策情報センター：2016年のがん統計予測（http://ganjoho.jp/reg_stat/statistics/stat/short_pred.html）2017年2月22日閲覧
2) Giuliano AE, et al：Axillary dissection vs no axillary dissection in women with invasive breast cancer and sentinel node metastasis：a randomized clinical trial. *JAMA* **305**：569-575, 2011
3) EBCTCG (Early Breast Cancer Trialists' Collaborative Group), et al：Effect of radiotherapy after mastectomy and axillary surgery on 10-year recurrence and 20-year breast cancer mortality：meta-analysis of individual patient data for 8135 women in 22 randomised trials. *Lancet* **383**：2127-2135
4) 日本乳癌学会：科学的根拠に基づく乳癌診療ガイドライン1治療編2015年版．金原出版，2015，p326
5) 日本リンパ浮腫研究会：リンパ浮腫診療ガイドライン2014年版．金原出版，2014，p3

4 肺がんの病態と治療

菱田智之[*1]

> **Key Questions**
> 1. 肺がんの病態とはどのようなものか？
> 2. どのような治療が行われるか？
> 3. リスク管理の必要な合併症や有害事象はどのようなものか？

はじめに

　肺がん（原発性肺がん）は，肺（肺胞）や気管，気管支にできる悪性腫瘍で，過去20年以上にわたり増加の一途をたどっている．厚生労働省の人口動態統計によれば，1999年以降，肺がんが日本人のがん死亡原因の第1位となり，2012年には死亡者数は7万1,000人にまで増加している[1]．本稿では，理学療法に携わる医療関係者にとって，知っておくべき肺がんの種類・病態，標準的治療，治療や病状進行に伴い，発生しうる合併症・有害事象について概説する．なお，肺にできるがんには，「転移性肺腫瘍」と呼ばれる大腸がんや乳がんなどほかの臓器のがんが肺に転移して発生したがんも存在するが，治療法がおおもとのがんの性質によって異なるため，他稿に譲ることとする．

肺がんの種類・病態

　肺がんは，その種類（組織型）によって，大きく小細胞がんと非小細胞がんの2つに大別される．小細胞がんは，肺がん全体の10～15％を占め，喫煙者の男性に多く，進行が非常に速く悪性度が高い．そのため，胸部（肺門や縦隔）や頸部のリンパ節などに転移した状態で発見されることが多く，早期の状態で発見することはきわめて難しい．残りの85～90％が非小細胞がんであり，主に腺がん，扁平上皮がん，大細胞がんに分類される．その中で，腺がんが現在最も多い組織型（肺がん全体の60～70％）であり，非喫煙者にも発生する．女性の肺がんのほとんどは，腺がんである．肺の末梢に発生することが多く，症状が出現しにくいため，検診や他疾患経過観察中などに発見されることが多い．扁平上皮がんは以前は腺がんよりも多い組織型であったが，近年は減少傾向である．喫煙者に多く発生し，多くは肺の比較的中枢の気管支から発生することが多いため，血痰や気管支閉塞による肺炎様症状を契機に発見される場合がある．

[*1] Tomoyuki Hishida／国立がん研究センター東病院呼吸器外科（現，慶應義塾大学医学部呼吸器外科）

大細胞がんは，扁平上皮がんや腺がんに分類されない比較的まれな組織型で，肺がん全体の約5％を占める悪性度の高い組織型である．喫煙者に多く，肺の末梢に発生しやすい．2015年に改定された肺がんの国際的な組織分類（『WHO分類第4版』）[2]では，大細胞がんのうち，大細胞神経内分泌がん（LCNEC：Large Cell Neuroendocrine Carcinoma）と呼ばれる小細胞がんに近い生物学的性質を有する一群は，小細胞がんとともに，新たなカテゴリーである「神経内分泌腫瘍」に分類されることとなった．さらに，新しいWHO分類では，これまで大細胞がんに分類されてきた腫瘍に対し，免疫染色と呼ばれる組織検査法を追加し，腺がんあるいは扁平上皮がんの特徴がみられれば可能なかぎり腺がんもしくは扁平上皮がんと診断するよう推奨されている[2,3]．そのため，今後は大細胞がんと診断される肺がんの頻度は，減少していくことが予想される．

肺がんの診断

胸部単純X線画像や胸部CTなど，画像診断で肺がんが疑われた場合，次のステップとして確定診断（肺がんであるかどうか，種類は何かを組織や細胞を採取して確認する検査）を行う．通常は，気管支鏡検査が第一選択で，場合によってCTガイド下経皮針生検（CTをみながら，体の表面から肺の病巣に向かって細い針を穿刺する方法）を行い，原発巣から組織・細胞を採取する．すでに縦隔リンパ節に転移が疑われる場合には，EBUS（Endobronchial Ultrasound）と呼ばれる超音波気管支鏡ガイド下針生検や縦隔鏡（全身麻酔下に小切開した頸部から縦隔に挿入する内視鏡）にて，確定診断と同時に縦隔リンパ節転移の有無を確認する場合もある．また，頸部リンパ節転移やがん細胞を含む胸水（悪性胸水）の存在が疑われる場合は，それらから細胞を採取する場合もある．なお，画像診断技術の進歩により，今日では薄切CTと呼ばれる解像度の高い胸部CTを撮影することが可能となっている．また，確定診断の第一選択である気管支鏡検査は，原発巣が末梢小型結節の場合，診断が得られない場合も多い．そのため，薄切CTで肺がんが強く疑われ，かつ明らかな転移を認めない場合には，事前の確定診断を行わずに診断・治療を兼ねた手術（開胸・胸腔鏡下生検）に進む場合も多い．

肺がんの病期と各病期別標準治療

1．肺がんの病期

肺がんの病期（ステージ）は，TNM（Tumor Nodes Metastasis）分類と呼ばれる国際的な規約に基づき，ⅠA～Ⅳ期までの7段階（ⅠA，ⅠB，ⅡA，ⅡB，ⅢA，ⅢB，Ⅳ）に分類される．これは，原発巣がその場所でどの程度広がっているのか（T因子），リンパ節転移の有無とその程度（N因子），他臓器への転移の有無（M因子）の3つの因子から決定される[4]．治療前の胸部CTやPET（Positron Emission Tomography）-CTなどの画像診断で決定された病期を臨床病期と呼び，手術が行われた症例で手術後の病理検査によって決定された病期を病理病期と呼ぶ．術前画像診断は精度が向上しているとはいえ，限界がある．臨床病期はあくまで暫定的な病期であり，臨床病期Ⅰ期であっても，手術後の病理病期ではⅡ～Ⅲ期となる場合がある（現行では約20％程度）．TNM分類は定期的に改訂されており，2017年1月より新しいTNM分類（第8版）が発効となる[5]．

2．各病期別標準治療

肺がんの治療は，大きく，①手術，②化学

療法（分子標的薬を含む抗がん剤），③放射線治療（あるいは陽子線などの粒子線治療）の3つに大別され，組み合わせた治療（手術＋術後の補助化学療法，化学療法＋放射線治療など）が行われることもある．治療の原則は，「早期に発見して早期にがんを手術で切除すること」である．

1) 臨床病期ⅠA～ⅡB期

標準治療は手術であり，手術後の病理診断（病理病期）ならびに全身状態に応じて術後補助化学療法が追加される．肺がんの標準的な手術方法は，原発巣の大きさやリンパ節の転移可能性にかかわらず，原発巣が存在する肺葉（右は上葉，中葉，下葉の3つ，左には上葉，下葉の2つ存在）とその周囲のリンパ節（肺門・縦隔リンパ節）を切除する方法（肺葉切除＋リンパ節郭清）である．ただし，呼吸機能や全身状態が標準手術に十分でない患者や，近年CT検診などで発見される早期の末梢小型肺腺がんが疑われる場合（胸部薄切CT上，すりガラス影が主体）には，肺切除範囲を縮小した手術（縮小手術：部分切除および区域切除）やリンパ節郭清の省略が行われる場合がある[6,7]．呼吸機能や全身状態が縮小手術にも耐えられないと判断された場合は，放射線治療（あるいは陽子線などの粒子線治療）が検討されるが，背景肺の状態によっては放射線治療による肺障害（肺臓炎）が高度となる場合もあるため，施行には慎重な判断が求められる．なお，小細胞がんの場合は臨床病期Ⅰ期のみが手術適応で，術後に補助化学療法が追加される（ただし，臨床病期Ⅰ期の場合，手術前には小細胞がんと判明していないことも多い）．臨床病期Ⅱ期の小細胞がんは，化学療法＋放射線治療の併用（化学放射線療法）が標準的である．

2) 臨床病期ⅢA期

臨床病期ⅢA期は，主として「N2肺がん」と呼ばれる縦隔リンパ節に転移を認めるものを指す．「N2肺がん」は，様式①bulky N2あるいはinfiltrative N2と呼ばれる著明に腫大した縦隔リンパ節を有し，技術的にも切除不能なものから，様式②複数個の縦隔リンパ節転移を認めるものの技術的に切除可能なもの，様式③縦隔リンパ節転移が1つのみのものまで多様である．いずれにせよ，縦隔リンパ節にまで転移をきたした肺がんはすでに全身病の可能性が高く，「N2肺がん」の標準治療は，技術的に切除可能か否かにかかわらず（手術ではなく），化学放射線療法が標準治療とされている．近年，切除可能例に対し（様式②③に対し），術前に導入化学療法あるいは化学放射線療法を行った後，手術を行う治療法が試みられているが，標準治療である化学放射線療法よりも優れるとの結論は出ていない[8]．なお，縦隔リンパ節の転移診断は，胸部CTやPET-CTなど画像診断のみでは20％程度に偽陽性が生じうる．そのため，わが国では，縦隔リンパ節転移の疑いが1つのみの場合（様式①），手術を先行し術後の病理病期に応じて化学療法を行う施設もある．「N2肺がん」以外のⅢA期は，技術的に切除可能であればまず手術を行い，術後に化学療法を行うことが標準的である．また，ⅡB～ⅢA期の一部に認められる肺尖部の胸壁に浸潤する肺がん（SST：Superior Sulcus Tumor）では，術前化学放射線療法後に手術を行うことが推奨されている．

3) 臨床病期ⅢB期

臨床病期ⅢB期は，主に頸部リンパ節や原発巣と反対側の縦隔・肺門リンパ節に転移をしている段階であり，一般的に切除不能である．病変が放射線照射可能な範囲内であれば化学放射線療法，照射不能であれば化学療法が選択される．

4) 臨床病期Ⅳ期

臨床病期Ⅳ期は，脳や骨など他臓器への転移あるいは悪性胸水・胸膜播種を伴うもので

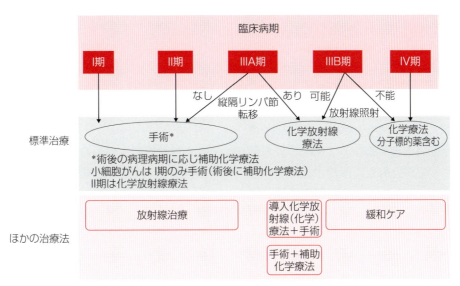

図1　肺がんの各臨床病期別標準治療

ある．切除不能であり，化学療法が選択される．初回化学療法の内容は，組織型（扁平上皮がんあるいは非扁平上皮がん），EGFR（Epidermal Growth Factor Receptor）やALK（Anaplastic Lymphoma Kinase）などのドライバー遺伝子の状態，全身状態（PS：Performance Status），年齢によって決定される．ドライバー遺伝子とは，「がん細胞増殖のスイッチ」の役割をする遺伝子のことであり，非喫煙者の肺腺がん患者にしばしば異常が認められる．EGFR遺伝子の異常（EGFR遺伝子変異）とALK遺伝子の異常（ALK遺伝子転座）が主なものであり，それぞれ日本人の肺がんの40～50％，5％で認められ[9]，分子標的薬が奏効しやすい．EGFR遺伝子変異陽性肺がんにはゲフィチニブ（イレッサ®）やエルロチニブ（タルセバ®），ALK遺伝子転座陽性肺がんにはクリゾチニブ（ザーコリ®），アレクチニブ（アレセンサ®）などの分子標的薬が選択される．初回化学療法後に増悪した場合，薬剤の内容を変えて二次治療が行われるが，近年がん細胞を攻撃する免疫機能を高めて抗腫瘍効果を発揮する免疫チェックポイント阻害剤〔ニボルマブ（オプジーボ®）やペンブロリズマブ（キイトルーダ®）〕が，一定条件下で使用可能となった．これまで化学療法に耐性といわれてきた扁平上皮がんに対しても，高い抗腫瘍効果が期待できることが話題となっている．しかし，強力な効果予測因子が十分解明されていないこと，肺臓炎や大腸炎など免疫学的有害事象による死亡例も報告されていること，また，非常に高額な薬剤であることより，適応に関し今後十分な検討が必要である．

このように，近年ではさまざまな新規薬剤が開発されているものの，薬物療法（のみ）が選択される病期，すなわち照射不能なⅢB期およびⅣ期では，薬剤が奏効したとしても永続的ではなく，がんの根治を得ることは基本的に難しい．治療の目的は，病状の進行を遅らせることを目指すこととなる．また，いかなる治療においても次項に述べるように合併症や有害事象が起こりうる．PSが不良な患者では積極的な治療は行わず，緩和ケア（対処療法）に専念するのが妥当な場合もある．

図1に各臨床病期別の標準治療ならびにほかの治療法を示す．

肺がん治療に伴う有害事象とリハビリテーションの意義

2014年の日本胸部外科学会学術調査によれば，肺がん手術後の30日以内死亡割合は0.42％（縮小手術後0.12％，肺葉切除後0.48％，肺全摘術後1.53％）であり，わが国ではきわめて安全に肺がん手術が施行されているといえる[10]．しかし，周術期死亡は0ではなく，主な死亡原因は，多いものから間質性肺炎急性増悪（24％），肺炎（14％），呼吸不全（13％）と続き，呼吸器合併症が多い[10]．そのため，喫煙者では禁煙の徹底が，慢性閉塞性肺疾患など低肺機能症例，高齢者では，術前からの呼吸リハビリテーション・呼吸訓練（呼吸機能訓練器具を用いた訓練）が検討される[11]．また，術後の早期離床・歩行訓練は呼吸器合併症の予防に有用と考えられている[12]．間質性肺炎の急性増悪は，背景肺に間質性肺炎，線維化を有する患者の約10～20％に発症し，いったん発症すると半数以上が致死的な経緯をたどるきわめて重篤な合併症である．いまだ有効な予防法は確立されていないが，肺の抗線維化薬であるピルフェニドン（ピレスパ®）を周術期に使用することで急性増悪が抑制できるのではないかと期待されている[13]．

化学療法に伴う一般的な有害事象として，薬剤アレルギー，静脈炎，悪心・嘔吐，骨髄抑制，末梢神経障害などがあるが，使用する薬剤によって有害事象のプロファイルは異なる．シスプラチンなど白金製剤では腎障害が，イリノテカンでは下痢，EGFR遺伝子変異陽性肺がんで用いられるゲフィチニブでは皮膚障害，下痢，間質性肺炎（約5％と少ないが重篤）があげられる．化学療法による治療関連死は1～2％程度である．

胸部への放射線治療に伴う有害事象としては，放射線食道炎がある．化学療法の同時併用の際は増強されるため，照射を中止せざるを得ない場合がある．放射線肺臓炎は照射終了直後～数カ月で照射野に一致してみられる．症状に乏しいことも多いが，照射範囲外に広がる肺臓炎の発症をみることがあり，その場合は重篤化する．なお，手術や化学療法・放射線治療後には有害事象や疼痛や睡眠障害，精神的要因が誘因となって，全身体力の低下や倦怠感をきたすことがある．倦怠感は身体活動を制限し二次的な体力低下を誘発し，悪循環により最終的には寝たきり（廃用症候群）となってしまう場合もある．がん患者の身体活動の低下は，治療法選択，日常生活動作能力（ADL：Activities of Daily Living），生活の質（QOL：Quality of Life），ひいては生命予後にも関わりうるため，近年は，運動療法（ウォーキングやエルゴメーター・トレッドミルを使った有酸素運動，軽い筋力トレーニングやストレッチ）によるリハビリテーションの実施が推奨されている[14]．

Conclusion

　肺がんには，さまざまな種類（組織型）があり，進行度（臨床病期），患者の全身状態に応じて治療方針が決定される．治療の基本は「早期に発見して早期にがんを手術で切除すること」であり，切除可能であれば手術が推奨され，切除不能な進行がんには分子標的薬を含む化学療法，化学放射線療法が選択される．いずれの治療でも治療が誘因となり，体力低下や倦怠感をきたし，ADL・QOLの低下につながる場合がある．そのため治療と並行し，運動療法によるリハビリテーションの実施が推奨される．

文　献

1) 厚生労働省：人口動態統計（http://www.mhlw.go.jp/toukei/saikin/hw/jinkou/kakutei12/）2017年4月12日閲覧
2) Travis WD, et al：WHO Classification Tumours of the Lung, Pleura, Thymus and Heart, 4th ed. World Health Organization, 2015
3) Travis WD, et al：The 2015 World Health Organization classification of lung tumors：impact of genetic, clinical and radiologic advances since the 2004 classification. *J Thorac Oncol* **10**：1243-1260, 2015
4) 日本肺癌学会（編）：臨床・病理肺癌取扱い規約 第7版．金原出版，2010
5) Goldstraw P, et al：The IASLC Lung Cancer Staging Project：proposals for revision of the TNM stage groupings in the forthcoming (eighth) edition of the TNM classification for lung cancer. *J Thorac Oncol* **11**：39-51, 2016
6) Suzuki K, et al：A prospective radiological study of thin-section computed tomography to predict pathological noninvasiveness in peripheral clinical I A lung cancer（Japan Clinical Oncology Group 0201）．*J Thorac Oncol* **6**：751-756, 2011
7) Asamura H, et al：Radiographically determined noninvasive adenocarcinoma of the lung：survival outcomes of Japan Clinical Oncology Group 0201. *J Thorac Cardiovasc Surg* **146**：24-30, 2013
8) Albain KS, et al：Radiotherapy plus chemotherapy with or without surgical resection for stage III non-small-cell lung cancer：a phase III randomised controlled trial. *Lancet* **374**：379-386, 2009
9) Mitsudomi T：Advances in target therapy for lung cancer. *Jpn J Clin Oncol* **40**：101-106, 2010
10) Committee for Scientific Affairs, The Japanese Association for Thoracic Surgery, et al：Thoracic and cardiovascular surgery in Japan during 2014：Annual report by The Japanese Association for Thoracic Surgery. *Gen Thorac Cardiovasc Surg* **64**：665-697, 2016
11) Sekine Y, et al：Perioperative rehabilitation and physiotherapy for lung cancer patients with chronic obstructive pulmonary disease. *Jpn J Thorac Cardiovasc Surg* **53**：237-243, 2005
12) Das-Neves-Pereira JC, et al：Fast-track rehabilitation for lung cancer lobectomy：a five-year experience. *Eur J Cardiothorac Surg* **36**：383-391, 2009
13) Iwata T, et al：A phase II trial evaluating the efficacy and safety of perioperative pirfenidone for prevention of acute exacerbation of idiopathic pulmonary fibrosis in lung cancer patients undergoing pulmonary resection：West Japan Oncology Group 6711 L（PEOPLE Study）．*Respir Res* **17**：90, 2016
14) 日本リハビリテーション医学会，がんのリハビリテーションガイドライン策定委員会（編）：がんのリハビリテーションガイドライン．金原出版，2013

5 消化器がんの病態と治療

佐藤　弘[*1]

🔒 Key Questions

1. 消化器がんにおける病態はどのようなものか？
2. どのような治療や管理が行われるか？
3. リスク管理の必要な合併症や有害事象はどのようなものか？

はじめに

　消化器がんは，頻度の多い疾患である．本稿では，消化管がんについて述べる．消化管がんの代表疾患は，食道がん，胃がん，大腸がんである．この3つの代表的消化管がんを取り上げる．

食道がん

1．病　態

　食道は，食道入口部から食道胃接合部までの頸部・胸部・腹部におよぶ，約25cmの管腔臓器である．漿膜をもたずに重要な隣接臓器に接しているため，容易に浸潤する特徴をもっている．また，早期にリンパ節転移を認め，広範囲に転移しやすい特徴をもつ悪性度の高い疾患である．

　男性の罹患率は，全がん腫中の6位であり，全食道がん患者の90.8％が扁平上皮がんである[1]．同時性・異時性の重複がんを認めやすく，胃がん，頭頸部がんの順に多く認める．特に咽頭がんとの合併を多く認める．粘膜の異型病変を経て，がんが発生するというdysplasia-carcinoma-sequenceの概念を認め，原因として飲酒や喫煙などの生活環境や遺伝による因子などが関与する．一方，Barrett食道と食道腺がんは生活様式の欧米化に伴い，近年増加傾向にある．全食道がん患者の3.9％が腺がんである[1]．下部食道の繰り返す胃食道逆流による炎症によりBarrett食道を生じ，腸上皮化生-dysplasia-腺がんという発生過程が想定されているが，まだ研究途上である．

2．治　療

　治療を考えるうえで，重喫煙者，アルコール多飲の既往，栄養障害を伴うことが多く，患者背景としてリスクが高い疾患であることを念頭におく必要がある．

1）内視鏡治療

　内視鏡的切除術には従来の病変粘膜を把持，もしくは吸引し，スネアを使用し切除を行う内視鏡的粘膜切除術（EMR：Endoscopic Mucosal Resection）と，ITナイフ，Hookナイフなどによる広範囲にわたる病変の一括切除

[*1] Hiroshi Sato／埼玉医科大学国際医療センター上部消化管外科

が可能な内視鏡的粘膜下層剝離術（ESD：Endoscopic Submucosal Dissection）の方法がある．その他の内視鏡的治療として，光線力学的治療（PDT：Photodynamic Therapy），アルゴンプラズマ凝固法，電磁波凝固法が行われる．壁深達度が粘膜層（T1a）のうち，上皮（EP：Epithelium），粘膜固有層（LPM：Lamina Propria Mucosae）病変では，リンパ節転移はきわめてまれであり，これにより十分に根治性が得られる．壁深達度が粘膜筋板に達したもの，粘膜下層にわずかに浸潤するもの（200 μmまで）では粘膜切除が可能であるが，リンパ節転移の可能性があり，相対的な適応となる．

2）手　術

胸部食道がんは，頸・胸・腹の広範囲にリンパ節転移がみられることが多く，右開胸を行い，リンパ節郭清とともに胸腹部食道は全摘することが一般的である．近年では，胸腔鏡下・腹腔鏡下手術の発展が目覚ましい．再建経路としては胸壁前，胸骨後，後縦隔の3経路がある．おのおの一長一短はあるが，再建臓器としては，胃が最も多く用いられている．図1に食道がん術後のドレーン・チューブ類や再建方法を示す．

3）化学療法

食道がん治療における化学療法は，主に術前の補助化学療法や放射線との併用による化学放射線療法など，手術や放射線療法などの併用で使用される．JCOG（Japan Clinical Oncology Group）9907試験の結果を受け，切除可能なstage Ⅱ・Ⅲ胸部食道がんに対する術前化学療法＋根治手術は，わが国における標準的治療として位置づけられるようになった[2]．化学放射線療法は，根治目的でも使用されることがあるのが大きな特徴である．化学療法単独での適応は，遠隔転移を有する症例や術後の遠隔再発例に限られる．現在では5FU＋シスプラチンが最も汎用されているが，生存期間の延長のエビデンスは明確でなく，姑息的治療の位置づけである．

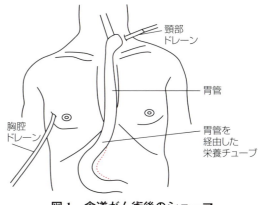

図1　食道がん術後のシェーマ

4）放射線治療

放射線単独療法に比較して，同時化学放射線療法は有意に生存率を向上させる．その場合，少なくとも50 Gy/25回/5週以上に相当する線量が必要である．症状緩和のために骨転移・脳転移などの遠隔転移への照射のほか，狭窄解除のために原発巣に照射することもある．

胃がん

日本や韓国などの東アジア諸国は，胃がんの罹患率が高い．しかしながら，年齢調整死亡率・罹患率の年次推移をみてみると，胃がんは1960年代以降，死亡率・罹患率ともに減少している．

1．病　態

胃発がんのメカニズムとして，環境要因と遺伝子変異が重要である．これらが相互に作用すると考えられている．

1）環境要因

食物ではリスク因子として塩分が，予防因子として野菜や果物があげられている．生活習慣では，喫煙は胃がんのリスクを上昇させると考えられている．感染症では，H. pylori

（Helicobactter Pylori）との関連がよく研究されている．疫学の前向き研究で，H. pylori 感染診断を行った患者を内視鏡で経過観察を行ったところ，H. pylori 陽性者から 2.9% の胃がんが発生したのに対し，H. pylori 陰性者からは 1 例の胃がん発生も認められない結果が得られ，H. pylori 感染と胃がんの関わりが明らかにされた[3]．

2．治　療

1）内視鏡治療

EMR と ESD がある．ガイドラインでは，2 cm 以下の肉眼的粘膜内がん（cT1a）と診断される分化型がんで潰瘍（UL：Ulcer）（－）が絶対適応病変である．

2）手　術

わが国では，標準的手術として，開腹による D2 リンパ節郭清が行われている．早期胃がんに対する縮小手術（リンパ節郭清範囲の縮小である D1，D1＋など）や噴門側胃切除，幽門保存胃切除術（PPG：Pylorus-preserving Gastrectomy）などがある．図2に代表的な胃切除後の再建方法を示す．緩和的手術では，胃空腸吻合術や出血や狭窄の強い症例に対する姑息的切除術などもある．

3）化学療法

術後補助化学療法では，ACTS-GC（Adjuvant Chemotherapy Trial of S-1 for Gastric Cancer）試験の結果より，D2 手術後の，pstage Ⅱ，Ⅲ症例〔pT1 および T3（SS）N0 を除く〕において，S-1 単剤 12 カ月内服の補助化学療法が標準治療として確立された[4]．切除不能進行・再発胃がんでは，HER2 陽性胃がんにおけるトラスツズマブを含む化学療法が標準治療として位置づけられたことから，一次化学療法前に HER2 検査を行うことが強く推奨されている．HER2 陰性胃がんでは S-1＋シスプラチンが標準治療である．カペシタビン＋シスプラチン療法，S-1＋ドセタキセル療法

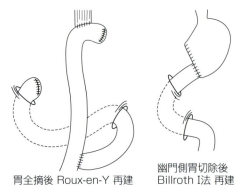

図2　胃切除後の代表的な再建方法（胃全摘後 Roux-en-Y 再建／幽門側胃切除後 Billroth Ⅰ法 再建）

も選択可能なレジメンである．HER2 陽性胃がんでは，カペシタビン（または 5-FU）＋シスプラチン＋トラスツズマブ療法が推奨されている．二次治療では，一般に前治療で使用されていない薬剤を選択する．タキサン系薬剤などが選択される（**表1**）．

大腸がん

大腸とは，盲腸・結腸および直腸をいうが，肛門管を含めて扱う場合がある．大腸がんは通常，原発性のがん腫をいう．組織病理学的には大部分が腺がんである．

右側結腸がんでは，腸管内腔は広く液性の内容のため，一般に症状は発現しにくい．軽度の腹痛や腹部不定愁訴を認めることが多い．また，左側結腸がんでは，腸管内腔は狭く内容は固形化しているため，通過障害に伴う腹痛や血便を認めることが多い．直腸がんでは，肛門に近いため，症状が出現しやすい．糞便の狭小化，粘血便，テネスムス（しぶり腹：頻回に便意を催すこと）などが代表的である．

1．病　態

大腸がんは遺伝性の有無により，遺伝性大腸がんと散発性大腸がんに分類される．遺伝性大腸がんは，家族性大腸腺腫症（FAP：

表1 薬剤と主な有害事象

一般名	主な有害事象
5-FU	下痢・軟便，食欲不振，白血球減少，悪心，口内炎など
シスプラチン	悪心嘔吐，食欲不振，全身倦怠感，脱毛，白血球減少，貧血，腎障害など
パクリタキセル	骨髄抑制，肝機能障害，脱毛，末梢神経障害，関節痛，筋肉痛など
ドセタキセル	倦怠感，好中球減少，脱毛，アレルギー，悪心，口内炎など
S-1単剤	白血球減少，好中球減少，貧血，食欲不振，悪心，色素沈着など
イリノテカン	白血球減少，貧血，血小板減少，下痢，悪心嘔吐，食欲不振など
トラスツズマブ	infusiion reaction
ベバシズマブ	高血圧，尿蛋白，出血
セツキシマブ	ざ瘡，皮膚乾燥，発疹，爪囲炎，下痢など
パニツムマブ	ざ瘡様皮膚炎，爪囲炎，皮膚乾燥，低マグネシウム血症，口内炎など

Familial Adenomatous Polyposis）や遺伝性非ポリポーシス性大腸がん（HNPCC：Hereditary Nonpolyposis Colorectal Cancer）が有名である．両者の臨床像は異なり，一般にFAPは多数のポリープを形成し，発症年齢も若年であることから通常型大腸がんと比較して明らかに表現型が異なっているが，病理組織像は通常型大腸がんと差異がないと考えられている．一方，HNPCCは通常型大腸がんでみられる分化型腺がんは少ない．

散発性大腸がんの組織発症には，腺腫を前駆病変として発がんするadenoma-carcinoma sequenceと，腺腫を経ずに正常粘膜から直接発がんするde novo carcinomaがある．その他に，炎症性腸疾患を背景とするdysplasia-carcinoma sequenceの概念も提唱されている．

2．治療

1）内視鏡治療

適応は，①粘膜内がん，粘膜下層への軽度浸潤がん，②最大径2cm未満，③肉眼型は問わないとされている．治療法にはポリペクトミー，EMR，ESDがある．切除標本より，治療の根治性と外科的追加治療の必要性を検討するため，できるだけ一括切除することが重要である．

2）手術

結腸の進行がんに対しての手術は，リンパ節郭清を伴った右半結腸切除術（図3），左半結腸切除術，S状結腸切除術などがある．近年，腹腔鏡下手術も普及しつつあり，早期がんに対する外科的切除術としては，第一選択としている施設も著しく増加している．技術の進歩によりリンパ節郭清も精緻に可能となり，進行がんに対しても適応が拡大されつつある．内視鏡的切除後の追加切除の場合は，腹腔鏡下手術が施行されることが多い．

直腸の進行がんに対しては，直腸間膜をすべて切除するTME（Total Mesorectal Excision）の概念で手術が行われる．また，内視鏡治療が困難な直腸早期がんでは，直視下に腫瘍を切除する方法や，経肛門的内視鏡下切除術（TEM：Transanal Endoscopic Microsurgery）がある．化学療法の進歩により肝転移や肺転移などの遠隔転移例でも，従来より手術適応が拡がり，原発巣との同時根治切除や異時切除などが積極的に考慮されている．

3）化学療法，分子標的薬

近年，消化管がんの中でも，大腸がんに対する化学療法の進歩は目覚ましい．術後再発抑制を目的とした補助化学療法と，切除不能な進行再発大腸がんを対象とした全身化学療

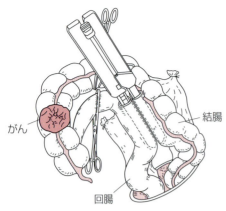

図3 結腸右半切除（文献5）より改変引用）

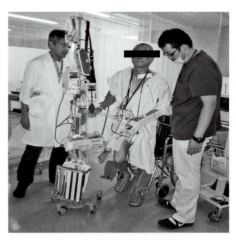

図4 術後早期離床の実際
ドレーンや点滴などのチューブに十分注意して離床を補助する

法がある．強力な治療が適応となる患者と強力な治療が適応とならない患者に分けて，治療方針を選択するのが望ましいとされている．主な抗がん剤にはS-1，カペシタビン，5-FU，イリノテカン（CPT-11），ロイコボリン（LV），オキサリプラチン（L-OHP），ベバシズマブ，セツキシマブ，パニツムマブなどがある．

4）放射線療法

放射線療法には，直腸がんの術後の再発抑制や肛門温存を目的とした補助放射線療法と，切除不可能進行再発大腸がんの症状緩和や延命目的とした緩和的放射線療法がある．

リスク管理の必要な合併症や有害事象

各がん腫に特徴的なことは少なく，共通の内容が多いのでまとめて記述する．

1．手 術

消化管腫瘍の手術の特徴は，経口摂取と密接に関連していることである．治療前では，特に進行がんでは狭窄症状により，物理的に経口摂取の障害を生じる．したがって，栄養障害を認めることも多い．一見，栄養状態が維持できていると思われていても，かなり栄養障害が進行していることが多いため，注意が必要である．手術前よりサルコペニアを認めると，食道がん・胃がん・大腸がんとも有意に術後合併症は多いことが報告されている．特に肺合併症に注意を要する[6]．栄養管理だけでなく，術前の体組成およびリハビリテーションも重要である．

食道がん患者は，特に高齢，重喫煙者，大酒家，栄養障害などのリスク因子があり，術後合併症防止の観点からも，十分な評価・管理が必要である．特に術後肺炎は，致死的合併症となる可能性が高いため，十分な肺理学療法を軸とした呼吸管理を要する．最近では，胃がん・大腸がんの手術だけでなく，食道がん手術での早期離床が行われるようになり，肺炎防止の一助となっている（**図4**）．ドレーンや点滴類を多く認めるため，事故抜去とならぬよう注意を要する．離床の妨げとならぬように，鎮痛を十分行うことも重要である．

術後早期経口摂取の開始は，早期離床とともにERAS（Enhanced Recovery After Surgery）の根幹をなすものである[7]．胃がん・大腸がん手術では，術後第一病日より経口摂取を開始することも広く普及してきている．縫合不全との関連はあまりないと考えられている

が，誤嚥のリスクは少なからず認める．腹部症状の観察とともに，常に嚥下の状態に留意する．

食道がんと胃がん術後の腹部症状で頻度の高い合併症では，ダンピング症候群がある．食事中や直後（30分程度）にみられる早期ダンピングと食後2～3時間経ってみられる晩期ダンピングに分類される．早期ダンピング症候群は，食物が腸に急速に流れ込むことで起こる．主な症状は，動悸・めまい・冷汗・顔面紅潮・腹痛・下痢・悪心・嘔吐などがある．晩期ダンピング症候群は，食物が腸に移動するために一時的に高血糖になり，インスリンが大量に分泌され，低血糖になって誘発される．

症状としては，頭痛・倦怠感・冷汗・めまい・手指のふるえなどを認める．予防策は，少量分食が重要であり，糖質の少ない食事をとり，食事中の水分摂取も控えたほうがよい．

誤嚥防止のためにも，「早食い」「過食」をせぬよう，医師だけでなく多職種でアプローチすることがよいと思われる．

2．化学療法

消化管がんで化学療法を施行する患者は，手術同様に経口摂取の障害による栄養障害がベースとしてあることを念頭におく．経腸栄養の重要性から，食形態の工夫により経口摂取をできるだけ行う．また，化学療法施行中に嘔気・経口摂取量が減少する時は，静脈栄養により十分な栄養を投与する．口内炎などの口腔内のトラブルの防止・軽減のために，治療前から継続した口腔ケアは重要である．

また，個々のレジメンで使用する薬剤の特性をよく把握し，適切な支持療法を施行する（表1）．

3．放射線療法

副作用の時期で二分される．放射線治療中または終了直後（急性期）と，終了してから半年～数年経った後（晩期）がある．急性期の副作用としては，疲労感・食欲低下・皮膚の変化・貧血・白血球減少などがある．治療している部位に起こる副作用は，食道では食道炎・放射線肺臓炎，胃腸では嘔気・嘔吐・腹痛・下痢などが認められる．晩期の副作用では，皮膚に潰瘍・硬化を生じたり，食道狭窄・心外膜炎・心嚢水貯留や胃の動きが悪くなったり，大腸の狭窄や出血などを認めることがある．

Conclusion

消化がんの治療では，栄養障害と密接に関連することを念頭におき，それぞれの治療の特性を把握しマネジメントすることが重要である．

文献

1) The Registration Committee for Esophageal Cancer : Comprehensive Registry of Esophageal Cancer in Japan, 2006. *Esophagus* **11** : 21-47, 2014
2) Ando N, et al : A randomized trial comparing postoperative adjuvant chemotherapy with cisplatin and 5-fluorouracil versus preoperative chemotherapy for localized advanced squamous cell carcinoma of the thoracic esophagus（JCOG9907）. *Ann Surg Oncol* **19** : 68-74, 2012
3) Uemura N, et al : Helicobacter pylori infection and the development of gastric cancer. *N Eng J Med* **345** : 784-789, 2001
4) Sakuramoto S, et al : Adjuvant chemotherapy for gastric cancer with S-1, an oral fluoropyrimidine. *N Engl J Med* **357** : 1810-1820, 2007
5) 渡邊昌彦, 他：回盲部切除・結腸右半切除. DS NOW 9　下部消化管の腹腔鏡下手術—正確な手術を行うため

のコツ．メジカルビュー，2010，p33
6) Makiura D, et al：Preoperative sarcopenia is a predictor of postoperative pulmonary complications in esophageal cancer following esophagectomy：a retrospective cohort study. *J Geriatr Oncol* **7**：430-436, 2016
7) Fearon KC, et al：Enhanced recovery after surgery：a consensus review of clinical care for patients undergoing colonic resection. *Clin Nutr* **24**：466-477, 2005

6 肝胆膵がんの病態と治療

合川公康[*1]　佐藤　弘[*1]　小山　勇[*1]

🔒 Key Questions

1. 肝胆膵がんにおける病態はどのようなものか？
2. どのような治療や管理が行われるか？
3. リスク管理の必要な合併症や有害事象はどのようなものか？

肝胆膵がんにおける病態

1．肝臓がん

　一般的に肝臓の悪性腫瘍を肝臓がんと総称するが，肝臓がんの主な種類（組織型）として，肝細胞がん，胆管細胞がん（肝内胆管がん），転移性肝がんがあげられる[1]（**図1**）．肝細胞がんは，肝炎ウイルス感染から発症した肝硬変や，アルコール性脂肪肝炎，もしくは非アルコール性脂肪肝炎（NASH：Non-Alcoholic Steatohepatits）から発生するものがある．ウイルス治療や感染防御が確立されつつある近年は，ウイルス肝炎患者が減少し，NASHから発生する肝細胞がんの比率が増えてきている[2,3]．肝内胆管がんもアルコール多飲，ウイルス感染の関与があるとされているがん腫であるが，肝細胞がんより頻度は低い．転移性肝がんは肝細胞がんと同等に頻度の高い肝臓悪性腫瘍であり，転移の原発は大腸が一番多い．一般に肝臓がんと呼ばれるものは，肝細胞がんを示すことが多い．

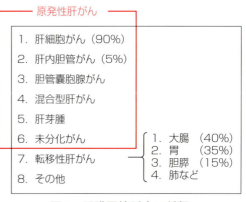

図1　肝臓悪性腫瘍の種類

　肝臓は知覚神経を伴わないため，肝臓がん発症当初における症状は，皆無であるが，病変が非常に大きくなると周辺臓器への圧排で腹部膨満感や食思不振の症状が出現する．また，病変が肝門部近傍に進展すると，閉塞性黄疸の症状も出現することもある．肝細胞がんは破裂をしやすい腫瘍であるため，まれに破裂による腹痛やショック状態で発見されることもある．

　肝臓がんにおいて留意すべき病態は，ベースの疾患が多く併存していることである．肝細胞がんは肝硬変に多く発症し，肝硬変の原因としての肝炎ウイルス陽性の患者も多い．

[*1]Masayasu Aikawa, Hiroshi Sato, Isamu Koyama/埼玉医科大学国際医療センター消化器外科

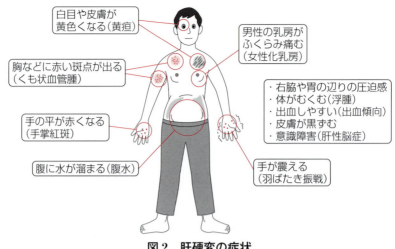

図2 肝硬変の症状

肝硬変患者は，腹水，浮腫，出血傾向などの併存症状があり，肝硬変からの高アンモニア血症を併発している場合もあるため，転倒や不穏にも注意を要する（**図2**）．

2．胆道がん

胆道がんは，わが国の学会においては，肝外の胆道に発生する悪性腫瘍ととらえられており，肝内胆管がん（Bh），近位肝外胆管がん（Bp），遠位肝外胆管がん（Bd），胆嚢がん（G），十二指腸乳頭部がん（A）と発生部位で分類されている（**図3**）[4]．ほとんどが，胆管上皮から発生する腺がんである．胆道がんの病態における特徴は，閉塞性黄疸の併存である．胆汁の流れ道である胆道を腫瘍が閉塞するため，胆汁が滞り黄疸となる．黄疸の症状はさまざまあるが，尿の黄染，灰白色便，倦怠感や食思不振を主訴とすることが多い．閉塞性黄疸は，放置すると感染胆汁による胆管炎，胆のう炎を併発し敗血症を容易に惹起するため，早急な処置が必要である．

3．膵臓がん

通常，膵臓がんとは，膵管から発生する膵管がんを指す（通常型膵がんともいう）．膵臓

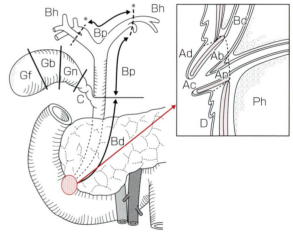

図3 胆道がんの発生部位による分類 （文献4）より改変引用）

Bd：遠位肝外胆管，Bh：肝内胆管，Bp：近位肝外胆管，C：胆嚢管，Gb：胆嚢体部，Gf：胆嚢底部，Gn：胆嚢頸部，Ab：総胆管末端，Ac：胆膵共通管，Ad：主乳頭，Ap：主膵管末端，D：十二指腸，Ph：膵頭部

がんは近年増加の一途をたどるがん腫であり，かつ難治性がんとしても知られている．膵がんは，膵臓が身体の深部にある臓器のため早期診断が難しく，膵臓周囲にある重要血管へ浸潤しやすく切除不能になりやすい．また，門脈系の血管への浸潤も早期にきたすため，肝転移も頻発する．膵がんの発生部位は頭部，体部，尾部に分類されるが[5]（**図4**），そ

の発生部位で併発する症状は異なる．たとえば，頭部は閉塞黄疸をきたすことが多く，比較的早期に診断されやすい．発生早期において体部，尾部は主だった症状はなく，背側の神経へ浸潤すると背部痛として症状を訴えることがある．腰痛として治療を受けていたが，膵がんであったというエピソードもしばしば見受けられる．神経へ浸潤すると根治術が不可能となる場合が多く，疼痛を訴えた時点で切除不能という可能性が高い．

通常型膵がんのほかに膵の腫瘍として，膵島細胞由来の神経内分泌腫瘍（NET：Neuroendocrine Tumor）や膵管内乳頭粘液腫瘍などがある（**表1**）[5]．機能性内分泌腫瘍はそのホルモン随伴症状にも留意しなければならない[6]．これらも，周囲への進展，遠隔転移などの悪性腫瘍としての生物学的特徴をもち，悪性腫瘍としての治療（切除）が第一選択となるが，通常型膵がんに比べ悪性度は低く，予後は比較的良好である．

どのような治療や管理が行われるか

1．肝臓がん

肝臓がんは，肝細胞がん，胆管細胞がん，転移性肝がんで治療方針が大きく異なる．特に肝細胞がんは肝硬変をベースに発生するがん腫であり，治療方針は，肝予備能（**図5**）[7]を算定し，ガイドラインを用いて決定する（**図6**）[8]．この肝予備能は，手術治療を前提とした肝障害度分類（日本肝癌研究会）と国際的なChild-Pugh分類があり，混乱しがちではあるが，切除を前提としている場合は前者を用い，ガイドラインに当てはめる．肝臓がん

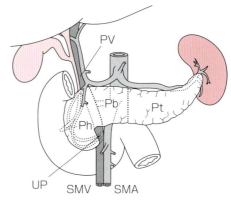

図4　膵がんの発生部位による分類（文献5）より引用）

膵頭部と体部の境界は上腸間膜静脈・門脈の左側縁とする．膵頸部（SMV・PVの前面）と鉤状突起は頭部に含める．膵体部と尾部の境界は大動脈の左側縁とする．

Ph：膵頭部，Pb：膵体部，Pt：膵尾部，PV：門脈，SMA：上腸間膜動脈，SMV：上腸間膜静脈，UP：鉤状突起

表1　膵腫瘍の分類（文献5）より作成）

上皮性腫瘍	
膵外分泌系腫瘍	漿液性嚢胞腺腫瘍（SCN：Serous Cystic Neoplasm） 粘液性嚢胞腫瘍（MCN：Mucinous Cystic Neoplasm） 膵管内乳頭粘液腫瘍（intraductal papillary mucinous neoplasm） 浸潤性膵管がん（invasive ductal adenocarcinoma；通常型膵がん） 腺房細胞がん（acinar cell carcinoma）
神経内分泌腫瘍（NET）	機能性内分泌腫瘍（functional neuroendocrine tumor） 非機能性内分泌腫瘍（non functional neuroendocrine tumor）
分化方向不明な上皮性腫瘍	充実性偽乳頭状腫瘍（SPN：Solid-Pseudopapillary Neoplasm） 膵芽腫（pancreatoblastoma）
非上皮性腫瘍	
血管腫，リンパ腫，リンパ管腫，傍神経節腫，平滑筋肉腫など	

NET：Neuroendocrine Tumor

肝障害度分類

各項目ごとの重症度を求め，2項目以上があてはまる肝障害度に分類します．また，2項目以上があてはまる肝障害度が複数あった場合には，より高い肝障害度に分類することになります．

	A	B	C
腹水	ない	治療効果あり	治療効果少ない
血清ビリルビン値（mg/dl）	2.0未満	2.0〜3.0	3.0超
血清アルブミン値（g/dl）	3.5超	3.0〜3.5	3.0未満
ICG R_{15}（%）	15未満	15〜40	40超
プロトロンビン活性値（%）	80超	50〜80	50未満

ICG R_{15}：ICG（インドシアニン・グリーン）負荷試験値．肝機能を測定するための検査の値

Child-Pugh（チャイルド：ピュー）分類

	1点	2点	3点
脳症	ない	軽度	ときどき昏睡
腹水	ない	少量	中等量
血清ビリルビン値（mg/dl）	2.0未満	2.0〜3.0	3.0超
血清アルブミン値（g/dl）	3.5超	2.8〜3.5	2.8未満
プロトロンビン活性値（%）	70超	40〜70	40未満

各項目のポイントを加算しその合計点で分類する

Child-Pugh分類	
A	5〜6点
B	7〜9点
C	10〜15点

図5　肝予備能（肝機能）の評価（文献7）より改変引用）

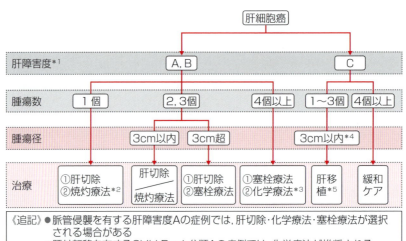

図6　エビデンスに基づく肝細胞癌治療アルゴリズム（文献8）より引用）

の根治治療の基本は，切除である．肝切除は大きな侵襲を伴う術式である．特に，実質臓器である肝臓を熱の発するデバイスで切離することが多く，切離部分周囲への熱損傷も加わり，ほかの消化器臓器に比べ炎症反応が長期に遷延する．また，過分な肝切除により肝不全をきたすと，生命維持が不可能になることがある．術後はドレーンからの排液（腹水）が，特に肝硬変合併患者には多量に排出され，水分管理には留意を要する．近年は肝切除後の輸血療法には，合併症を抑制するエビデンスはなく，否定的な報告が多い[9,10]．

2．胆道がん

前述のごとく，胆道がんの病態の特徴である閉塞性黄疸は，放置すれば早期に胆道感染

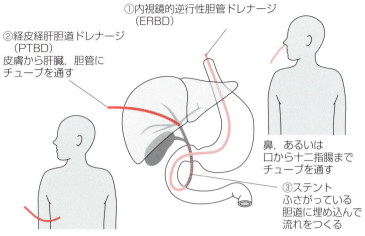

図7 胆道ドレナージ（減黄術）（文献11）より改変引用）
①と②は外瘻，③は内瘻
ERBD：Endoscopic Retrograde Biliary Drainege, PTBD：Percutaneous Transhepatic Biliary Drainage

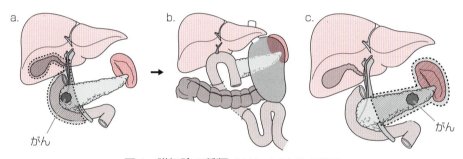

図8 膵切除の種類（文献13）より改変引用）
膵頭十二指腸切除（a）とその再建方法（b）．膵尾側切除（c）

による敗血症や肝不全となり，可及的早急に減黄処置をする必要がある．この減黄処置は経皮的胆道ドレナージ（PTBD：Percutaneous Transhepatic Biliary Drainage）と内視鏡的胆道ドレナージ（ERBD：Endoscopic Retrograde Biliary Drainege）があり，より低侵襲な後者が近年は好んで選択される．また，ドレナージは胆汁を体外へ排出する外瘻と，消化管へのルート確保としてステント留置による内瘻がある（**図7**）[11]．切除可能と判断した場合は，プラスティック製のチューブを用い，手術時に簡単に抜去できる状態で減黄を進める．切除不能であると判断した場合は，このステントは自己拡張型金属ステントを選択し[12]，その後化学療法などの治療を行う．

3．膵臓がん

膵臓がん，特に膵頭部がんは，胆道がんと同様に閉塞性黄疸をきたすことが多く，治療に先立ち減黄術が必要になる．膵臓がんは糖尿病を合併していることが多く，膵切除によるインスリン分泌細胞の減少で耐糖能異常をきたすことがある．膵臓がんの手術は，主に膵頭十二指腸切除と膵尾側切除があげられる（**図8**）[13]．いずれも大きな侵襲の手術であるが，前者は切除後の再建として，膵消化管吻合，胆管消化管吻合，胃小腸吻合があり，特に膵消化管吻合における膵液瘻が問題となる．

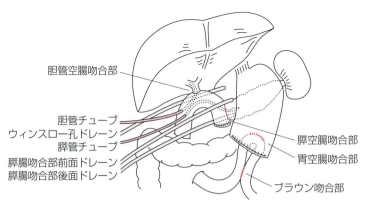

図9　膵頭十二指腸切除後のドレナージ（文献14）より改変引用）

リスク管理の必要な合併症や有害事象はどのようなものか？

1．肝臓がん

　前述のごとく，肝臓がんに肝障害を合併していることが多く，これに切除の侵襲が加わるため，術後のアンモニアやアミノ酸代謝異常が意識障害を惹起する場合がある．肝臓手術後にはほかの腹部臓器手術に比べ，せん妄状態に陥る可能性が高い．術後リハビリテーション時の初期動作時には，十分留意して観察する必要がある．

　術後，腹水排出や胆汁瘻のモニタリングのため，腹腔ドレーンが長期に留置されることがある．このドレーンは横隔膜面に接するように留置することが多く，呼吸時に背部から肩への疼痛を訴えることがある．

　肝切除後に肝庇護として安静を強いることが取り入れられていた時代があったが，現在は腸肝循環の改善を期待して，術後の適度な運動は推奨されている．特に，右葉系の肝切除は横隔膜への炎症波及により胸水貯留や無気肺が発生しやすいため，早期の呼吸リハビリテーションが合併症予防に重要である．

2．胆道がん

　前述のごとく，胆道がんは治療前に経皮的，もしくは内視鏡的な胆道ドレナージを行っていることが多い．この治療後の注意点としては胆道ドレーンの逸脱である．身体活動時にドレーンを引っ張ってしまったための逸脱や抜去も当然であるが，呼吸による逸脱もしばしば認められる．肝臓は横隔膜の運動により大きく動くため，PTBD留置中に深呼吸をさせたりすることは控えたい．抜去，逸脱が疑われた場合は，早急に単純X線画像で確認する必要がある．PTBDが逸脱した場合は，腹腔内に胆汁が漏出することが多く，胆汁性腹膜炎となり強い腹痛と高熱を呈する．リハビリテーション中の急な腹痛の出現は，胆汁性腹膜を疑うべきである．内瘻ドレナージの場合は動作制限は必要ない．

3．膵臓がん

　膵臓外科において，膵液瘻の抑制は永遠のテーマである．膵液瘻は，漏出した膵液により周囲臓器が浸食され感染を併発する．動脈への浸食は，仮性動脈瘤を形成し最終的には動脈性出血をきたし重篤な状況に陥る．膵は非常に脆弱な臓器のため，術中の操作や縫合処置においても膵液の漏出を惹起されうる．

　膵液瘻を予防するためにさまざまな工夫がなされているが，その根本は漏出した膵液のドレナージである（図9）[14]．膵液のドレナージは，膵外へ漏出した膵液を体外へ排出するための腹腔内ドレナージと，主膵管からの膵

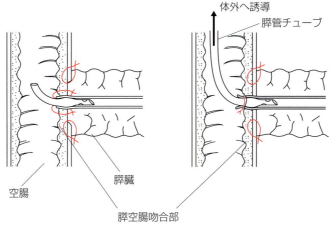

図10 膵腸吻合部ドレナージ法（膵管チューブ留置）
（文献15）より改変引用）

液をドレナージする膵管ドレナージ（膵管チューブ）の2種類がある．特に後者は，各施設，吻合部のドレナージを体外へ誘導するかしないかで管理方法が異なっている（**図10**）[15]．

膵切除後のドレーン管理は腹腔ドレーンより排出された腹水中アミラーゼ濃度と細菌培養を指標としている．しかし，この指標は施設間で異なるので，現在も膵臓外科におけるディスカッションの中心的なテーマとなっている[16]．ドレーンは留置1週間以上経過した場合は，原則入れ換えすることが推奨されている．ドレナージ不良であると腹腔内に膵液が貯留し，その部位へ感染が併発する．その後，2〜3週間で周囲の血管を腐蝕し，仮性動脈瘤の発生とともに腹腔内出血をきたすことがある．ドレーンの性状が血性に変化，急激な腹痛の出現，血圧低下はこの腹腔内出血を疑う．

このように膵切除後のドレーンは非常に重要な役割をもっており，体動時にはドレーンが抜けないように十分留意しなければならない．膵外瘻チューブ（膵管チューブ）は留置後1カ月以上してから抜去することが一般的であり，自宅へ持ち帰ることも多い．この場合はドレナージバッグを下肢へ固定するレッグバッグが用いられることにより，患者の活動性を制限しないようにしている．

Conclusion

　肝胆膵がんは，ほかのがん腫より複雑な病態を呈することが多い．治療内容も内科的治療から放射線治療，外科的治療と多岐にわたり複雑である．術後のリハビリテーションにおいては，がんに併存するさまざまな全身病（糖尿病・肝硬変など）とドレナージの有無に留意しなければならない．肝胆膵がんは，長時間にわたる手術が多く，体力にダメージが大きいため，長期に安静を指示する外科医がいまだ多い．しかし，長期臥床による合併症が発生しやすいことはほかの手術と同様であり，術後合併症予防に積極的なリハビリテーション介入が必須であると思われる．

文献

1) 日本肝癌研究会：原発性肝癌取扱い規約　第6版．金原出版，2015，p45
2) 田中純子，他：最新肝癌学―基礎と臨床の最新研究動向．日本臨床　**73**：51-58，2015
3) Tanaka J, et al：Sex- and age-specific carriers of hepatitis B and C viruses in Japan estimated by the prevalence in the 3,485,648 first-time blood donors during 1995-2000. *Intervirology* **47**：32-40, 2004
4) 日本肝胆膵外科学会：胆道癌取扱い規約　第6版．金原出版，2013，pp4-5
5) 日本膵臓学会：膵癌取扱い規約　第7版．金原出版，2016，p12
6) Metz DC, et al：Gastrointestinal neuroendocrine tumors：pancreatic endocrine tumors. *Gastroenterology* **135**：1469-1492, 2008
7) 日本肝癌研究会（編）：臨床・病理原発性肝癌取扱い規約　第6版．金原出版，2015
8) 日本肝臓学会：科学的根拠に基づく肝癌診療ガイドライン．金原出版，2013，p15
9) Shiba H, et al：Negative impact of fresh-frozen plasma transfusion on prognosis after hepatic resection for liver metastases from colorectal cancer. *Anticancer Res* **33**：4041-4047, 2013
10) Wehry J, et al：Restrictive blood transfusion protocol in liver resection patients reduces blood transfusions with no increase in patient morbidity. *Am J Surg* **209**：280-288, 2015
11) NPO法人キャンサーネットジャパン：もっと知ってほしい胆道がんのこと（http://www.slideshare.net/cancerchannel/w-tandogan141030cnj）2017年2月16日閲覧
12) Katsinelos P, et al：Tannenbaum and metal stents in the palliative treatment of malignant distal bile duct obstruction：a comparative study of patency and cost effectiveness. *Surg Endosc* **20**：1587-1593, 2006
13) 日本消化器外科学会：膵臓の病気（http://www.jsgs.or.jp/modules/citizen/index.php?content_id=17#06）2017年2月16日閲覧
14) 大阪大学大学院医学系研究科外科学臨床医学専攻外科学講座消化器外科学：膵臓がん（https://www2.med.osaka-u.ac.jp/gesurg/consultation/kantansui/suigan.html）2017年2月16日閲覧
15) 神戸市立中央市民病院：膵臓がんの外科治療（http://chuo.kcho.jp/original/surgery/results/pancreas/page004.html）2017年2月16日閲覧
16) 加藤寛章，他：膵頭十二指腸切除術後早期におけるドレーン排液細菌培養の意義．日外感染症会誌　**13**：167-173，2016

7 運動器がん（骨軟部腫瘍・転移性骨腫瘍）の病態と治療

髙木辰哉[*1]

> **Key Questions**
> 1. 運動器がんにおける病態はどのようなものか？
> 2. どのような治療や管理が行われるか？
> 3. リスク管理の必要な合併症や有害事象はどのようなものか？

はじめに

　整形外科領域の悪性腫瘍，すなわち運動器のがんには，原発性悪性骨腫瘍（以下，悪性骨腫瘍），原発性悪性軟部腫瘍（以下，悪性軟部腫瘍）と転移性骨腫瘍（以下，骨転移）がある．転移性軟部腫瘍は非常にまれなので，ここでは省く．原発性悪性骨・軟部腫瘍とは，骨，血管，神経，脂肪，筋肉，線維組織などから発生する悪性腫瘍で，内臓や皮膚から発生する癌と区別され，通常は肉腫と呼ばれる．「がん」とは通常の癌に肉腫，悪性脳腫瘍やリンパ腫・骨髄腫などの血液の悪性腫瘍なども含めた総称として用いることが多い．転移性骨腫瘍とは原発性のなんらかのがんが骨に転移したものを指し，がんの転移先の中では肺，肝に次いで多い．

分類と頻度

　悪性骨腫瘍は比較的若年者に多く，頻度は人口10万人あたり年に0.6～0.8人程度である．骨肉腫が半数近くを占め，次いで軟骨肉腫，Ewing肉腫となる．最近は骨巨細胞腫のように局所浸潤性が強いもの，まれに転移するものを中間型悪性に分類されるが，ここでは省く[1)]．

　悪性軟部腫瘍は幅広い年齢層にみられ，その頻度は人口10万人あたり年に2～3人である．悪性骨腫瘍の3～4倍程度の発生頻度があると思われ，脂肪肉腫や未分化多型性肉腫が多いが，非常に多くの種類がある．発生部位も整形外科の対象になる四肢・体幹部だけはなく，頭頸部や内臓，後腹膜などにも発生する．悪性軟部腫瘍もデスモイドのような中間型悪性に分類されるものがある[2)]．**表1**に悪性骨・軟部腫瘍の分類と頻度を示す．

　骨転移は比較的高齢者に多く，原発巣として多いのは肺がん，乳がん，前立腺がんであるが，どのようながんでも骨への転移をきたしうる．剖検などではより多くの報告があるが，臨床的に問題となる頻度はがん全体の

[*1] Tatsuya Takagi／順天堂大学医学部附属順天堂医院整形外科・リハビリテーション科・緩和ケアセンター

表1　原発性悪性骨・軟部腫瘍の分類と頻度

悪性骨腫瘍		悪性軟部腫瘍	
骨肉腫	45%	脂肪肉腫	32%
軟骨肉腫	24%	未分化多型性肉腫	21%
Ewing肉腫	8%	平滑筋肉腫	7%
脊索腫	7%	滑膜肉腫	5.5%
未分化多型性肉腫	5%	粘液線維肉腫	5%
その他	7%	悪性末梢性神経鞘腫瘍	4.5%
分類不能	4%	骨外性Ewing肉腫	2%
		横紋筋肉腫	2%
		線維肉腫	1.5%
		隆起性皮膚線維肉腫	1.5%
		類上皮肉腫	1.5%
		その他	8.5%
		分類不能	8%

表2　転移性骨腫瘍登録症例　2002.10～2016.8　3,108例

肺がん	835	26.9%	悪性リンパ腫	59	1.9%
乳がん	539	17.3%	甲状腺がん	53	1.7%
前立腺がん	254	8.2%	膀胱がん	39	1.3%
大腸・直腸がん	200	6.4%	喉頭・咽頭がん	38	1.2%
肝臓がん	157	5.1%	皮膚がん	34	1.1%
胃がん	136	4.4%	肉腫	28	0.9%
食道がん	129	4.2%	胆嚢・胆管がん	23	0.7%
多発性骨髄腫	115	3.7%	舌・口腔・歯肉がん	21	0.7%
腎臓がん	114	3.7%	唾液腺がん	17	0.5%
膵臓がん	76	2.4%	尿管がん	17	0.5%
原発不明がん	76	2.4%	卵巣がん	15	0.5%
子宮がん	68	2.2%	その他	66	2.1%

10～15%程度であり，2016年では，人口10万人あたり年に80～100人程度と思われる．すなわち，骨転移は悪性骨腫瘍の100倍以上の頻度となる．表2に自験例の骨転移の原発巣別頻度を示す．

診断の手がかり

悪性骨腫瘍は，発生部位や好発年齢などと画像所見に特徴があり，病理結果と合わせて診断される．多くの場合，罹患部位の疼痛で初発するが，骨の外に腫瘤を形成して患者がその腫瘤に気づいて受診することもある．血液検査では骨肉腫でのALP（Alkaline Phosphatase）上昇，Ewing肉腫でのCRP（C-Reactive Protein）上昇程度などがある．

悪性軟部腫瘍の診断でも臨床所見は重要だが，病理所見がより決め手となる．疼痛は多くの場合あてにならない．比較的早い（月単位）の増大傾向と大きさ（5 cm以上），硬さ（力を入れた筋肉程度）が悪性を示唆する参考となる[3]．

骨転移は40歳以上の脊椎，骨盤，大腿骨や上腕骨の近位に好発する．無症状で，がんの治療の経過観察中に画像でみつかることも多くなってきたが，骨病変の症状で初発する場合も10%程度みられる[4]．脊椎に発生した場合は病変部位の痛みだけではなく，支配神経領域の痺れや痛みに注意が必要である．頸椎では項部痛や上肢・肩周囲への放散痛や痺れ，胸椎では背部痛のほかに側胸部や側腹部の疼痛やしめつけ感，腰椎では殿部や大腿，膝，

表3 悪性骨・軟部腫瘍の好発年齢と好発部位

悪性骨腫瘍

骨肉腫	10～30歳	膝周囲 上腕近位
軟骨肉腫	30～60歳	腸骨・肋骨 長管骨
Ewing 肉腫	5～20歳	腸骨・肋骨 長管骨
脊索腫	30～70歳	仙骨・頭蓋骨
悪性線維性組織球腫	40～70歳	膝周囲 腸骨
（転移性骨腫瘍）	40～80歳	脊椎・骨盤 肋骨・長管骨
（多発性骨髄腫）	50～80歳	全身骨

悪性軟部腫瘍

脂肪肉腫	30～80歳	四肢・後腹膜
悪性線維性組織球腫	40～70歳	四肢・体幹
平滑筋肉腫	40～70歳	四肢・体幹
滑膜肉腫	15～45歳	四肢・手足 頭頸部
粘液線維肉腫	50～80歳	四肢・体幹
悪性末梢性神経鞘腫瘍	20～50歳	四肢・体幹
骨外性 Ewing 肉腫	10～30歳	四肢・体幹
横紋筋肉腫	0～25歳	頭頸部・四肢 骨盤部
線維肉腫	30～55歳	四肢・体幹
隆起性皮膚線維肉腫	25～65歳	体幹・四肢
類上皮肉腫	10～35歳	四肢・手足
明細胞肉腫	20～40歳	四肢・手足
胞巣状軟部肉腫	15～35歳	四肢・頭頸部

下腿，足部への痛みや痺れが出ることが多い．荷重時の股関節周囲の痛みは，臼蓋，恥骨，大腿骨近位部の病変を考える．これらは脊椎や股関節の変性疾患と同様の症状であり，頻度的にも変性疾患のほうが多いため軽視されやすい．より頑固な症状に注意して，画像検査に結びつけることが大切である．それぞれの好発年齢と好発部位を**表3**に示す．

画像診断

1．単純X線画像

悪性骨腫瘍の質的診断では，特に骨溶解像や硬化像の混在で悪性かどうかが判断される．これらの単純X線画像による特徴的な所見に年齢や部位，経過，症状をつけ加えて考えると，診断はかなり絞り込まれる．**図1**に大腿骨遠位骨肉腫の単純X線画像を示す．骨転移では，溶骨性変化を主として示す多くのがん（特に腎細胞がん，肝細胞がん，甲状腺がんなど），造骨性変化を主に示す前立腺がん，混合性変化が多いとされる肺がんや乳がんなどの特徴がある．悪性軟部腫瘍では腫瘍陰影程度で，さほど有用ではない．

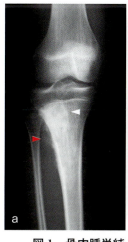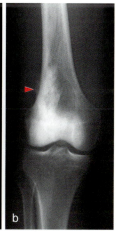

図1 骨肉腫単純X線画像正面像

a．10代，女性．右脛骨近位部発生．成長線より遠位の外側に不規則な硬化像（白矢頭）と骨外への突出する硬化像（矢頭）を認める

b．40代，男性．右大腿骨遠位部発生．遠位外側の骨幹端から骨端にかけて，不規則な硬化像を認める．わずかに骨外への突出を認める（矢頭）

2．CT

悪性骨・軟部腫瘍では，単純X線画像でみえない骨の所見や軟部の腫瘤を描出できる．さらに造影剤の使用や3Dの画像構成を行うことで，腫瘍内の壊死や血流の分布，大事

図2 乳がん骨転移造影CT像

a．下位胸椎から腰椎 sagittal 像・骨条件．椎体に多発する骨溶解像を認める．特に T10（矢頭）と L1 は椎体が圧潰し，後方へ突出している
b．T10 の axial 像・造影条件．椎体を占拠する骨転移病変が，脊柱管まで進展しているのがわかる（矢頭）
c．T10 の axial 像・骨条件．骨皮質の細かい状態はわかるが，脊柱管へ進展している病変の範囲はわかりにくい

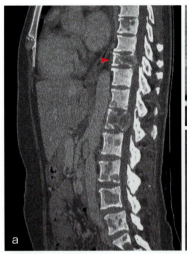
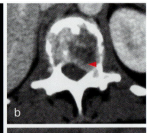
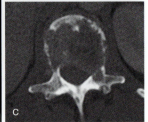

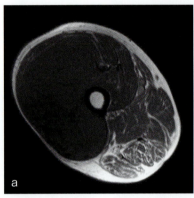
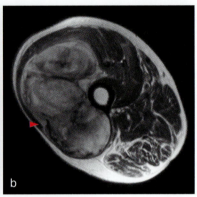

図3 大腿軟部肉腫 MRI 像

a．右大腿 T1 強調 axial 像．
　病変は筋肉と等信号を示し，境界はわかりづらい．多くの軟部肉腫で T1 強調像は等信号となる
b．右大腿 T2 強調 axial 像．
　病変は大腿四頭筋外側を占拠し，境界比較的明瞭（矢頭）．内部は筋肉より高信号だが，一部は低から等信号を示し一様ではない

血管や神経と腫瘍の位置関係をつかめる．また，体幹部を撮影することで肺やリンパ節，その他の臓器への転移の有無をみることが可能であり，骨転移では症状がない部位の病変も確認できる．また，造影剤を使用することで，脊椎転移の脊柱管内病変も確認できる[5]．図2に乳がん脊椎転移のCT像を示す．

3．MRI

悪性骨・軟部腫瘍では，CTと比較して骨の内部や軟部組織の描出に優れ，通常は T1・T2 という異なった条件下で撮影し造影剤を使用する．図3に大腿部の軟部肉腫 MRI 像を示す．腫瘍の質的診断や治療による効果判定の助けになる[6]．骨転移では，骨破壊が少なく，単純X線画像やCTで不明瞭な病変も描出できる．症状があるのに単純X線画像，CTなどでよくわからない場合に役立つ[5]．

4．放射性同位元素（アイソトープ）検査

全身の描出が可能で，転移の判断に有用である．一般的に骨シンチグラフィーと，陽電子放射断層撮影法〔PET（Positron Emission Tomography：ポジトロン断層撮影）〕などがあり，悪性骨・軟部腫瘍の転移検索，治療効果判定，骨転移の転移部位検索などの用途で使用されるが，描出が困難な病変の存在や治療効果についても判断に注意が必要である．

病理診断

特に悪性骨腫瘍においては，臨床所見や画像所見と合わせて判断することが重要で，病理組織だけでは判断できないこともある．また，悪性軟部腫瘍はまれであり，種類が非常に多いので，最終診断が困難なこともある．

1．針生検

腫瘍を直接針で刺して細胞や組織の小片を採取して調べる検査で，主に外来で，特に悪性軟部腫瘍の診断に行われる．ただし，採取できる細胞や組織の量が少なく，診断に十分な量が得られない場合がある．悪性骨腫瘍でも，骨外に腫瘍が出ている場合は用いられることがある．また，骨転移において，特に骨病変で発症した場合の診断確定目的にCTガイド下で組織を採取することがある．

2．切開生検

麻酔をかけて，腫瘍の一部を取り出して病理検査を行う方法である．侵襲的で，最終的な手術を妨げないように行わなければならないので，やや技術を必要とするが，針生検より十分な組織の量がとれるので，より確実に診断が可能となる．

3．最終診断

悪性骨・軟部腫瘍では，手術で切除した病巣を標本にして詳細に調べ生検の診断と一致するか，また，手術前に化学療法や放射線治療を行った場合，その腫瘍にどの程度の効果があったのかを最終判断する．骨転移はほとんどの場合は，画像や腫瘍マーカー，ほかの検査で診断されるが，骨の組織で最終診断となるものもあり，骨悪性リンパ腫や多発性骨髄腫などの血液がんに多い．

治療の要点

悪性骨・軟部腫瘍と骨転移では治療の目的が異なる．進行症例を除けば，悪性骨・軟部腫瘍では根治が目的となり，骨転移では症状の緩和や日常生活活動（ADL：Activity of Daily Living）の維持・向上が目的となる．

悪性骨腫瘍において，骨肉腫では術前化学療法・手術・術後化学療法の流れとなり，治療全体に半年以上かかることが多い．軟骨肉腫では手術のみ，Ewing肉腫では化学療法・放射線治療・手術が組み合わされることが多い．

悪性軟部腫瘍は手術が主体だが，再発予防として放射線治療が加わる場合や，悪性度の高いものや一部の感受性の高い腫瘍に対して化学療法が行われる場合がある．

骨転移では原発巣の全身治療との兼ね合いで，骨転移部位に対する放射線治療，骨修飾薬の投与，状態に合わせたリハビリテーション，より緩和的な治療などが行われる．手術は骨転移全体の5〜10％程度に適応を検討され行われる．

手術療法

悪性骨・軟部腫瘍を治癒するために最も有効な手段は手術と考えられている．局所の再発をしないように手術を行うためには，腫瘍の性質と位置をよく知っておく必要がある．

1．切 除

　四肢の場合は切断・離断術と患肢温存術に分けられるが，最近の専門施設では 90% 以上で患肢温存手術が行われている．切除する際は，腫瘍の境界部に正常の組織を 2〜3 cm 程度つけて切除する必要がある．単純に切除してしまった後に悪性骨・軟部腫瘍であることが判明した場合には，再発をきたしやすいので，速やかに専門医で手術をもう一度行う（切り足す）追加広範切除を受けることが必要である．

2．再 建

　腫瘍を切除した後は，創を閉鎖し，機能を可能なかぎり再建する必要がある．骨や関節を切除した場合は，人工関節での置換や腫瘍を含んだ自分の骨を特殊な処理（体外での放射線照射，温水による熱処理，液体窒素による凍結処理など）を行って体内へ戻す方法，腓骨など他部位の自分の骨を利用する方法などで再建する．これらにはそれぞれの長所と短所があり，おのおのの状況で決定される．また，皮膚・皮下・筋肉などは周囲の組織を動かしたり，別の部位の組織を採取してきて，血管をつないだりして再建する．また，血管や神経を合併切除した場合なども，人工血管や自分の血管や神経を別の部位から持ってきて再建することもある．

　骨転移の場合，予後予測・放射線感受性・合併症の有無・手術による治療効果などを検討して行われる．脊椎転移による脊髄圧迫に対して後方除圧固定，椎体全摘術，最小侵襲固定などの選択がある．四肢の病的骨折・切迫骨折に対しては，切除・腫瘍用人工関節置換や髄内釘などがある．

　有害事象としては，侵襲が大きな手術が多いため，比較的術後の機能障害が大きいことがある．出血・感染・深部静脈血栓に加えて，神経・血管損傷による知覚障害，運動障害，壊死，筋肉切除による運動障害，プロステーシス（人工関節など）挿入や再建処理骨による遅発性感染，破損，脱臼，骨折などがあげられる．脊椎手術の場合は脊髄麻痺の悪化のほか，腫瘍の再発，固定金属の破損，全身状態の悪化などがありうる．運動器の手術の場合は，とくに目的に応じてリスクベネフィットを検討する必要がある．

化学療法

　化学療法が手術の補助的な治療になったり，化学療法自体が治療の中心になることもあるが，化学療法の効果が期待できない悪性骨・軟部腫瘍も多くある．

1．化学療法が治療の中心となる場合

　Ewing 肉腫や横紋筋肉腫，骨悪性リンパ腫．末梢血幹細胞移植（PBSCT：Peripheral Blood Stem Cell Transplantation）を併用する場合もある．手術や放射線治療が補助的に行われることになる．

2．補助的化学療法

　骨肉腫や一部の高悪性度の悪性軟部腫瘍．手術前後に使用して，局所の腫瘍の縮小と転移防止を主とした目的として行う．

　抗がん剤の投与方法としては静脈から投与する場合が一般的で，全身的に効果を期待するものである．ほかに腫瘍に分布する動脈に直接投与するやり方（動注療法）もあり，より局所の腫瘍に対する効果をねらった治療となる．

3．緩和的化学療法

　転移が存在する場合や，切除が不可能な腫瘍については通常は根治が期待できないので，抗がん剤投与によって症状を和らげたり，病状の進行を抑えたりする目的で行われる．

悪性骨・軟部腫瘍で使用される抗がん剤は，シスプラチン（CDDP），ドキソルビシン（DOX），メトトレキサート（MTX），イホスファミド（IFM），ビンクリスチン（VCR），アクチノマイシンD（Act-D），エトポシド（VP-16），シクロフォスファミド（CPM），カルボプラチン（CBDCA）などがある．いくつかを組み合わせて使用する場合が多い．

骨転移では，骨修飾薬の投与のほか，乳がんや前立腺がんでのホルモン剤投与，その他の全身化学療法や分子標的薬の投与により，一定の効果は期待できるが，ある程度進行した病変では，それのみで制御することは一部を除いて困難なことが多い．

有害事象として，ほかのがん腫と同様に骨髄抑制による感染，貧血，出血，悪心・嘔吐，脱毛のほか，各抗がん剤特有のCDDPによる腎障害・聴力障害，DOXによる心機能障害・粘膜障害，MTXの中毒・肝機能障害，IFMの出血性膀胱炎・精神症状，VCRの便秘・末梢神経障害などがある．これらに対し，採血チェック，血中濃度モニタリング，血尿チェック，体重管理などを行い，投与量の調節が検討される．

放射線治療

悪性骨・軟部腫瘍では，一部の腫瘍（Ewing肉腫，横紋筋肉腫など）を除いては，感受性が高くないので，補助的に使用することが多い．

1．治癒的放射線療法

Ewing肉腫や横紋筋肉腫，骨悪性リンパ腫に対して手術の代用として，局所の根治を目指して行うことがある．

2．補助的放射線療法

高悪性度の悪性軟部腫瘍に対して手術と組み合わせて，局所の根治性を高める目的で使用する．手術前や手術中に行う場合，手術後の創部付近に照射する場合がある．それぞれに利点と欠点があり，一般的には術後照射の適応が多い．

3．緩和的放射線療法

切除不能な腫瘍に対して腫瘍の増大を抑えたり，疼痛・症状の緩和をしたりすることを目的とする．

また，切除困難な脊索腫など骨盤発生の肉腫に対して，重粒子線という特殊な放射線を照射して，局所のコントロールをすることも行われている．

骨転移に対しての局所治療の第一選択は，放射線治療である．その目的の第一は疼痛軽減であるが，病的骨折予防，脊髄麻痺予防の効果も期待されている．脊椎転移で麻痺が伴わない症例に対しては，90％以上放射線治療で麻痺を回避可能である[3]．放射線感受性の高い乳がん，前立腺がん，悪性リンパ腫，多発性骨髄腫では，しばしば軽度の麻痺は改善し，破壊された骨の再生や硬化が起こる．最近では，ホルモン剤・骨修飾薬・分子標的薬との併用，強度変調放射線治療を用いた再照射などを含めて行い，さらにリハビリテーションを含む診療科・職種横断的なアプローチで手術を回避できる場合が増加していると思われる．

放射線治療の有害事象としては，照射した部位によるが，早期には粘膜障害による嚥下困難・食欲低下・下痢・血尿・皮膚炎・だるさなど，中期には，皮膚の硬化・肺が照射部位に入った場合は放射線肺臓炎など，晩期には，不可逆性に照射部位組織の線維化・部位によって臓器の機能障害・脊髄麻痺・神経障害・リンパ浮腫・皮膚潰瘍・二次発がんなどがありうる．晩期障害は通常極力避けることが望ましいが，予後や状態によっては晩期障

害の存在を納得したうえで再照射を行う場合もありうる．

予後

悪性骨・軟部腫瘍の予後を左右する因子としては，年齢，発生部位，大きさ，悪性度，遠隔転移の有無などがあり，高齢，体幹部や深部発生，5 cm を超える大きさ，高悪性度，遠隔転移ありで予後が悪くなる．初診時に転移がない切除可能な骨肉腫は，5年生存率70％程度，軟骨肉腫で80％程度とされ，悪性軟部腫瘍の高悪性度のものでも切除可能なものは，最近の報告で5年生存率70％を超えるものが多い．

骨転移は原発巣の種類，内臓や脳転移の有無，過去の治療歴，ADLの具合などによって1カ月以内のものから5年以上のものまで幅が広い．とくに最近は分子標的薬などの導入によって，予後が変化してきている．筆者らは，新片桐スコア[7]を用いておおよその予後の参考にしているが，治療につなげるには，予後予測に骨の状態，社会的な背景も含めて原発巣担当医との綿密な相談が必要である．

Conclusion

1）悪性骨腫瘍は非常にまれな疾患で，好発年齢・部位，単純X線画像に特徴があり，骨肉腫では若年者の膝関節周囲に多い．悪性軟部腫瘍は骨腫瘍の3～4倍の頻度はあるが，非常に多くの組織形に分かれており，診断が困難なことも多い．骨転移はがん全体の10～15％にみられる多い疾患で今後も増加傾向にあり，高齢者に多いため変性疾患との鑑別が重要となる．

2）悪性骨腫瘍には骨肉腫・軟骨肉腫・Ewing肉腫があり，それぞれの病態に合わせて化学療法・手術・放射線治療を集学的に組み合わせて治療を行う．悪性軟部腫瘍は手術が主体であるが，補助的な放射線治療・化学療法を行うことがある．骨転移には放射線治療と骨修飾薬の投与が主体だが，原発巣の治療とのバランスで行われる．

3）リスク管理としては，いずれも病態が進行する前に診断し，適切な治療に入ることが一番である．それぞれの手術，化学療法，放射線治療による有害事象がありうるが，特に運動器特有の知覚障害や運動障害が起こりやすい．骨転移においても，脊髄損傷や病的骨折に注意が必要である．

文献

1) 日本整形外科学会骨軟部腫瘍委員会：全国骨腫瘍登録一覧表．2013
2) 日本整形外科学会骨軟部腫瘍委員会：全国軟部腫瘍登録一覧表．2013
3) 片桐浩久：特徴・診断・治療の要点．辻　哲也，他（編）：癌のリハビリテーション．金原出版，2006, pp245-255
4) Takagi T, et al：Skeletal metastasis of unknown primary origin at the initial visit：A retrospective analysis of 286 cases. *PLoS One* **10**：e0129428, 2015
5) 髙木辰哉：転移性骨腫瘍の診療戦略．Jpn J Rehabil Med **53**：551-559, 2016
6) 髙木辰哉：軟部腫瘍における各種画像診断の役割．*Orthopaedics* **28**：21-27, 2015
7) Katagiri H, et al：New prognostic factors and scoring system for patients with skeletal metastasis. *Cancer Med* **3**：1359-1367, 2014

8 造血器悪性腫瘍の病態と治療

乾由美子[*1] 岡村篤夫[*1]

> **Key Questions**
> 1. 造血器悪性腫瘍における病態はどのようなものか？
> 2. どのような治療・管理が行われるか？
> 3. 造血器悪性腫瘍に対するリハビリテーションの意義と注意点は？

はじめに

　造血器悪性腫瘍は，由来となる血液細胞の種類により，さまざまな疾患に分類される．代表的な疾患は，白血病，悪性リンパ腫，多発性骨髄腫である．

　造血器悪性腫瘍に対する治療の主体は，抗がん薬および放射線療法である．これらの治療は，造血器悪性腫瘍に対してきわめて高い感受性をもつ特徴がある．実際，若年者の急性白血病や非ホジキンリンパ腫の1つであるびまん性大細胞型B細胞リンパ腫（DLBCL：Diffuse Large B-Cell Lymphoma），ホジキンリンパ腫などは，高率に根治が期待できる．また根治を目標とする治療の場合には，非造血器悪性腫瘍（固形腫瘍）と比べて，より強い有害事象も許容される．

　予後の改善を目指した強度の高い治療を完遂させることや，治療後のがんサバイバーの生活の質（QOL：Quality of Life）を改善するためには，治療中からのリハビリテーション介入が必要であると考える．

造血器悪性腫瘍の病態

　代表的な疾患である急性白血病，悪性リンパ腫，多発性骨髄腫について説明する．

1. 急性白血病

　ゲノム（遺伝情報）の異常により，腫瘍化した未熟な造血前駆細胞が無秩序に増殖し，正常な血液細胞と置き換わってしまう疾患が白血病である．急性白血病は，骨髄性とリンパ性に大別される．骨髄内で，骨髄系前駆細胞のいずれかが腫瘍化したものが急性骨髄性白血病（図1），リンパ系前駆細胞が腫瘍化したものが急性リンパ性白血病である（図2）．人から人へ感染せず，また遺伝することもない．無治療であれば急激に病状が進行し，数週間で命を落とす疾患であるため，診断されれば早急に治療を開始する必要がある．

　急性白血病では正常な血液細胞が減少しているため，感染症や貧血，出血傾向をきたしやすく，また白血病細胞の浸潤による臓器障

[*1] Yumiko Inui, Atsuo Okamura／地方独立行政法人加古川市民病院機構加古川中央市民病院 腫瘍・血液内科

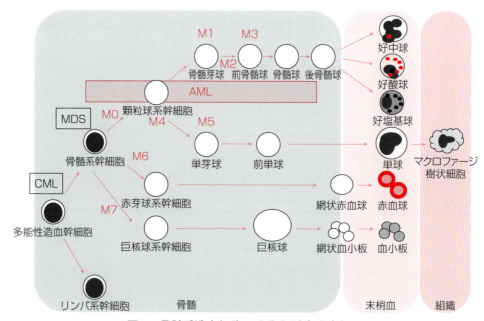

図1 骨髄系造血細胞の分化と腫瘍発症起源
AML：急性骨髄性白血病，MDS：骨髄異形成症候群，CML：慢性骨髄性白血病，M0〜M7：FAB分類によるAML

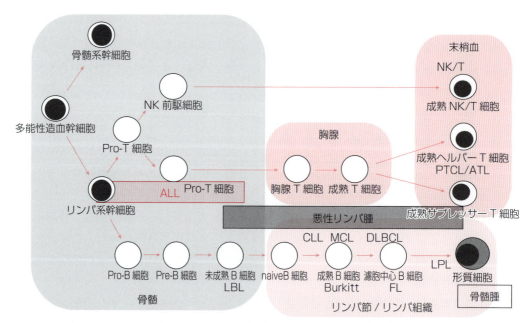

図2 リンパ系造血細胞の分化と腫瘍発症起源
ALL：急性リンパ性白血病，LBL：リンパ芽球性リンパ腫，CLL：慢性リンパ性白血病，MCL：マントル細胞リンパ腫，DLBCL：びまん性大細胞型B細胞リンパ腫，FL：濾胞性リンパ腫，LPL：リンパ形質細胞性リンパ腫，PTCL：末梢性T細胞性リンパ腫，ATL：成人T細胞白血病/リンパ腫

表1 急性骨髄性白血病の染色体・遺伝子異常とリスク分類

NCCN（米国）			ELN（欧州）	
	cytogenetics	molecular abnormalities		
better-risk	inv (16) or t (16;16) t (8;21) t (15;17)	normal cytogenetics with NPM1 mutation without FLT3-ITD or CEBPA mutation	favorable	t (8;21) (q22;q22); RUNX1-RUNX1T1 inv (16) (p13.1q22) or t (16;16) (q13.1;q22); CBFβ-MYH11 mutated NPM1 without FLT3-ITD (normal karyotype) Mutated CEBPA (normal karyotye)
intermediate-risk	normal +8 alone t (9;11)	t (8;21), inv (16), t (16;16) with c-KIT mutation	intermediate-I	mutated NPM1 and FLT3-ITD (normal karyotype) wild-type NPM1 and FLT3-ITD (normal karyotype) wild-type NPM1 without FLT3-ITD (normal karyotype)
	other non-defined		intermediate-II	t (9;11) (p22;q23); MLLT3-MLL cytogenetic abnormalities not classified as favorable or adverse
poor-risk	complex (≥3) momosomal karyotype -5, 5q-, -7, 7q- 11q23-non t (9;11) inv (3), t (3;3) t (6;9) t (9;22)	normal cytogenetics with FLT3-ITD mutation	adverse	inv (3) (q21q26.2) or t (3;3) (q21;q26.2); RPN1-EVI1 t (6;9) (p23;q34); DEK-NUP214 t (v;11) (v;q23); MLL rearranged -5 or del (5q) -7 abnl (17q) complex karyotype (≥3)

害などが引き起こされる．感染症を契機に病院を受診する人，検診で血球異常を指摘された人，鼻血が止まらず受診する人など，さまざまな主訴で病院を受診される．

骨髄検査により確定診断されるが，近年では，治療歴や染色体・遺伝子異常，異型細胞の異型性を加味したWHO分類[1]が用いられている．年齢と染色体・遺伝子異常が，最大の予後予測因子であり（表1），治療方針の決定に重要である．

2．悪性リンパ腫

成熟したリンパ球が腫瘍化し，塊をつくりながら増殖する疾患が悪性リンパ腫である（図2）．リンパ腫細胞がリンパ節で増殖すると，無痛性のリンパ節腫大をきたす．リンパ節以外にも全身の各臓器にリンパ組織は存在するため，骨・乳房・脳・精巣・眼球内など体のいたるところでリンパ腫は発症しうる．そのため，症状は多種多様である．

悪性リンパ腫は，ホジキンリンパ腫（日本人の5～10％．化学療法＋/－放射線治療により，多くの患者で根治が期待できる）と非ホジキンリンパ腫（日本人の約90～95％．組織型により予後はさまざま）に大別される[2]．WHO分類により，ホジキンリンパ腫は5種類の組織型に分類されるが，治療による予後におおむね差はない．非ホジキンリンパ腫では50種類以上の組織型に分類されるが，組織悪性度により，高悪性度（無治療であれば週単位で進行），中悪性度（月単位で進行），低悪性度（年単位で進行）の3つに振り分け

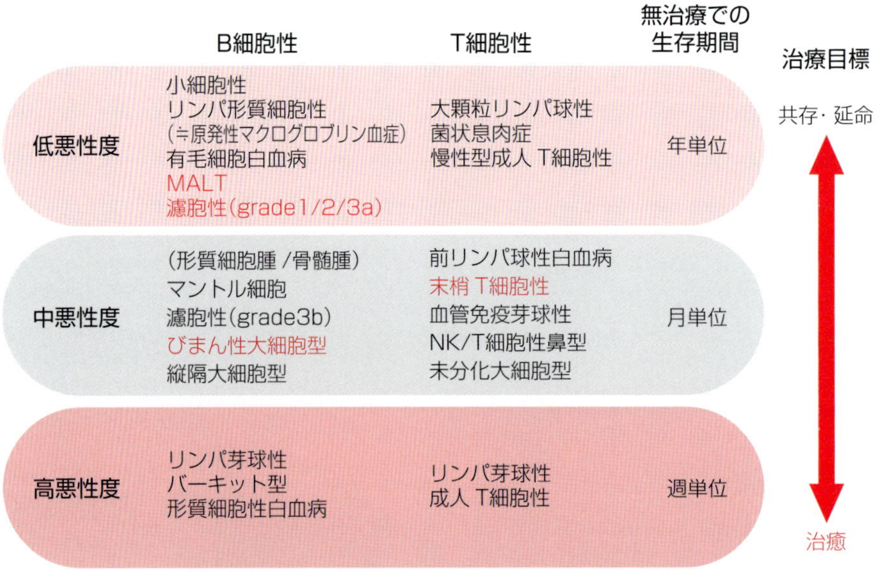

	B細胞性	T細胞性	無治療での生存期間	治療目標
低悪性度	小細胞性 リンパ形質細胞性 (≒原発性マクログロブリン血症) 有毛細胞白血病 MALT 濾胞性(grade1/2/3a)	大顆粒リンパ球性 菌状息肉症 慢性型成人T細胞性	年単位	共存・延命
中悪性度	(形質細胞腫/骨髄腫) マントル細胞 濾胞性(grade3b) びまん性大細胞型 縦隔大細胞型	前リンパ球性白血病 末梢T細胞性 血管免疫芽球性 NK/T細胞性鼻型 未分化大細胞型	月単位	
高悪性度	リンパ芽球性 バーキット型 形質細胞性白血病	リンパ芽球性 成人T細胞性	週単位	治癒

図3 組織悪性度による非ホジキンリンパ腫の分類 WHO分類
MALT：Mucosa Associated Lymphoid Tissue

られる（**図3**）．

中・高悪性度リンパ腫は，診断後すみやかに治療が開始される．一方，低悪性度リンパ腫の場合には，症状がなければ無治療経過観察をされることもある．日本人で最も多い組織型であるDLBCLは，中悪性度リンパ腫である．月単位で進行するため，確定診断されれば症状の有無を問わず根治を目指した抗がん薬治療が始まる．次に多い組織型である濾胞性リンパ腫は，低悪性度リンパ腫である．年単位で緩徐に進行するが，治療により根治させることは難しい．したがって，病態の悪化がなく臨床症状にも乏しい場合には，無治療経過観察も重要な治療選択肢の1つとなる．

3．多発性骨髄腫

Bリンパ球より分化した形質細胞（抗体を産生する細胞）が腫瘍化し，骨髄中で増殖する疾患が多発性骨髄腫である（**表2**）．増加した骨髄腫細胞により，①正常な造血が行えなくなる（貧血，出血傾向），②溶骨により骨が脆くなる（病的骨折，骨痛，高カルシウム血症），③M蛋白（骨髄腫細胞より産生される異常な抗体）による臓器障害（腎障害，過粘稠度症候群）などの症状が出現する．緩徐に進行し，悪性リンパ腫の組織悪性度に当てはめれば低悪性度に相当するため，治療による根治は期待できない．したがって，無症状である場合には（無症候性骨髄腫），積極的な治療は行わず経過観察される．一方，前述のような臓器障害（CRABO，**表3**）がみられる場合には（症候性骨髄腫），抗がん薬治療や造血幹細胞移植の適応となる．

骨病変を有する患者の場合，運動制限などが生じることもあるため，個々の患者における身体評価が重要である．

造血器悪性腫瘍の治療

造血器悪性腫瘍に対し治療を行ううえで最も重要なことは，治療適応の決定である．ほかのがん腫と同様，造血器悪性腫瘍も高齢者に多い疾患である．現在，がん患者全体における65歳以上の割合は70％である（地域がん登録全国推計）[3]．したがって，適応決定の

表2 多発性骨髄腫の種類Ⅰ
国際骨髄腫ワーキンググループ(MWG)分類

種類	血清 M蛋白	骨髄腫細胞	特徴	
本態性M蛋白血症（MGUS）	3 g/dl 未満	10% 未満	少量のM蛋白がみられるが，症状はなく，症候性骨髄腫に進行する可能性がある	年1%の割合で症候性骨髄腫へ進行する
無症候性骨髄腫（くすぶり型）	3 g/dl 以上	10% 以上	症状はないものの，M蛋白，骨髄腫細胞がみられ，多くが症候性骨髄腫に進行する	年10%の割合で症候性へ進展するという報告あり
症候性骨髄腫	あり	あり	M蛋白，骨髄腫細胞の増加とともに，臓器障害による症状がみられ，治療を必要とする	
非分泌型骨髄腫	―	10% 以上	M蛋白はみられないが，症候性骨髄腫と同様の症状がある	

表3 骨髄腫の臓器障害「CRABO」

障害		数値，症状
calcium elevation	高カルシウム血症	11 mg/dl<
renal dysfunction	腎障害	クレアチニン 2 mg/dl<
anemia	貧血	ヘモグロビン <10 g/dl
bone disease	骨病変	溶解性病変または骨粗鬆症
other	アミロイドーシス* 過粘調症候群 etc.	

＊アミロイド：M蛋白が変性（分解）した異常な蛋白．組織に沈着し，アミロイドーシスをきたす

判断を医学的適応のみに委ねるのではなく，セルフケア能力や支援体制の有無，ひいては費用対効果など，心理・社会的適応の視点からも行う必要があると考える．

以下には，治療適応があると判断された場合の治療の概略について説明する．

1．急性白血病の治療

急性白血病に対しては，根治を目標に，数種類の抗がん薬を組み合わせた強力な多剤併用療法が繰り返し行われる．それぞれの抗がん薬治療では，1カ月前後の治療期間を要する．好中球数が0に近い状態が10日以上続くため，治療は無菌室などの隔離空間で行われることが多い．

治療の枠組みとしては，寛解導入療法〔末梢血・骨髄でほとんど確認できない状態にまで白血病細胞を減らし（10^9個以下），完全寛解を目指す治療〕，地固め療法（完全寛解後も体内に残っている白血病細胞を0に近づけるための治療），強化維持療法（再発を防ぐための治療．行われないこともある）があげられる．染色体・遺伝子異常の種類により治療後の再発率が異なるため，予後不良が予想される白血病に対しては，積極的に造血幹細胞移植が行われる．

ただし，急性白血病の多くが65歳以上の高齢者であるため，前述のような強力な治療が行えないことが多い．その場合には，個々の症例に合わせた治療目標・計画が立てられる．

2．悪性リンパ腫の治療

リンパ腫の悪性度や臨床病期，患者の全身状態（PS：Performance Status），年齢，合併症の有無などにより，治療法を決定する．手術で「取りきる」という選択肢はなく，治療の中心は抗がん薬投与および放射線照射である．低・中悪性度リンパ腫に対する初回治療は，外来通院で行うことができる治療強度のものが多いが，高悪性度リンパ腫や再発時には，入院加療を必要とするより強力な多剤併用療法が行われることが多い．

代表例として，DLBCLに対する治療をあげる．初回標準治療は，R-CHOP療法（リツキシマブ，シクロフォスファミド，アドリアマイシン，ビンクリスチン，プレドニゾロン）である．3週間ごとに，6～8サイクル行う．限局期病変の場合には，R-CHOP療法3コース＋局所放射線照射も選択される．また，治療効果を予測するため，予後予測因子〔IPI（International Prognosis Index）：年齢＞60歳，血清LDH，PS，病期Ⅲ or Ⅳ，節外病変≧2〕が用いられる[4]．リツキシマブは，リンパ腫細胞の膜表面に発現するCD20に対するモノクローナル抗体であるが，この薬剤の登場により，B細胞リンパ腫の治療成績が10％改善したといわれている[5]．

初回リツキシマブ投与時には，infusion reaction（発熱，血圧変動など）を起こしやすく注意が必要である．ビンクリスチン（微小管阻害剤）による便秘や末梢神経障害は，治療中問題となる有害事象の1つである．末梢神経障害により，著明にADLが低下する場合には，ビンクリスチンの減量・中止が必要である．アドリアマイシン（アントラサイクリン系薬剤）には蓄積性の心毒性があるため，一生涯に使用してよい薬剤総投与量には限度があり（500 mg/m^2），多く使うほど心不全を起こすリスクが上がる．また，アドリアマイシン使用後の心筋障害は，がんサバイバーにとって大きな問題の1つである．

治療開始から10～14日目には，骨髄抑制により好中球数が底値を迎える．多くの症例で，好中球数は500/μl前後となるが，数日で回復する．この時期は特に感染症に対する注意が必要であり，うがい・手洗いの慣行，マスクの着用，人込みを避ける，といった生活習慣の指導がなされる．

3．多発性骨髄腫の治療

多発性骨髄腫は，根治させることが困難な疾患である．そのため，症状コントロールを行いながら延命させることが，治療目標となる．推奨される症候性骨髄腫に対する初期治療は，年齢と移植適応の有無によって異なる[6]．65歳以下で移植適応のある患者では，新規抗がん薬（後述）を用いた寛解導入療法を行った後，自家造血幹細胞移植併用大量化学療法（通常メルファランを用いる）を行う．66歳以上，あるいは65歳以下であっても移植適応のない患者では，新規抗がん薬を用いた多剤併用療法を行う．これらに加えて，骨病変に対してビスホスホネート製剤の投与や放射線治療が併用されることがある．

多発性骨髄腫に対する抗がん薬治療は，プロテアソーム阻害剤（ボルテゾミブ，カーフィルゾミブ）や免疫調整薬（サリドマイド，レナリドマイド，ポマリドマイド）などの新規抗がん薬を中心に，ステロイドやアルキル化薬（メルファラン，シクロフォスファミド），HDAC阻害剤など2～3剤を組み合わせた多剤併用療法が行われている．また，これらの治療の多くが外来通院にて行われる．

それぞれの薬剤には，特徴的な有害事象がある．ボルテゾミブの場合，末梢神経障害（特に下肢の疼痛を伴う知覚異常，痺れ）があげられ，重篤な場合には治療を休止・終了せざるを得ない場合もある．レナリドマイドやサリドマイドの場合には，血栓症に注意が必要であり，適宜血栓予防措置がとられる．

4．造血幹細胞移植

造血幹細胞移植とは，異常な血液細胞を取り除き，正常な造血細胞と入れ替える治療である．新しい健康な造血幹細胞を骨髄に受け入れるために，移植前処置と呼ばれる大量の抗がん薬治療および放射線照射を行い，正常・異常を問わず体内にあるすべての血液細胞を破壊する．非常に強力な治療であり，前処置に関連した死亡のリスクは高い．そのため，移植を行う場合には，体力や合併症，原疾患の状態など，さまざまな角度から患者の評価を行い，移植適応を決定する必要がある．

また，「誰」から健康な造血幹細胞の提供を受けるかによって，自家造血幹細胞移植（自分から自分に）と，同種造血幹細胞移植（他人から自分に）とに区別される．同種造血幹細胞移植を行う場合には，患者とドナーのHLA（白血球の血液型）を極力一致させる必要がある．さらに，他人から造血幹細胞の提供を受ける場合，「どのような形で造血幹細胞をもらうか」によって，骨髄移植，末梢血幹細胞移植，臍帯血移植に区別される．移植後の血球減少期間は長く，治療は無菌治療室にて行われる．リスクは好中球減少だけではない．

非常にリスクの高い治療であり，移植前処置や薬剤による有害事象，感染症，移植片対宿主病（GVHD：Graft-Versus-Host Disease）などにより，著しく日常生活活動（ADL：Activity of Daily Living）が障害される．移植後の早期社会復帰のためには，治療開始早期からのリハビリテーション介入は重要であると考える．詳細は第3章・第3節に譲る．

造血器悪性腫瘍に対するリハビリテーション

造血器悪性腫瘍患者に対するリハビリテーションは，治療後の早期社会復帰を目指し，治療による身体活動能力の低下を予防する，あるいは治療前の体力を維持することが主な目的である．リハビリテーションにより廃用症候群（体力低下，柔軟性低下，心肺機能低下，抑うつ・孤独感，不眠，認知機能低下など）や倦怠感などが改善することが知られている．また，末梢神経障害などの有害事象によるADLの低下に対しても，リハビリテーションは補塡的な役割を果たしうるため，予後改善の前提となる治療の完遂にも役立つことが期待される．

ただし，リハビリテーションを実施するうえで注意すべきいくつかの問題点があり，特に骨髄抑制や免疫不全に伴う感染症，消化器症状（嘔気・嘔吐，食思不振，下痢，便秘など），心毒性，病的骨折（腫瘍による骨破壊・腫瘍の骨浸潤，ステロイドの長期使用に伴う骨粗鬆症）などがあげられる．

骨髄抑制に関連して，がん患者に対するリハビリテーションの中止基準[7]に血球減少の項目があるが，治療中の造血器悪性腫瘍患者の血球数は多くの場合その値より低い．血球数のみでリハビリテーション実施の可否を判断するのではなく，隔離空間内において可能な範囲で実施を試み，心肺機能に応じて運動強度の制限を加えるなどの対応が必要である．好中球減少時の行動範囲の制限は，各施設によって異なるため（建物の古さ，清潔さ，抗真菌剤の予防投与の有無，担当医の判断など），担当医への確認が必要である．

抗がん薬による心毒性，治療による心肺機

能の低下も問題となる．抗がん薬は心筋障害や伝導障害をきたす薬剤が多く，抗がん薬投与直後のリハビリテーションには特に注意が必要である．また，原疾患および治療に伴う高度の貧血も増悪因子となる．

おわりに

造血器悪性腫瘍の病態と治療について概説した．近年，高齢者の患者割合が増加しており，個々の患者に合わせた治療適応の決定が必要である．治療が開始されれば，予後の改善と早期社会復帰を目標に，治療早期からのリハビリテーション介入が望ましい．理学療法士は，多職種チーム医療の重要な一員であり，担当する患者の身体評価をチームスタッフと共有することにより，よりよい医療が提供できると考えられる．

Conclusion

　近年増加傾向である造血器悪性腫瘍は，個々に合わせた適切な抗がん薬治療を実施することにより，長期生存やADLの改善が期待できる疾患である．治療開始の早期から積極的にリハビリテーションを行うことは，治療後の早期社会復帰につながるだけでなく，計画された治療の完遂率を高めることにより予後の改善にもつながるものと期待される．

文　献

1) Swerdlow SH, et al（ed）：WHO Classification of Tumours of Haematopoietic and Lymphoid Tissues, 4ed：World Health Organization, 2008, pp109-178
2) Chihara D, et al：Differences in incidence and trends of haematological malignancies in Japan and the United States. *Br J Haematol*　**164**：536-545, 2014
3) 国立がん研究センターがん対策情報センター：がん登録・統計（http://ganjoho.jp/reg_stat/index.html）2017年2月13日閲覧
4) Sehn LH, et al：The revised International Prognostic Index（R-IPI）is a better predictor of outcome than the standard IPI for patients with diffuse large B-cell lymphoma treated with R-CHOP. *Blood*　**109**：1857-1861, 2007
5) Coiffier B, et al：Long-term outcome of patients in the LNH-98.5 trial, the first randomized study comparing rituximab-CHOP to standard CHOP chemotherapy in DLBCL patients：a study by the Groupe d'Etudes des Lymphomes de l'Adulte. *Blood*　**116**：2040-2045, 2010
6) 日本骨髄腫学会（編）：多発性骨髄腫の診療指針　第3版，文光堂，2012, pp34-36, 37-47
7) Gerber LH：Rehabilitation for patients with cancer diagnoses. Delisa JA, et al（ed）：Rehabilitation Medicine：Principles and Practice 3ed. Lippincott Williams & Wilkins, New York, 1998, pp1293-1317

9-1 小児がんの病態と治療 —血液腫瘍

工藤寿子[*1]

> **Key Questions**
> 1. 小児がん（血液腫瘍）における病態はどのようなものか？
> 2. どのような治療や管理が行われるか？
> 3. リスク管理の必要な合併症や有害事象はどのようなものか？

はじめに

わが国では，小児がんの新規発症は年間2,000～2,500人程度と考えられている．日本小児血液・がん学会の疾患登録集計結果によると，白血病が38.6％，次いで脳腫瘍で12.3％である[1]．第3位はリンパ腫，第4位は胚細胞腫瘍，第5位以下は神経芽腫，軟部腫瘍（横紋筋肉腫，ユーイング肉腫など），悪性骨腫瘍（骨肉腫など），網膜芽腫，肝腫瘍，腎腫瘍と，多種多様ながん腫が認められる（図1）．手術に伴う機能喪失以外にも，長期の入院中に運動制限のため筋力低下もみられる．退院後の社会復帰や復学支援を目指して，積極的なリハビリテーションとの関わりが必要とされる．本稿では白血病・リンパ腫と脳腫瘍を中心に小児がんについて述べる．

小児がんの疫学と病態

1．白血病

小児白血病は急性リンパ性白血病（ALL：

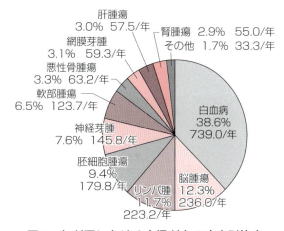

図1 わが国における小児がんの疾患別比率
（文献1）より改変引用）

Acute Lymphoblastic Leukemia）が65.0％を占め，わが国では1年間に約500例が発症する[2]．骨髄中に白血病細胞が増えるため，骨の痛み，感染症，貧血や血小板減少を認める．化学療法や支持療法の進歩により，その治療成績は過去40年間に飛躍的に向上し，約70～85％の無イベント生存率，約80～90％の全生存率が期待できる（図2）[3]．治療期間については現時点では2～3年の総治療期間が必要である．フィラデルフィア染色体を有するALLには，チロシンキナーゼ阻害薬を併

[*1]Kazuko Kudo/藤田保健衛生大学医学部小児科学

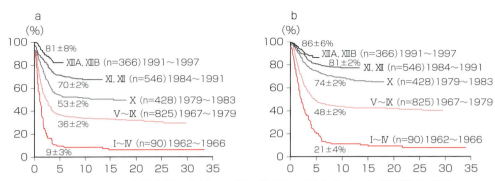

図2　St. Jude 小児病院における小児急性リンパ性白血病の年代別治療成績
（文献3）より改変引用）
a．無病生存率，b．粗生存率

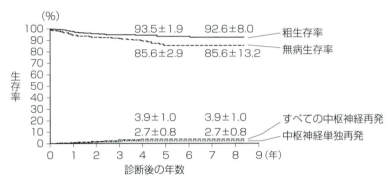

図3　St. Jude 小児病院における急性リンパ性白血病の治療成績
（文献4）より改変引用）

用した化学療法を行うことにより再発が減り，治療成績は向上してきている．治療成績が向上し，長期生存者が増えることにより，小児がん経験者の晩期合併症を減らすことに関心が高まっている．St. Jude 小児病院では，中枢神経再発予防のために従来行われてきた頭蓋照射を撤廃した化学療法を施行し，従来の成績に劣らない治療成績を報告した（図3）[4]．

2．リンパ腫

リンパ腫は小児がんにおいて4番目に多く，小児がん全体の7％ほどである[5]．年間発生率は小児非ホジキンリンパ腫が100〜130例，ホジキンリンパ腫が15〜30例ほどである．成人と比較して進行性の病態を示す高グレードの病型が多い．リンパ芽球性リンパ腫（LBL：Lymphoblastic Lymphoma）はT細胞性，B細胞性に分類され，縦隔腫瘤を有するT細胞性 LBL では胸水貯留や呼吸困難，上大静脈症候群を伴うこともある．後縦隔腫瘤で発症する場合，脊柱管内に腫瘍が進展して脊髄圧迫をきたすこともある．治療開始早期には病勢が急速に進行する可能性も考慮し，緊急に対応できる準備が求められる．

3．脳腫瘍

一方，脳腫瘍は小児がんの約20％を占め，白血病に次ぐ小児期最多の固形腫瘍である[1]．悪性度の高い腫瘍から低い腫瘍までさまざまで，発症年齢や部位によって治療も異なる．症状は頭痛や嘔吐などの頭蓋内圧亢進

表1 小児がんで用いられる抗がん剤

分 類	一般名	効能・効果	副作用
アルキル化薬	シクロホスファミド，イホスファミド，メルファラン	DNA をアルキル化して DNA 複製を阻害し，細胞死をもたらす．細胞周期に無関係に働き，G0期の細胞にも作用する	骨髄抑制，出血性膀胱炎，排尿障害，間質性肺炎，肺線維症，心筋障害
代謝拮抗薬	メトトレキサート，シタラビン，メルカプトプリン，L-アスパラギナーゼ	核酸や蛋白合成過程の代謝物と類似の構造をもち，核酸合成を阻害する．葉酸拮抗薬，プリン拮抗薬，ピリミジン拮抗薬に分類される．分裂期の細胞に特異的に作用する	ショック，アナフィラキシー様症状，骨髄抑制，感染症，劇症肝炎，消化管障害，急性膵炎，シタラビン症候群（発熱，皮疹，結膜炎など），L-アスパラギナーゼによる脳出血，脳梗塞，肺出血などの重篤な凝固異常
DNA トポイソメラーゼ阻害薬	エトポシド	細胞周期のS期後半からG2期にある細胞に対して殺細胞作用を示し，DNA 構造変換を伴う酵素トポイソメラーゼの活性を阻害する	骨髄抑制，脱毛，ショック，アナフィラキシー様症状，消化器症状（悪心嘔吐，食欲不振，口内炎，下痢，腹痛，便秘など），肝毒性，腎毒性，二次がん（白血病など）
	アンスラサイクリン系：ダウノルビシン，ドキソルビシン，ピラルビシン	トポイソメラーゼⅡ活性阻害作用をもつ．優れた抗腫瘍効果があるが，心毒性などが強い	骨髄抑制，心筋障害，心不全，口内炎，悪心，嘔吐，脱毛，局所壊死（薬剤の血管漏出時）
微小管阻害薬	ビンクリスチン，ビンデシン	微小管は細胞分裂の際に紡錘体を形成するなど，細胞の正常機能の維持に重要な役割を果たしている．細胞分裂が盛んな細胞や神経細胞などに作用を及ぼす	末梢神経障害（神経麻痺，筋麻痺，痙攣など），骨髄抑制，イレウス，抗利尿ホルモン不適合分泌症候群（SIADH），肝機能障害，黄疸
副腎皮質ステロイド	デキサメタゾン，プレドニゾロン，ヒドロコルチゾン	白血球類からのサイトカインの産生抑制や，液性抗体の産生抑制により免疫抑制作用を示す	誘発感染症，感染症の増悪，続発性副腎皮質機能不全，糖尿病，消化性潰瘍，消化管穿孔，膵炎，精神変調，うつ状態，痙攣，骨粗鬆症，大腿骨・上腕骨の骨頭無菌性壊死，ミオパシー，脊椎圧迫骨折，長骨の病的骨折，緑内障，後嚢白内障，血栓塞栓症
プラチナ製剤	シスプラチン，カルボプラチン	アデニンとグアニンに結合して DNA 鎖内に架橋を形成，DNA 複製過程の二重らせんの解除を妨げ DNA 合成を阻害する	急性腎不全などの重篤な腎障害，汎血球減少などの骨髄抑制，ショック，アナフィラキシー様症状，聴力低下・難聴，耳鳴，悪心・嘔吐，食欲不振，抗利尿ホルモン不適合分泌症候群（SIADH）

SIADH：Syndrome of Inappropriate Secretion of Antidiuretic Hormone

症状と，発症した病変部位によるさまざまな局所神経障害症状が主である．精神症状や局在により，尿崩症や低身長など内分泌障害を伴うこともある．低年齢であるほど，手術・放射線治療による障害が重篤になることが多い．

小児がんの治療と合併症

1．小児急性リンパ性白血病に対する治療

　小児 ALL に対する化学療法は，寛解導入療法，強化療法，中枢神経再発予防法，再寛解導入療法，維持療法からなる．多剤併用療法で汎用される薬剤を表1に示す．抗白血病

薬の大半は同時に正常な血液細胞も減少させ，易感染性が問題となる．好中球数＜500/μlとなる骨髄抑制期間中は個室にヘパフィルターを用いた空気清浄機を置き，ベッド上にて生活するという制約を受ける．貧血や血小板減少症に対しては，適宜輸血を行う．ステロイドを長期に多用することにより，より年長児に骨粗鬆症が起こりやすい．中枢神経への移行が良好であることから，大量メトトレキサート療法が用いられるが，まれに白質脳症をきたすことが知られている[6]．また，ビンクリスチンは末梢神経障害，アントラサイクリンは心筋毒性，L-アスパラギナーゼは膵炎やアレルギー症状を認めることがある．全脳への放射線照射は，成長障害，内分泌障害，二次がんなど重篤な晩期合併症のリスクを増すことが明らかになってきたため[7]，照射線量の減量や照射の対象症例も減らしてきている．

2．小児脳腫瘍に対する治療

　ほとんどすべての小児脳腫瘍の治療は，基本的に腫瘍摘出術後に放射線治療，化学療法が必須であり，治療後に高次脳機能障害が問題となることが少なくない．抗がん剤としてはプラチナ製剤（シスプラチン，カルボプラチン），アルキル化剤（シクロホスファミド，イホスファマイド），トポイソメラーゼ阻害剤（エトポシド）などが用いられることが多く，腎障害，聴力障害，二次がんなどの晩期合併症を起こすことが知られている．周術期には脳腫瘍の発生部位，発症時の意識障害，水頭症の合併や進行，シャント手術の有無，髄膜炎の合併症など，集中的な全身管理を要することが多い．生活の質（QOL：Quality of Life）に配慮した機能温存や早期からのリハビリテーションが必要である．化学療法併用の放射線治療が開始されると，頭痛，嘔吐，食欲不振などがみられる．骨髄抑制のため，発熱性好中球減少症の合併や貧血や血小板減少に対して輸血を要することもある．また，局所再発や再手術が必要となることも少なくない．

3．入院中のフォローアップ

　入院中の子どもたちは年齢に応じて，院内学級に通学したり，病棟保育士が病棟内のプレイルームや病室で遊びの支援などを行う．学童期の子どもたちには入院中も学生としての生活を尊重するため，各種画像検査やリハビリテーションなどの予約は院内学級登校中を避けるなどの配慮が望ましい．病棟では登校前の早朝にリハビリテーションの訓練をしたり，病状によっては学校を休むことや室内でのリハビリテーションに制限されることもある．

　退院前には復学支援の話し合いの場を設けて，地元校への橋渡しも行う．子どもたちと関わった理学療法士，作業療法士，言語聴覚士それぞれのリハビリテーション担当者から，復学後学校生活での注意点や家庭でできるリハビリテーションなどのコメントをもらうとよい．地元校のクラスメートには脱毛や手術痕などの外見の違いをあらかじめ伝えておくことで，子どもたちの受け入れがスムースになることが期待できる．特に入院中に高校受験の時期を迎える子どもたちには，進学指導も含めた話し合いが必要となる．また，ご両親の意向もふまえて，本人への病態説明や病名告知などについても，子どもたちに接する多職種チームで情報を共有しておくことは重要である．

　過去数十年の間に小児がんの子どもたちの生存率は向上してきており，治療に関連したさまざまな晩期合併症の理解も深まってきた．ステロイドやメトトレキサートは骨代謝に直接影響し，アントラサイクリン，アルキル化剤，プラチナ製剤は性腺機能低下を介し

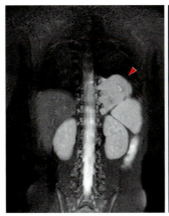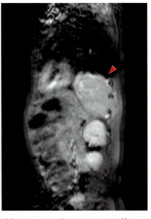

図 4　症例 1　後縦隔原発悪性リンパ腫の MRI 画像

て，骨密度の低下を引き起こす．小児期から青年期にがん治療を受けたことで，抗がん剤の副作用や治療中の栄養不良・身体的な活動低下などにより成人期における最大骨量（peak bone mass）が低下する[8]．そのため，その後の人生において，骨密度減少や骨折のリスクが増す．推奨されることとして，十分なカルシウムやビタミン D を摂取するよう栄養指導をするとともに，荷重のかかる運動を取り入れたリハビリテーションの早期介入が重要と考えられる．

次に，リハビリテーション科が関与する小児がん症例を提示する．

症例

1. 症例 1

2 歳，女児．後縦隔原発悪性リンパ腫．

X 年 9 月頃より背部痛，便秘がみられ，10 月 31 日に当院小児外科に入院．腹部造影 CT（11 月 1 日）にて左後縦隔腫瘍を指摘され，腫瘍は椎間孔内に進展を認めた．MRI（11 月 8 日）にて腫瘍は第 8〜11 胸椎にあり，椎間孔内に侵入して脊髄を圧迫していた（図 4）．11 月 18 日胸腔鏡下にて腫瘍の生検を施行，11 月 25 日病理にて悪性リンパ腫（ダンベル型）と診断された．同日夕方より右下肢不全麻痺を認め，ただちに寛解導入療法を開始した．骨髄抑制の回復を待ち，X＋1 年 1 月 15 日リハビリテーション訓練開始時には長期のベッド上臥床のため立位保持困難で，ベッド柵を持ちながら伝い歩きをしていた．ボール蹴りや歩行器の訓練を行い，1 月 29 日には歩行器を押して歩くことができるようになった．2 月 4 日には独歩可となり，3 月 1 日リハビリテーションは終了となった．X＋1 年 8 月 13 日退院時には歩行はほぼ正常までに改善し，腱反射なども異常なし．

2. 症例 2

4 歳，男児．小脳髄芽腫．

Y 年 5 月初旬から活気不良と 1 日 1 回程度の嘔吐が続き，5 月 26 日当院紹介入院．頭部 CT・MRI（5 月 27 日）にて小脳腫瘍（図 5）と水頭症を認め，5 月 31 日頭蓋内腫瘍摘出術と右脳室ドレナージ留置術が施行された．病理にて髄芽腫と診断された．頭部 MRI（6 月 2 日）にて明らかな腫瘍の残存を認めず，6 月 21 日から化学療法を併用した全脳全脊髄照射を開始，全脳全脊髄に 23 Gy，局所に 51 Gy の照射を施行した[9]．7 月現在，失調性構音障害と発語障害，上肢の巧緻動作の稚拙，片足立位のふらつきと歩行障害がみられており，母親とともに毎日リハビリテーションに励

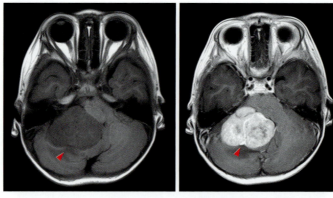

図5 症例2 小脳髄芽腫のMRI画像
T1強調画像（造影−）　T1強調画像（造影＋）

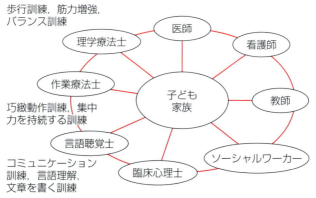

図6 リハビリテーションにおけるチーム医療
（文献11）より改変引用）

み，徐々に症状の改善を認めている．

小児がん経験者の晩期合併症

　白血病の患児では，治療が進むにつれて骨粗鬆症が出現することが多く，骨髄抑制のため好中球減少時にはベッドサイドでの訓練になることもある．脳腫瘍の患児においては腫瘍の発生した場所により障害が異なり，早期介入が望ましい半面，放射線治療の影響は5年後にも生じうることも認識しなくてはならない．小児期の脳は，髄鞘を壊す放射線やメトトレキサートなどの抗がん剤にとても弱いことがわかっており，髄鞘形成に重要な時期に小児がんの治療を受けた子どもたちは原疾患の治癒後，学習獲得能力の低下と認知障害に悩まされる．放射線治療直後や約3カ月後に生じる急性あるいは亜急性放射線脳障害は，全脳照射の線量，シスプラチン，イホスファマイド，メトトレキサートなどの薬剤と放射線治療の組み合わせなどで生じる．一時的なこともあるが，亜急性の放射線脳障害による高度の脳萎縮が回復しないことがある．

　最も高頻度にみられる問題が，遅発性の放射線脳障害である．Palmerら[10]は，診断時3〜21歳までの髄芽種で，術後に脳脊髄照射と局所照射および化学療法を施行された126例を対象に，前方視的に演算速度，注意力，作業

記憶について 5 年以上追跡調査を行った．認知機能低下の要因として低年齢や高線量の照射群があげられ，照射の影響により日常生活の制限の程度（PS：Performance Status）や演算速度は経時的に下がって 5 年で最低レベルに達することが示された．脳腫瘍の治療が終わって復学後も数年間は成績が落ちてしまう可能性があり，両親や教育者，またリハビリテーション担当者は，この間の子どもたちの認知機能の低下への理解と対応が必要であろう．

栗原[11]は小児リハビリテーションの特徴として，①脳の可塑性・脆弱性の影響，②発達途上の脳に対する障害，③発達をふまえたリハビリテーションのアプローチ，④家族の協力が不可欠であることをあげている．実際の現場では多職種による包括的支援のもと，チームアプローチが有効である（図6）．小児科医師はリハビリテーション科医師と連携し，運動障害や言語障害，日常生活活動（ADL：Activity of Daily Living）の評価などを行い，早期からのリハビリテーションの開始が望ましいと考える．また，経験豊富なリハビリテーション専門家が加わることにより，小児がん患者の機能回復や ADL の改善以外にも，障害の受容や長期予後に対する期待や不安に対するアドバイスが得られることが期待される．小児がんの子どもたちにみられる高次脳機能障害を最小限に抑えられるか，今後の課題である．

Conclusion

小児がんの生存率が 70～80％と治療成績が向上したことに伴い，原病治癒後の PS を高め，両親の介護の負担軽減や日常生活の自立が求められる．晩期合併症を減らすために治療成績を下げずにどこまで化学療法や放射線治療を減弱できるかも検討されている．自信をもって復学という社会復帰を果たすことを目的として，残された機能を最大限に活用するためにも，チーム医療としてリハビリテーションの重要性が増している．

文献

1) 日本小児血液・がん学会（編）：小児血液・腫瘍学．診断と治療社，2015，pp61-63
2) Horibe K, et al：Incidence and survival rates of hematological malignancies in Japanese children and adolescents（2006-2010）：based on registry data from the Japanese Society of Pediatric Hematology. *Int J Hematol* **98**：74-88, 2013
3) Pui CH, et al：Acute lymphoblastic leukemia. *N Engl J Med* **339**：605-615, 1998
4) Pui CH, et al：Treating childhood acute lymphoblastic leukemia without cranial irradiation. *N Engl J Med* **360**：2730-2741, 2009
5) 日本小児血液・がん学会（編）：小児血液・腫瘍学．診断と治療社，2015，pp496-499
6) Bhojwani D, et al：Methotrexate-induced neurotoxicity and leukoencephalopathy in childhood acute lymphoblastic leukemia. *J Clin Oncol* **32**：949-959, 2014
7) Vora A, et al：Influence of cranial radiotherapy on outcome in children with acute lymphoblastic leukemia treated with contemporary therapy. *J Clin Oncol* **34**：919-926, 2016
8) Wilson CL, et al：Bone mineral density deficits and fractures in survivors of childhood cancer. *Curr Osteoporos Rep* **11**：329-337, 2013
9) Packer RJ, et al：Phase III study of craniospinal radiation therapy followed by adjuvant chemotherapy for newly diagnosed average-risk medulloblastoma. *J Clin Oncol* **24**：4202-4208, 2006
10) Palmer SL, et al：Processing speed, attention, and working memory after treatment for medulloblastoma：an international, prospective, and longitudinal study. *J Clin Oncol* **31**：3494-3500, 2013
11) 栗原まな：小児リハビリテーションにおける連携．リハ連携科 **13**：35-39, 2012

9-2 小児がんの病態と治療 —骨軟部腫瘍

秋末敏宏[*1]

> **Key Questions**
> 1. 小児がん（骨軟部腫瘍）における病態はどのようなものか？
> 2. どのような治療法や管理が行われるか？
> 3. リスク管理に必要な合併症や有害事象はどのようなものか？

はじめに

骨軟部腫瘍は，運動器を構成する骨組織および軟部組織から発生する腫瘍であり，骨腫瘍および軟部腫瘍に大別される．骨腫瘍は，骨の構成組織である骨細胞，骨芽細胞，破骨細胞，軟骨細胞などの骨組織構造に関わる細胞と，線維，血管，神経，脂肪，さらに造血系細胞など種々の細胞により成り立っている．よって，原発性骨腫瘍は，これらの細胞を起源に発生するため，病理組織学的な種類はきわめて多く，臨床および病理診断を複雑にしている．一方，軟部腫瘍は，骨・軟骨・網内系を除く間葉組織に由来する軟部組織に生じる腫瘍の総称である．主な発生起源となる細胞は，線維芽細胞，組織球，脂肪細胞，血管およびリンパ管内皮細胞，血管外皮細胞，平滑筋細胞，横紋筋細胞，滑膜細胞，Schwann細胞，未分化間葉系細胞などである．このように発生起源となる細胞の種類が多く，骨腫瘍と比較しても，さらに軟部腫瘍の組織像はきわめて多彩であるため，病理組織診断の統一見解が困難であることも多い．

骨軟部腫瘍の組織学的分類は，2013年に改定された『WHO Classification of Tumours of Soft Tissue and Bone 第4版』が国際的な最新の分類となっており，骨腫瘍では日本整形外科学会骨・軟部腫瘍委員会にて，WHOの分類に基づいて作成された分類表が用いられている[1,2]．現在は，『整形外科・病理 悪性骨腫瘍取り扱い規約 第4版』（2015年11月）に掲載されている分類表が，わが国では一般的に用いられている．一方，軟部腫瘍の組織学的分類は，『WHO Classification of Tumours of Soft Tissue and Bone 第4版』とともに，わが国ではEnzinger & Weissの分類が広く用いられている[3]．

小児がん（悪性新生物）における悪性骨軟部腫瘍の割合は，『平成24年度の小児慢性特定疾患治療研究事業の全国登録状況（速報値）』（総登録数13,984例）をもとにすると，悪性骨腫瘍では骨肉腫419例（3.0%），ユーイング肉腫169例（1.2%）の発生頻度が高く，悪性軟部腫瘍では横紋筋肉腫324例（2.3%），

[*1] Toshihiro Akisue/神戸大学大学院保健学研究科リハビリテーション科学領域，神戸大学大学院医学研究科外科系講座整形外科学分野

滑膜肉腫 45 例（0.3％），線維肉腫 30 例（0.2％）と軟部悪性腫瘍では，圧倒的に横紋筋肉腫の発生頻度が高い[4]．また，日本整形外科学会が行っている全国骨腫瘍・軟部腫瘍登録の 2006～2012 年の統計では，全年齢登録数のうち 20 歳未満の割合が骨肉腫 45.4％，ユーイング肉腫 56.1％，横紋筋肉腫 43.6％となっており，これらの腫瘍が小児・青年期で好発する悪性骨軟部腫瘍であることが明らかとなっている[5,6]．

本稿においては，悪性骨腫瘍として骨肉腫およびユーイング肉腫を，悪性軟部腫瘍として横紋筋肉腫を代表的な小児の悪性骨軟部腫瘍として述べさせていただく．

骨肉腫

1. 疫学と臨床像

最も多い原発性悪性骨腫瘍である．全骨腫瘍の約 10％，原発性悪性骨腫瘍の約 45％にみられる．好発年齢は，前項に示したように 10 代で，全患者の約半数がこの年代に属する．発生部位は，大腿骨遠位，脛骨近位，上腕骨近位の骨幹端の順に好発する．病理組織学的には，腫瘍細胞が直接類骨または骨組織を形成し，その分化程度によって多彩な単純 X 線画像を示す．つまり，完全な骨透亮像とわずかな硬化像を示すものから，びまん性の硬化像を示すものまでさまざまである．骨肉腫はいくつかの亜型に分類されており，その臨床像，病理像，予後には違いがある．最も頻度の高い亜型は，骨内通常型骨肉腫（conventional central osteosarcoma）である．

骨内通常型骨肉腫とは，骨内（骨髄内）より発生する骨肉腫であり，組織学的にはさらに亜型分類され，骨芽細胞型（osteoblastic type），軟骨芽細胞型（chondroblastic type），線維細胞型（fibroblastic type）に分かれる．しかし，臨床的な予後については，骨内通常型骨肉腫内の亜型での差はないとされている．骨肉腫の発生頻度は罹病率 1～2/100 万人であり，わが国においては年間 130～260 人といわれている．骨盤・脊椎発生は中高年に発生することが多いが，小児では四肢発生がほとんどを占める．発生の性差はやや男性に多く，女性と比較して男性の罹患率は約 1.2～1.5 倍である．

臨床症状として，局所の疼痛および腫脹が最もよくみられる症状である．初発症状としては安静時痛より運動時痛を自覚していることが多く，小児では成長痛や運動によるオーバーユースとして医療機関を受診せず，経過観察されていくことも多い．しかし，次第に安静時痛を伴い，運動制限・安静を保っても症状が軽快しないことで，医療機関を受診し診断されるケースが少なくない．よって，初発症状から医療機関を受診し診断されるまでには数カ月程度経過していることがしばしばみられる．骨内通常型骨肉腫は，四肢の長管骨に好発し，大腿骨遠位および脛骨近位，つまり膝関節周囲での発生頻度が高く約 50％である．上肢は下肢より発生頻度が低いが，上肢では上腕骨近位および橈骨遠位に好発する．初診時にすでに遠隔転移が認められる場合もあり，遠隔転移部位はほとんどが肺転移である．約 15～20％に初診時遠隔転移がみられる．肺転移に続く転移の好発部位は骨である．

局所の画像所見として，単純 X 線画像では，境界不明瞭な造骨性および溶骨性の骨破壊像を示し，典型的な例では骨表面に骨膜反応と呼ばれる軟部組織に向かって拡がる骨化を反映した像が認められる（図 1）．MRI では，腫瘍が骨髄内および骨外に拡がっている部分で T1，T2 強調像ともに異常信号領域として認められる（図 2）．全身の検索には，転移の好発部位である肺と骨に対して胸部・腹部 CT および骨シンチグラムを実施する（図 3）．

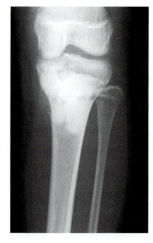

図1 症例1：14歳，女子．左大腿骨骨肉腫 単純X線画像

左脛骨近位骨幹端に骨硬化像が混在し，一部骨透亮像と骨膜反応を認める

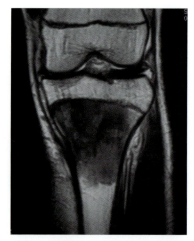

図2 症例1：14歳，女子．左脛骨骨肉腫 MRI T1強調冠状断像

脛骨近位骨幹端の髄内に瀰漫性の信号変化を認める

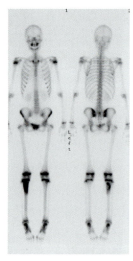

図3 症例2：14歳，女子．右脛骨骨肉腫 骨シンチグラム

腫瘍部位に一致してアイソトープの強い集積を認める

最近では陽電子放射断層撮影（PET：Positron Emission Tomography）またはPET-CTにて転移および多発病変の評価を行う．

2．診断と治療

1）確定診断

骨肉腫は，臨床所見および画像所見により臨床診断は比較的容易であるが，骨肉腫に類似した画像所見をとる良性骨腫瘍や骨髄炎との鑑別診断が必要となるため，確定診断はあくまでも病理組織所見による病理診断に基づく．よって生検による組織採取およびその後の病理診断は必須である．

2）術前化学療法

化学療法が系統的に施行される以前，骨肉腫の生命予後は，5年生存率10〜20％ときわめて不良であった．1970年代以降は化学療法が系統的に施行されるようになり，生命予後の改善が認められている．特に，術前および術後の化学療法が標準治療となった現在では，5年生存率は70％以上に改善している[7]．

化学療法が系統的に施行される以前の治療方針は，四肢発生であれば切断または離断術が行われていた．しかし，初診時には肺転移が画像上認められなかった症例においても，切断または離断術後に肺転移が生じ，予後不良となっていた事実から，多くの症例ではすでに微小肺転移を有していたことが推察される．よって，術前化学療法を行う目的として，次の3点があげられる．①微小転移巣を早期に制御すること，②局所の腫瘍制御を行うこと，③化学療法による局所効果判定を臨床・画像診断や切除標本の術後評価で組織学的に評価することである．現在用いられる化学療法の薬剤は，シスプラチン，ドキソルビシン／

アドリアマイシン®，メソトレキセート，イフォスファミドであり，それらを単剤またはエトポシドなどの薬剤も含めて併用投与するレジメンが使用される．通常術前に5, 6コース行われるが，臨床および画像所見から化学療法が有効でないと判断された場合は，術前化学療法中に薬剤を変更することが行われる．

3）局所手術療法

化学療法を5, 6コースを行った後，局所治療として手術療法を計画する．前述したように，化学療法が系統的に施行される以前は，確定診断後，四肢発生であれば切断または離断術が行われていたが，現在は患肢を切断せず，運動器の機能を温存する患肢温存手術が主流である．約80％の症例で患肢温存手術が行われる．ただし，安全な切除縁（広範切除）が困難である場合，神経血管を合併切除する必要がある場合，軟部組織・皮膚を十分に温存できないような場合は切断または離断術を選択せざるを得ないこともある．患肢温存手術が行われる場合は，骨およびその周囲の関節を含む組織の再建が必要となり，人工関節や骨移植，処理骨などを使用して再建が行われる．再建方法には，それぞれメリット・デメリットがあるが，小児の場合は治療後の成長を考慮しなければならず，人工関節であれば後に延長できる構造をもつcustom-madeの人工関節が使用されている（**図4**）．

術後は，患肢機能回復を図るため，関節可動域練習・筋力練習を行うが，次に述べる術後化学療法を施行しながらリハビリテーションを進める必要がある．そのため，全身状態・化学療法の副作用などを勘案しながらリハビリテーションの回数・強度を適宜調整する必要がある．また，切断・離断を行った症例では，残存機能に対する関節可動域練習・筋力練習とともに，拘縮を予防し，断端の熟成や義肢の装着に向けた練習・義肢の作製を並行

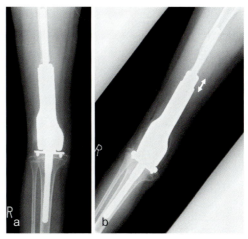

図4 症例3：10歳，女児．右大腿骨骨肉腫
a. 腫瘍用人工関節置換術直後，b. 2年後人工関節延長施工後，約2cmの延長を行った

して行う必要がある．

4）術後化学療法

切除標本を術後に病理組織学的に評価することで，化学療法の効果を判定する．組織学的治療効果判定基準は，grade 0～3の4段階に分類されており，一般にgrade 2（viableな腫瘍細胞の残存＜10％）またはgrade 3（viableな腫瘍細胞の残存なし）であれば，術前化学療法に使用した薬剤を再度投与する．grade 0～1であれば化学療法が有効ではなかったと判断して，術前化学療法に使用した薬剤から変更する．施行回数は原則5, 6回であるが，化学療法の副作用，薬剤の累積投与をモニターしながら行う．

3．経過観察と合併症・有害事象

前述のような治療を行った場合，通常初診から治療完遂まで約1年の治療期間が必要となる．その後，外来での経過観察となり，再発・転移および患肢機能を評価する．再発・転移の評価には，胸部・腹部CTおよび骨シンチグラム，PETまたはPET-CTにて行う．

治療中・治療後の合併症としては，全身治療（化学療法）によるものと局所治療による

ものに大別される．全身治療（化学療法）による合併症としては，二次がん，成長障害，心機能障害，腎機能障害，肝機能障害，生殖機能障害，聴覚障害などがあげられる．局所治療による合併症としては，人工関節などの人工物および処理骨では感染のリスクが高く，感染のコントロールが不良な場合，患肢温存をしたにもかかわらず感染により切断に至る症例もあり，最も注意を要する．また，広範切除の際には，神経・血管・筋の合併切除や処理を伴うため，それらに起因する機能障害への対応も必要となる．さらに，小児の場合，成長期に治療を行うため，治療中・後に患肢の成長障害が生じ，脚長差などを生じる．それらに対する治療および長期の経過観察が必要となる．

ユーイング肉腫

1．疫学と臨床像

ユーイング肉腫とは，小児に発生するきわめて悪性度の高い悪性骨腫瘍で，組織学的には未分化な小円形細胞がシート状に増殖する腫瘍である．原発性悪性骨腫瘍の約6%を占める．好発年齢は10代であり，20歳未満の割合がユーイング肉腫56.1%である[5]．好発部位は，長管骨では大腿骨，脛骨，上腕骨に多く，骨幹部に発生する．また，骨盤や脊椎にも好発する．

臨床症状としては，局所の腫脹と疼痛が主要な症状で，ときに発熱が主訴となることもある．血液検査上も血沈の亢進，CRP高値，白血球増多，貧血などを認め，骨髄炎などの炎症性疾患との鑑別が必要となることがある．単純X線画像は長管骨の骨幹部や骨盤に虫食い状の骨透亮像を呈し，一部硬化像を示すこともある．Onion peel appearance（たまねぎ皮様像）やspicula（繊細な針状骨形成）などの骨膜反応を伴うことが多い．しかし，骨破壊や骨膜反応などの骨性変化が乏しいこともしばしば認められ，病巣の骨髄内および骨外の進展は単純X線画像のみでは，正確に把握できない．よって，MRIやCTでの評価が必要である．病理組織学的には，悪性リンパ腫，骨髄炎，小細胞型骨肉腫，神経芽細胞腫の骨転移などの鑑別が重要となる．

2．診断と治療

1）確定診断

ユーイング肉腫の確定診断は，生検による組織採取を行い，病理組織所見による病理診断に基づく．病理診断においては，腫瘍組織の形態学的，免疫組織化学的検索に加え，近年ではユーイング肉腫に特徴的な融合遺伝子（EWS-FLI1やEWS-ERG）を分子生物学的に検索し，証明することが診断上重要となっている[2]．

2）化学療法

化学療法が系統的に施行される以前，ユーイング肉腫の生命予後は，5年生存率10%以下ときわめて不良であった．骨肉腫同様に化学療法が系統的に施行されるようなり，生命予後の改善が認められている[7,8]．また，手術を含む局所治療前後に化学療法を行うことが標準治療となっている．現在ユーイング肉腫に用いられる化学療法の薬剤は，ドキソルビシン/アドリアマイシン®，シクロホスファミド，イフォスファミド，エトポシド，ビンクリスチン，アクチノマイシンDなどであり，それらの薬剤を組み合わせたレジメン[※1]が用いられている．現在，最も使用されている標準的レジメンはVDC-IE（ビンクリスチン，ドキソルビシン/アドリアマイシン，シクロホスファミド＋イフォスファミド，エトポシ

※1 がん治療で，投与する薬剤の種類や量，期間，手順などを時系列で示した計画書

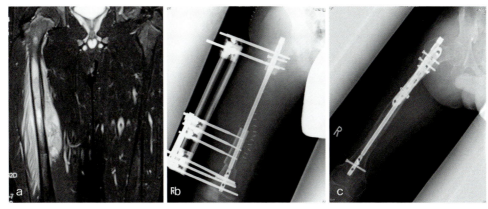

図5　12歳, 男児. 右大腿骨ユーイング肉腫
a. 初診時MRI T2強調冠状断像, b. 広範切除後, bone transport（骨移動）開始時, c. bone transport 終了2年後

ド）である[2,7,8].

3）局所手術療法

術前化学療法を行った後, 局所治療として手術療法または放射線治療を計画する. 骨肉腫と同様に化学療法が系統的に施行される以前は, 確定診断後, 四肢発生であれば切断または離断術が行われていたが, 現在は患肢を切断せず運動器の機能を温存する患肢温存手術が主流である. 患肢温存手術が行われる場合は, 骨およびその周囲の関節を含む組織の再建が必要となり, 人工関節や骨移植, 処理骨などを使用する. 再建方法には, それぞれメリット・デメリットがあるが, 小児の場合, 治療後の成長を考慮することが必要である. 人工関節であれば, 後に延長できる構造をもつcustom-madeの人工関節が使用されている. また, 骨幹部発生例では, 骨延長を利用した骨再建も行われる（図5）.

放射線治療に関しては, 手術療法と比較して生命予後が劣るとの報告もあるが, 放射線治療は体幹部発生切除困難例に施行されることが多く, 手術療法とのランダム化比較試験（RCT：Randomized Controlled Trial）による研究は存在しないため, 必ずしも手術療法に劣るとの科学的根拠はない. また, 粒子線治療（小児に関しては陽子線治療）が2016年より保険適応となり, 今後の臨床研究によるエビデンスの蓄積が望まれる.

横紋筋肉腫

1. 疫学と臨床像

骨格筋を形成する横紋筋芽細胞を起源とする悪性軟部腫瘍で, 組織学的には, 胎児型（embryonal type）, 胞巣型（alveolar type）, 多形型（pleomorphic type）に分類される. 好発年齢は, 胎児型は10歳以下, 胞巣型は10～20代, 多形型は50代以降である. 胎児型の発生頻度が最も高い. 好発部位は, 胎児型は頭頸部, 泌尿生殖器系に多く, 胞巣型は四肢に多い.

臨床症状としては, 臨床・画像所見に特徴的な所見は乏しいが, 比較的急速に増大する腫瘤として発見される. 予後は不良であり, 血行性転移とともにリンパ節転移の頻度が高いことが特徴的である. IRS（International Rhabdomyosarcoma Study）groupによって, 予後risk group分類（low, intermediate, high）がなされ, その予後が報告されている. Low riskで70～95％, intermediate riskで65～73％, high riskで15～35％が長期の生命予後となっている[9].

2．診断と治療

1）確定診断

横紋筋肉腫の確定診断は，生検による組織採取を行い，病理組織所見による病理診断に基づくことはほかの肉腫と変わりない．IRS group によって，予後 risk group 分類がなされているが，胎児型，胞巣型，多形型の組織亜型が予後 risk group 分類に影響するため，亜型の鑑別は重要である[9,10]．病理診断においては，腫瘍組織の形態学的，免疫組織化学的検索に加え，近年では胞巣型横紋筋肉腫に特徴的な融合遺伝子（PAX3-FKHR や PAX7-FKHR）を分子生物学的に検索し，証明することが診断上重要である．

2）化学療法

横紋筋肉腫に対する治療方針としては，手術を含む局所治療前後に化学療法を行うことが標準治療となっている．現在，横紋筋肉腫に用いられる化学療法の薬剤は，ビンクリスチン，アクチノマイシン D，シクロホスファミド，ドキソルビシン/アドリアマイシン®，イフォスファミド，エトポシドなどであり，それらの薬剤を組み合わせたレジメンが用いられている．現在，最も使用されている標準的レジメンは VAC（ビンクリスチン，アクチノマイシン D，シクロホスファミド）や VDC-IE（ビンクリスチン，ドキソルビシン/アドリアマイシン®，シクロホスファミド＋イフォスファミド，エトポシド）である[9]．さらに，遠隔転移症例を含む high risk 群にはトポテカンやイリノテカンを組み合わせたレジメンの有効性も報告されている[9]．

3）局所手術療法

術前化学療法を行った後，局所治療として手術療法または放射線治療を計画する．ほかの悪性骨軟部腫瘍と同様に現在は患肢を切断せず，運動機能を温存する患肢温存手術が主流である．患肢温存手術が行われる場合は，周囲の正常組織を含む広範切除が原則である．骨およびその周囲の関節を含む組織の合併切除を要する場合は，骨および関節の再建が必要となることもある．また，横紋筋肉腫ではリンパ節転移がしばしばみられるため，所属リンパ節の系統的郭清を推奨する報告もある[11]．

放射線治療に関しては，体幹部発生などの切除困難例に施行されることが多く，手術療法との RCT による研究は存在しないため，手術療法との優劣を判断できる科学的根拠はない．ユーイング肉腫と同様に粒子線治療は保険適応である．

🔓 Conclusion

小児の悪性骨軟部腫瘍に対する治療方針については，疾患がまれであることなどに起因して，十分な科学的なエビデンスに基づく方針が現在確立されているとはいえない．特に化学療法を中心とした全身治療に関しては，今後より高い科学的エビデンスが提示できるような臨床研究が望まれる．また，新しい薬剤治療などは探索的に行われているのが現状であり，分子標的薬などの新規開発を含めて，希少疾患であるため，国際的な多施設での共同研究が今後必須となるであろう．一方，局所治療に関しては，手術による広範切除が現状では標準治療と考えられるが，成人と異なり，治療中・治療後の成長を考慮したうえでの将来の視点を加味した機能再建が必要であり，また，原疾患の寛解・治癒後も長期にわたる機能予後の経過観察は必須である．

文献

1) Fletcher CD, et al：WHO Classification of Tumours of Soft Tissue and Bone 4th ed. World Health Organization, 2013
2) 日本整形外科学会・日本病理学会（編）：整形外科・病理　悪性骨腫瘍取扱い規約　第4版．金原出版，2015
3) Goldblum JR, et al：Enzinger and Weiss's Soft Tissue Tumors 6th ed.：Saunders/Elsevier, 2013
4) 松井　陽，他：平成24年度の小児慢性特定疾患治療研究事業の全国登録状況．（http://www.shouman.jp/research/pdf/15_25/25_01.pdf）2017年3月16日閲覧
5) 日本整形外科学会骨軟部腫瘍委員会（編）：全国悪性骨腫瘍登録一覧表．平成24年度，国立がん研究センター，2012
6) 日本整形外科学会骨軟部腫瘍委員会（編）：全国悪性軟部腫瘍登録一覧表．平成24年度，国立がん研究センター，2012
7) Gorlick R, et al：Children's Oncology Group's 2013 blueprint for research：bone tumors. *Pediatr Blood Cancer*　**60**：1009-1015, 2013
8) Gaspar N, et al：Ewing sarcoma：current management and future approaches through collaboration. *J Clin Oncol*　**33**：3036-3046, 2015
9) Hawkins DS, et al：Children's Oncology Group's 2013 blueprint for research：Soft tissue sarcomas. *Pediatr Blood Cancer*　**60**：1001-1008, 2013
10) Malempati S, et al：Rhabdomyosarcoma：review of the Children's Oncology Group（COG）Soft-Tissue Sarcoma Committee experience and rationale for current COG studies. *Pediatr Blood Cancer*　**59**：5-10, 2012
11) 岡田恭司：悪性軟部腫瘍　横紋筋肉腫．越智隆弘（編）：最新整形外科学大系20　骨・軟部および関連疾患．中山書店，2006，pp397-401

10 緩和医療の実際

木澤義之[*1]

> **Key Questions**
> 1. 緩和医療の概念・目的は何か？ 対象となる症状・障害は？
> 2. どのような治療やケアが行われるか？
> 3. どのように予後予測を行うのか？

緩和医療の概念・目的は何か？ 対象となる症状・障害は？

緩和ケアは，世界保健機関（WHO：World Health Organization）により以下のように定義されている．「緩和ケアとは，生命を脅かす病に関連する問題に直面している患者と家族の痛み，その他の身体的，心理社会的，スピリチュアルな問題を早期に同定し適切に評価し対応することを通して，苦痛を予防し緩和することにより，患者と家族の生活の質（QOL：Quality of Life）を改善する取り組みである」[1]．この緩和ケアの定義は，2002年に改定されたものである．従来の緩和ケアの対象は，がんを始めとした積極的治療に反応しなくなった患者とその家族であるとされていた．

改定の要点は，以下の2点にまとめられる．
① 疾患の種類を問わないこと（悪性腫瘍に限定されず，心不全や慢性閉塞性肺疾患，神経筋疾患，認知症なども対象とする）．
② 病気の時期を問わないこと，特に早期から予防的に関わること．

WHOの定義の続きには，緩和ケアの具体的な実践を次の9項目としてまとめている．
① 痛みやその他の苦痛な症状の緩和を行う．
② 生命を尊重し，死を自然なことと認める．
③ 死を早めたり，引き延ばしたりしない．
④ 心理的，スピリチュアルなケアを通常の医療・ケアに統合する．
⑤ 死を迎えるまで患者が人生をできるかぎり積極的に生きていけるような支援を行う．
⑥ 家族が患者の病気や死別後の生活に適応できるような支援を行う．
⑦ 患者と家族のニーズに対応するためチームアプローチを実践する（適応があれば死別後のカウンセリングも行う）．
⑧ QOLを向上させ，病気の経過によい影響を与える．
⑨ 病気の初期段階から，化学療法，放射線療法などの延命を目指すその他の治療と協働して行われ，治療や検査に伴う苦痛な合併症のマネジメントを包含する．

以上のように，緩和ケアは疾患とその時期にとらわれず，すべての生命を脅かす病に直面する患者と家族に対して苦痛の緩和と

[*1] Yoshiyuki Kizawa／神戸大学大学院医学研究科内科系講座先端緩和医療学分野

QOL の向上を目的として行われる．緩和ケアの専門性は，（全人的な）苦痛の緩和とエンド・オブ・ライフケアであると言い換えることができる．

緩和ケアとリハビリテーションには共通する点も多いが，決定的で大きな違いは，緩和ケアは「good death and dying（よき死と死にゆく過程）」が目標であることである．しっかりと遠慮なく死への過程を経てもらうためには，どうしたらよいかという視点を持ち続けることが重要になる．

がん緩和ケアにおいて対象となる主たる症状は，痛み，呼吸困難，嘔気・嘔吐，便秘，倦怠感などの身体症状，抑うつ，不安，せん妄を代表とする精神症状，そして人生の意味や自分の存在意義に関わる苦痛であるスピリチュアルな問題などである．

以上のように問題は多面的であり，多職種チームで関わることが重要である．

どのような治療やケアが行われるか？

緩和ケアで行われる治療やケアの基本は，内科的なアセスメントにある．つまり，患者が現在どのような状態にあるのか，苦痛となっている症状は何か，何が起こっているのかを詳細なインタビューと身体診察，侵襲を最小限にした検査結果，画像診断などから明らかにすることである．緩和ケアは臓器横断的な医療であるため，精神科的な知識を含む広い知識と技術が要求される．

前述に加えて，詳細で包括的な症状アセスメントが行われる．症状アセスメントのツールとしては，患者自記式のエドモントン症状評価システム（ESAS-rJ：Edmonton Symptom Assessment System revised Japanese version）[2]（表1），他者評価式である STAS-J（Support Team Assessment Schedule Japanese version）[3]

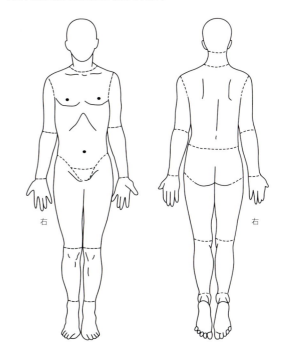

表1 エドモントン症状評価システム改訂版日本語版（ESAS-r-J）(Yokomichi N, et al：Validation of the Japanese Version of Edmonton Symptom Assessment System-Revised. *J Pain Symptom Manage* **50**：718-723, 2015 から引用）

表2 STAS (Support Team Assessment Schedule) 日本語版 (文献3) より改変引用)

記載者氏名：＿＿＿＿＿＿＿＿＿　記入日時：　年　月　日　記入開始時刻：　時　分

★当てはまる番号に○をつけてください．

1．痛みのコントロール：痛みが患者に及ぼす影響

0＝なし
1＝時折の，または断続的な単一の痛みで，患者が今以上の治療を必要としない痛みである．
2＝中程度の痛み．時に調子の悪い日もある．痛みのため，病状からみると可能なはずの日常生活動作に支障をきたす．
3＝しばしばひどい痛みがある．痛みによって日常生活動作や物事への集中力に著しく支障をきたす．
4＝持続的な耐えられない激しい痛み．他のことを考えることができない．

2．症状が患者に及ぼす影響：痛み以外の症状が患者に及ぼす影響

症状名
（　　　　　　　　　　　　　　　　　　　　）

0＝なし
1＝時折の，または断続的な単一または複数の症状があるが，日常生活を普通に送っており，患者が今以上の治療を必要としない症状である．
2＝中等度の症状．時に調子の悪い日もある．病状からみると，可能なはずの日常生活動作に支障をきたすことがある．
3＝たびたび強い症状がある．症状によって日常生活動作や物事への集中力に著しく支障をきたす．
4＝持続的な耐えられない激しい症状．他のことを考えることができない．

3．患者の不安：不安が患者に及ぼす影響

0＝なし
1＝変化を気にしている．身体面や行動面に不安の兆候は見られない．集中力に影響はない．
2＝今後の変化や問題に対して張り詰めた気持ちで過ごしている．時々，身体面や行動面に不安の徴候が見られる．
3＝しばしば不安に襲われる．身体面や行動面にその徴候が見られる．物事への集中力に著しく支障をきたす．
4＝持続的に不安や心配に強くとらわれている．他のことを考えることができない．

4．家族の不安：不安が家族に及ぼす影響
　家族は患者に最も近い介護者とします．その方々は，両親であるのか，親戚，配偶者，友人であるのかコメント欄に明記して下さい．
　注：家族は時間の経過により変化する可能性があります．変化があった場合，コメント欄に記入して下さい．

コメント
（　　　　　　　　　　　　　　　　　　　　）

0＝なし
1＝変化を気にしている．身体面や行動面に不安の徴候は見られない．集中力に影響はない．
2＝今後の変化や問題に対して張り詰めた気持ちで過ごしている．時々，身体面や行動面に不安の徴候が見られる．
3＝しばしば不安に襲われる．身体面や行動面にその徴候が見られる．物事への集中力に著しく支障をきたす．
4＝持続的に不安や心配に強くとらわれている．他のことを考えることができない．

5．患者の病状認識：患者自身の予後に対する理解

0＝予後について十分に認識している．
1＝予後を2倍まで長く，または短く見積もっている．例えば，2―3ヶ月であろう予後を6ヶ月と考えている．
2＝回復すること，または長生きすることに自信が持てない．例えば「この病気で死ぬ人もいるので，私も近々そうなるかもしれない」と思っている．
3＝非現実的に思っている．例えば，予後が3ヶ月しかない時に，1年後には普通の生活や仕事に復帰できると期待している．
4＝完全に回復すると期待している．

6．家族の病状認識：家族の予後に対する理解

0＝予後について十分に理解している．
1＝予後を2倍まで長く，または短く見積もっている．例えば，2―3ヶ月であろう予後を6ヶ月と考えている．
2＝回復すること，または長生きすることに自信が持てない．例えば「この病気で死ぬ人もいるので，本人も近々そうなるかも知れない」と思っている．
3＝非現実的に思っている．例えば，予後が3ヶ月しかない時に，1年後には普通の生活や仕事に復帰できると期待している．
4＝患者が完全に回復することを期待している．

7．患者と家族とのコミュニケーション：患者と家族とのコミュニケーションの深さと率直さ

0＝率直かつ誠実なコミュニケーションが，言語的・非言語的になされている．
1＝時々，または家族の誰かと率直なコミュニケー

ションがなされている.
2＝状況を認識してはいるが，その事について話し合いがなされていない．患者も家族も現状に満足していない．あるいは，パートナーとは話し合っても，他の家族とは話し合っていない．
3＝状況認識が一致せずコミュニケーションがうまくいかないため，気を使いながら会話が行われている
4＝うわべだけのコミュニケーションがなされている．

8．職種間のコミュニケーション：患者と家族の困難な問題についての，スタッフ間での情報交換の早さ，正確さ，充実度
関わっている人（職種）を明記してください
（　　　　　　　　　　　　　　　　　　　）

0＝詳細かつ正確な情報が関係スタッフ全員にその日のうちに伝えられる．
1＝主要スタッフ間では正確な情報伝達が行われる．その他のスタッフ間では，不正確な情報伝達や遅れが生じることがある．
2＝管理上の小さな変更は，伝達されない．重要な変更は，主要スタッフ間でも1日以上遅れて伝達される．
3＝重要な変更が数日から1週間遅れで伝達される．例）退院時の病棟から在宅担当医への申し送りなど．
4＝情報伝達がさらに遅れるか，全くない．他のどのようなスタッフがいつ訪ねているのかわからない．

9．患者・家族に対する医療スタッフのコミュニケーション：患者や家族が求めた時に医療スタッフが提供する情報の充実度

0＝すべての情報が提供されている．患者や家族は気兼ねなく尋ねることができる．
1＝情報は提供されているが，充分理解されてはいない．
2＝要求に応じて事実は伝えられるが，患者や家族はそれより多くの情報を望んでいる可能性がある．
3＝言い逃れをしたり，実際の状況や質問を避けたりする．
4＝質問への回答を避けたり，訪問を断る．正確な情報が与えられず，患者や家族を悩ませる

【特記事項】

☆評価できない項目は，理由に応じて以下の番号を書いてください．
7＝入院直後や家族はいるが面会に来ないなど，情報が少ないため評価できない場合
8＝家族がいないため，家族に関する項目を評価できない場合
9＝認知状態の低下や深い鎮静により評価できない場合

2005年4月改訂

（表2），ならびにSTAS症状版[4]（表3）が代表的なものとしてあげられる．

　そのうえで，患者の訴える苦痛症状に対して，病状と予後を勘案して原因治療が可能なものはまずその治療を行う．たとえば，がん性疼痛の原因となる骨転移への外科的治療や放射線治療などが代表的なものとしてあげられる．根本的な治療が難しい場合は，薬物治療と非薬物治療を行うことにより，身体・精神症状の緩和を図る．代表的なものとしてWHO方式がん疼痛治療法があげられる．がん疼痛の多くは，非ステロイド性抗炎症薬（NSAIDs：Non-steroidal Anti-inflammatory Drug）やアセトアミノフェン，モルヒネをはじめとしたオピオイド，鎮痛補助薬を適切に組み合わせて使用することで，対処が可能である．

どのように予後予測を行うのか？

　生命予後の予測は，患者の意向を反映した治療を選択するうえで重要である．生命予後予測の代表的なものとして，疾患ごと病気ごとの疫学データを使う方法，医師の臨床的な予後予測などが知られているが，医師は患者の生命予後を実際より長く予測する傾向があることが知られている．これまでに世界各国で生命予後を予測する方法が開発・研究されてきており，ここでは代表的な予後予測指標の使い方を2つ紹介する．

1．Palliative Prognosis Score[5]

　PaPスコア（Palliative Prognosis Score）（表4）は，中期的な予後（月単位）を予測する代

表的な指標である．臨床的な予後の予測，Karnofsky performance scale（**表5**），食欲不振，呼吸困難感，白血球数，リンパ球の割合の合計得点を算出する．PaPスコアの解釈は，スコアの合計点が9点以上ならば21日以下（週単位）の可能性が高く，5.5点以下の場合30日以上（月単位）の可能性が高いと判断するものである（**表6**）．

2．Palliative Prognostic Index[6]

PPI（Palliative Prognostic Index）（**表7**）は，短期的な予後（週単位）を予測する指標であり，死亡直前を予測する指標として使用しやすい．Palliative Performance Scale（**表8**），経口摂取の低下，浮腫，安静時呼吸困難，せん妄の合計得点を算出する．PPSの項目は，左側

表3 STAS（Support Team Assessment Schedule）-J 症状版（文献4）より改変引用）

症状						
疼痛	0	1	2	3	4	＊
痺れ	0	1	2	3	4	＊
全身倦怠感	0	1	2	3	4	＊
呼吸困難	0	1	2	3	4	＊
せき	0	1	2	3	4	＊
たん	0	1	2	3	4	＊
嘔気	0	1	2	3	4	＊
嘔吐	0	1	2	3	4	＊
腹満	0	1	2	3	4	＊
口渇	0	1	2	3	4	＊
食欲不振	0	1	2	3	4	＊
便秘	0	1	2	3	4	＊
下痢	0	1	2	3	4	＊
尿閉	0	1	2	3	4	＊
失禁	0	1	2	3	4	＊
発熱	0	1	2	3	4	＊
眠気	0	1	2	3	4	＊
不眠	0	1	2	3	4	＊
抑うつ	0	1	2	3	4	＊
せん妄	0	1	2	3	4	＊
不安	0	1	2	3	4	＊
浮腫	0	1	2	3	4	＊
その他（　）	0	1	2	3	4	＊

症状が患者に及ぼす影響
0＝なし
1＝時折，断続的．患者は今以上の治療を必要としない．（現在の治療に満足している，介入不要）
2＝中等度．ときに悪い日もあり，日常生活活動に支障をきたすことがある（薬の調節やなんらかの処置が必要だがひどい症状ではない）
3＝しばしばひどい症状があり，日常生活活動や集中力に著しく支障をきたす（重度，しばしば）
4＝ひどい症状が持続的にある（重度，持続的）
＊　評価不能（認知機能の低下，鎮静，緩和ケアチームが訪室できなかった場合など）

表4 PaP（Palliative Prognosis）スコア（文献5）より改変引用）

項目	得点（赤字）
臨床的な予後の予測	1〜2週（8.5），3〜4週（6.0） 5〜6週（4.5），7〜10週（2.5） 11〜12週（2.5），13週以上（0）
Karnofsky Performance Scale	10〜20（2.5），30以上（0）
食欲不振	あり（1.5），なし（0）
呼吸困難	あり（1.0），なし（0）
白血球数（/mm²）	＞1万1,000（1.5） 8,501〜1万1,000（0.5） ≦8,500（0）
リンパ球数（％）	0〜11.9（2.5），12〜19.9（1.0） ≧20（0）

表5 Karnofsky performance scale（カッコ内文字は得点）（文献7）より引用）

正常の活動が可能．特別な看護が必要ない	正常．臨床症状なし（100）
	軽い臨床症状はあるが，正常活動が可能（90）
	かなり臨床症状があるが，努力して正常の活動が可能（80）
労働は不可能．自宅で生活できる．さまざまな程度の介助を必要とする	自分自身の世話はできるが，正常の活動・労働は不可能（70）
	自分に必要なことはできるが，ときどき介助が必要（60）
	病状を考慮した看護および定期的な医療行為が必要（50）
身の回りのことが自分でできない．施設・病院の看護と同様の看護を必要とする．疾患が急速に進行している	動けず，適切な医療および看護が必要（40）
	まったく動けず，入院が必要だが死は差し迫っていない（30）
	非常に重症，入院が必要で精力的な治療が必要（20）
	死期が切迫している（10）

表6 PaP（Palliative Prognosis）スコアと予後 （文献5）より引用）

合計得点	30日生存確率	生存期間の95%信頼区間
0～5.5点	>70%	67～87日
5.6～11点	30～70%	28～39日
11.1～17.5点	<30%	11～18日

表7 PPI（Palliative Prognostic Index） （文献6）より引用）

項目	得点（赤字）
Palliative Performance Scale®	10～20（4.0），30～50（2.5），60以上（0）
経口摂取量 （消化管閉塞のため高カロリー輸液を施行している場合は0点）	著明に減少（数口以下）（2.5） 中程度減少（減少しているが数口よりは多い）（1.0） 正常（0）
浮腫	あり（1.0），なし（0）
安静時呼吸困難	あり（3.5），なし（0）
せん妄	あり（原因が薬物単独のものは含めない）（4.0） なし（0）

表8 緩和医療行動スケール PPSv2（Palliative Performance Scale） （文献8）より引用）

PPSレベル	歩行	活動と疾患の根拠	セルフケア	摂取量	意識レベル
100%	歩行可能	日常生活が出来，病気の進行が見られない	自身で出来る	食欲があり，一般食が食べれる	清明
90%	歩行可能	日常生活が出来，軽度の病気の進行がみられる	自身で出来る	食欲があり，一般食が食べれる	清明
80%	歩行可能	日常生活において努力が必要，軽度の病気の進行が見られる	自身で出来る	全ての食種において食欲減退	清明
70%	歩行量の減少	職場における労働が不可能，病気の進行が明らかである	自身で出来る	全ての食種において食欲減退	清明
60%	歩行量の減少	趣味，家事が不可能，病気の進行が明らかである	時々介助が必要	全ての食種において食欲減退	清明もしくは混乱がみられる
50%	主に座っているか，寝ている	全ての仕事（家事など），労働が出来ない，病気の重傷度が明らかである	時々介助が必要	全ての食種において食欲減退	清明もしくは混乱がみられる
40%	主にベットでの生活	趣味（読書，編み物など）がほとんど出来ない，病気の重傷度が明らかである	主に介助が必要，自身ではほとんど出来ない	全ての食種において食欲減退	清明もしくは傾眠，混乱が見られることもある
30%	ベットから起き上がれない状態	趣味（読書，編み物など）がまったく出来ない，病気の重傷度が明らかである	完全介護	全ての食種において食欲減退	清明もしくは傾眠，混乱が見られることもある
20%	ベットから起き上がれない状態	趣味（読書，編み物など）がまったく出来ない，病気の重傷度が明らかである	完全介護	少量の水，氷の摂取	清明もしくは傾眠，混乱が見られることもある
10%	ベットから起き上がれない状態	趣味（読書，編み物など）がまったく出来ない，病気の重傷度が明らかである	完全介護	口腔ケア	傾眠もしくは昏睡状態，混乱が見られることもある
0%	死去	—	—	—	—

表9 PPI（Palliative Prognostic Index）スコアと予後 （文献8）より引用）

合計得点	予測される予後
6.5点以上	予後3週間未満である可能性が高い（感度83％，特異度85％）
4点以上	予後6週間未満である可能性が高い（感度79％，特異度77％）

（起居）から右側に優先度が高い順に並べられている．左から順番にみて，患者に最もあてはまるレベルを決定する．

PPIスコアの解釈は，合計点が6.5点以上であれば21日以下（週単位）の可能性が高く，3.5点以下であれば42日以上（月単位）の可能性が高いと判断される（表9）．

これらの予後予測スケールを用いた予後予測の経過と，臨床検査を組み合わせて予後を判断し，患者・家族と治療・ケアのゴールを話し合い共有することは緩和ケアにおいてとても重要であると考える．

Conclusion

緩和ケアは疾患とその時期にとらわれず，すべての生命を脅かす病に直面する患者と家族に対して，苦痛の緩和とQOLの向上を目的として行われる．緩和ケアの目標は「good death and dying（よき死と死にゆく過程）」が目標であり，そのために必要なのが症状や苦痛の緩和である．

緩和ケアにおいて重要なのは，包括的な病態と苦痛のアセスメントと，患者・家族とのコミュニケーションを通じて，治療・ケアのゴールを共有し，エビデンスに基づいた苦痛の緩和とマネジメントを行うことである．

治療・ケアのゴールを共有するためには予後の予測が重要である．予後の予測には，予後予測スケールを参考にするとよい．

文献

1) World Health Organization：WHO Definition of Palliative Care（http://www.who.int/cancer/palliative/definition/en/）2017年3月22日閲覧
2) Yokomichi N, et al：Validation of the Japanese version of the edmonton symptom assessment system-revised. J Pain Symptom Manage 50：718-723, 2015
3) Miyashita M, et al：Reliability and Validity of Japanese version of the Support Team Assessment Schedule (STAS-J). Palliat Support Care 2：379-385, 2004
4) Miyashita M, et al：Inter-rater reliability of proxy simple symptom assessment scale between physician and nurse：a hospital-based palliative care team setting. Eur J Cancer Care 19：124-130, 2010
5) Maltoni M, et al：Successful validation of the palliative prognostic score in terminally ill cancer patients. Italian Multicenter Study Group on Palliative Care. J Pain Symptom Manage 17：240-247, 1999
6) Morita T, et al：The Palliative Prognostic Index：a scoring system for survival prediction of terminally ill cancer patients. Support Care Cancer 7：128-133, 1999
7) Karnofsky DA, et al：The use of the nitrogen mustards in the palliative treatment of carcinoma. With particular reference to bronchogenic carcinoma. Cancer 1：634-656, 1948
8) Dowining GM, et al (ed)：Medical Care of the Dying, 4th ed. Victoria Hospice Society, Canada, 2006

11 がん患者在宅医療の実際

石川朗宏[*1]

🔒 Key Questions

1. がん患者への在宅医療の概要は？
2. 在宅ではどのような症状に対して，どのような治療やケアが行われるか？
3. グリーフケア，職員へのケアはどのように行っているか？

がん患者への在宅医療の過去と現状

1961年に国民皆保険制度が創設された当時は自宅で亡くなることが普通であり，現代医学と比較すると当時の医療の水準は貧弱であった．1970年代の高度成長期に病院が増え，集中治療や急性期治療で救命，延命できることが増えたため，病院医療が医療の中心となった．1975年以降は，病院で亡くなる人が自宅で亡くなる人より多くなった．特にがんの患者は，検査や治療のため病院に通院・入院が長期化し，そのまま病院で亡くなる人が現在でも圧倒的に多い．

1990年代に緩和ケアが普及し，生活の質（QOL：Quality of Life）が重視されるようになり，インフォームドコンセントが常識となった．2000年には介護保険制度が創設され，地域での生活を中心にした，生活を支える国の制度も充実してきた．このような流れから，今後の地域包括ケアの時代は，病院治療と在宅ケアの両者が効率よく連携していく必要があると考えられる．

がんの在宅医療を，**表1**に示す．在宅医療は医師，看護師だけでなく，介護職などの多職種のチームケアで対応する．特に緩和ケアが得意で，24時間対応できる医師・訪問看護ステーションが必須条件である．

病院は地域の在宅医療のリソースを知って，地域ケアと連携していく．神戸市では神戸市医師会と神戸大学病院，市民病院群と共同で逆紹介システムを構築している（**図1, 2**）．

このシステムにより，病院が患者に必要な医療処置に対応できる在宅医をみつけることができる．

表1　がんの在宅医療の流れ

1. 病院治療の終了
2. 在宅医を探す
3. 退院前カンファレンス
4. 在宅医療の開始
5. 死亡診断
6. グリーフケア
7. デスカンファレンス，事例検討会

[*1] Akihiro Ishikawa／石川リハビリ脳神経外科クリニック

神戸市医師会在宅医療情報システム［逆紹介］調査票

I. 医師会に既に届けておられますが、現在の医療機関の基本情報についてご質問いたします。

① 医療機関名
② 診療科目
③ 診療時間及び休診日
　診療時間：午前　　時　〜　　時
　　　　　　午後　　時　〜　　時
　休診日：午前休診
　　　　　午後休診
　　　　　全日休診
④ 医療機関の種類（有床　無床）
⑤ 担当医師名
⑥ 郵便番号
⑦ 住所
⑧ 電話番号
⑨ FAX番号
⑩ E-mail
⑪ 最寄りの交通機関
⑫ 本システム［逆紹介］に参加されますか（参加する　当面見合わせる）
⑬ 参加される先生にお聞きします。現在、「逆紹介」患者受入れ可能人数に○をつけてください。（0人　1人　2人　3人　4人　5人以上）

II. 訪問診療および往診についてご質問いたします。

① 定期的な訪問診療を行なっている。（はい　いいえ）
② 依頼があれば往診を行なう。（はい　いいえ）
③ 先生のご専門とされる分野に一つ〇をつけてください。
　(a) 循環器系　(b) 脳神経系　(c) 消化器系　(d) 呼吸器系
　(e) 腎臓　(f) 内分泌・代謝　(g) 血液・免疫　(h) 精神神経科
　(i) 泌尿器科　(j) 整形外科　(k) 皮膚科　(l) 耳鼻咽喉科
　(m) 婦人科　(n) 眼科　(o) 小児科　(p) 放射線科
　(q) 総合診療科　(r) リハビリテーション科　(s) 麻酔科・ペイン　(t) その他
④ 他科医師と連携すればこのシステム/訪問診療に参加してみたいと思いますか。（はい　いいえ）

III. 訪問診療あるいは往診を行なっている先生（もしくは条件によっては今後行ない得る先生）にご質問いたします。

① 往診あるいは訪問診療は自院の通院患者のみに限る。（自院の患者に限る　特に限定しない）
② 訪問時の事代はおいくらですか。
③ 24時間いつでも患家からの連絡を受ける意思がありますか。（はい　いいえ）
④ 休日に患家からの連絡を受ける意思がありますか。（はい　いいえ）
⑤ 時間指定であれば患家からの連絡によって適宜連絡に応じる。（はい　いいえ）
⑥ 個々の患者との話し合いによって適宜連絡に応じる意思がありますか。（はい　いいえ）
⑦ 往診あるいは定期的な訪問診療の可能な時間帯が決まっている。（はい　いいえ　検討中）
　訪問可能な曜日、時間をお書きください。
⑧ 在宅療養支援診療所の届け出をされていますか。（はい　いいえ）
⑨ 在宅時総合医学管理料の届け出をされていますか。（はい　いいえ）
⑩ 在宅末期医療総合診療料の届け出をされていますか。（はい　いいえ）
⑪ 処方箋、投薬について（院内処方箋　院外処方箋　どちらでも可能）
⑫ 下記項目で受け付けることができない項目に×をつけてください。
　(a) 在宅での看取り　(b) がん終末期　(c) 神経難病　(d) 認知症
　(e) 自己の専門領域　(f) 総合的なプライマリケア　(g) リハビリの指導・管理
⑬ 在宅での医療処置についてできないものに×をつけてください。
　(a) 経鼻経管栄養管理　(b) PEG/PTEG管理・交換　(c) 末梢静脈栄養管理
　(d) 中心静脈栄養管理　(e) 在宅酸素療法　(f) 気管切開後管理・交換
　(g) 人工呼吸器管理　(h) 在宅留置カテーテル管理・交換
　(i) 腎ろう・胃ろう洗浄　(j) 膀胱留置カテーテル管理　(k) インシュリン自己注射管理
　(l) 神経ブロック・関節内注射疼痛管理　(m) 麻薬疼痛管理
　(n) 持続硬膜外麻酔疼痛管理　(o) 褥瘡管理　(p) 抜糸・縫合等の創傷処置
　(q) 輸血　(r) 嚥下障害内視鏡的評価　(s) 胸腔穿刺・腹腔穿刺
　(t) NIPPV（非侵襲的持続陽圧呼吸療法）
　(u) PTBD（経皮経肝胆管ドレナージ）カテーテル管理
　(v) 在宅でのエコー検査　(w) 在宅でのエックス線検査
⑭ 連携室より先生への連絡可能な時間は
　特に指定なし　（おおむね平日9〜5時）
　指定あり
⑮ 訪問診療あるいは往診可能な範囲があればご記入下さい。

ご協力有難うございました。

図1　アンケート調査項目

神戸市内の医師会員に在宅医療に関して詳細なアンケートをとり、データベースを作った。
このデータベースはがんに限らず、脳卒中、認知症、神経難病、慢性閉塞性肺疾患などあらゆる疾患や病状に対応できるような地域の医療機関の情報が集積されている。
データベースは非公開で神戸市医師会のパソコンからアクセスすることができる。
病院の連携室などで公開されている神戸市医師会が管理している。
たとえば、肺がん術後で在宅酸素、麻薬が必要な患者の場合。これらの項目をチェックすれば対応が可能な診療所のリストが出てくる。
連携室と患者・家族が相談して候補として医師を選択する。
医師から連携し患者の医療情報をファックスで送信する。
医師に個人情報を開示した患者の医療情報をファックスで送信する。

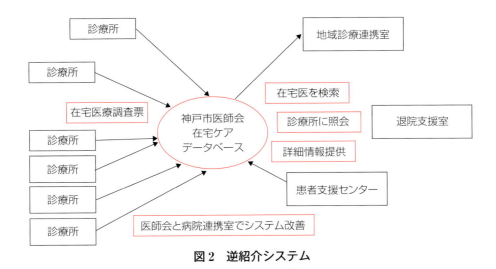

図2 逆紹介システム

退院前カンファレンス

病院でのがん治療後，自宅で療養することを選択した場合には，退院前カンファレンスを行っている．がんによる苦痛症状で医療用麻薬をはじめ，緩和ケアの継続が必要な場合や中心静脈栄養やドレーンなどがある場合，病院での治療や処置を自宅でも継続できるようアレンジする必要がある．そのため病院に往診医，訪問看護師，ケアマネジャーが出向いて，病院医師，看護師，患者，家族と面談する．

カンファレンスでは病院医師，看護師からこれまでの病状経過，治療の経緯，今後起こりうる事態への対処法などの医療情報が提供される（**表2**）．病院で行っている医療を継続するのに必要な医療機器，薬品，点滴台などとともに，ベッドなどの介護用品を退院日までに準備する．さらに患者・家族の気がかり，してほしくないこと，延命処置，療養の場所などの希望を再確認する．退院前カンファレンスは，在宅に関わるスタッフと患者・家族の信頼関係を築くだけではなく，病診連携の推進・病院のスタッフに在宅医療を周知することにも有用である．

患者・家族の療養の場所が決定されないま

表2 病院と在宅の情報共有

病名・病気・合併症
病名告知の有無
予後告知の有無
予想される病状の経過
再入院のタイミング
生活機能の評価
投薬内容
医療処置・器材
最期をどこで過ごすか
情報共有のメリット
患者・家族が安心する
病院と在宅ケアスタッフの間に信頼関係ができる
病院に電話などの連絡がしやすくなる
在宅ケアの質が上がる

ま，在宅医療が始まることもある．その場合は，ホスピス緩和ケア病棟の外来の受診を勧め，在宅療養の継続が困難な時のために入院を依頼しておくのが望ましい．

症状コントロール

がん患者には，がん性疼痛以外にも消化器症状，呼吸器症状などさまざまな苦痛症状が出現する．それらの症状については，在宅でも病院と同様に緩和ケアを行うことができる．

在宅で使える医療機器は進歩しており，医療用麻薬の持続注射をはじめ，病院の治療を継続することが以前と比べて容易になった．気管切開，人工呼吸器，在宅酸素，各種のドレーン，胃瘻，中心静脈栄養，ストーマケアなども訪問看護師と連携して管理可能である．

多くの患者では苦痛症状がコントロールされるが，症状緩和が困難な場合には鎮静を行うことがある．その場合，十分に説明をして患者・家族の希望を確認する．また，鎮静の開始には，多職種のスタッフが臨床倫理的判断を行う．症状の緩和ができない時や，家族の不安が強い時，頻回の吸引で介護が大変な時など，自宅療養の継続が困難な場合は入院することもある．

療養の場所の意思決定支援

がんの患者は，終末期といわれてからも元気な時期が数カ月ほど続く．最後の1カ月は，週単位から数日単位で悪化し，急激な経過を辿る（**図3**）．多くは，食事量が減少し，徐々に衰弱する．起き上がることが困難となり，保清や排泄に介助が必要になり，ベッドで寝たきりになると数週間で亡くなることが多い．

そのため，家族の介護疲れは比較的軽く，多くは最期まで自宅で過ごすことができる．独居であれば，ヘルパーや家政婦などのサービスを短期集中で導入する．独居でも最期まで自宅で気兼ねなく過ごすことが可能である．

家族には，息が止まった時に救急車を要請しないことを説明しておく．救急隊は救命が使命のため，不必要な心肺蘇生処置を行うことがある．また，救急隊が警察に連絡して家族が事情聴取を受けたり，検死が行われることもある．

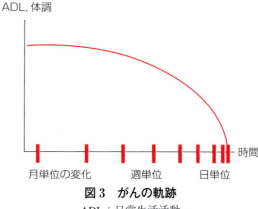

図3 がんの軌跡
ADL：日常生活活動

できるかぎり自宅で過ごし，最期はホスピス緩和ケア病棟に入院を予定している場合には，タイミングよく依頼の連絡をすることが重要である．

がんの骨転移や脳転移で寝たきり，準寝たきり状態が長期間続く場合は，家族が介護疲労を感じることがある．また，患者も家族に迷惑をかけてすまないという気持ちになることが往々にしてある．その場合は，デイサービスや療養病床を利用することも選択肢として考える必要があると思われる．

家族ケア

がんの告知に始まり，検査と治療の繰り返しで患者・家族は不安と精神的な疲労がたまっている．多くは告知から在宅医療開始まで，数カ月～数年が経過している．在宅医療では患者だけではなく，家族も患者と一体としてケアをする．在宅医療を選択する家族は他人まかせにせず，懸命に介護する傾向があるため，家族の不安やストレスにも配慮して，傾聴することが重要である．

患者は死が近づくと食事を摂らなくなり，寝ている時間が長くなる．これから死ぬ過程で起こりうることをよく説明して，家族の不安を軽減する必要がある．

スピリチュアルペイン

高齢のがん患者では，苦痛症状は比較的軽度で症状緩和を行いやすく，医療用麻薬を使わないことも多く，お迎えを待つようにして穏やかに亡くなることが多い．自分の葬儀の写真を用意している患者もいる．私見ではあるが，患者は仏壇のある部屋に介護用ベッドを置く事例が多く，近づいてくる死に対してさまざまな心づもりをしているように伺える．

一方で，若いがん患者は，身体的な苦痛症状が強い．がんのせいで仕事を辞めて，精神的にも経済的にも追い込まれることもある．亡くなった後の子どものことを心配したり，「なぜ，自分が死ななければならないか」と問い続ける患者も多い．

死について実存的な理解をしようとすることから，スピリチュアルペインが生じる．

スピリチュアルペインは霊的な苦痛といわれており，がんだけではなく，突発的な外傷，脳卒中で後遺症が残った場合や，学校・職場でのいじめなどでも生じる．がんの場合は遠くにあった「死」が自分にとって現実的になることでスピリチュアルペインが生じる．

「死」は誰にも訪れる避けることのできない現実であり，「死」は言葉や理屈で解決することができない現象である．答えのない疑問には患者の話を傾聴し，これまでの人生を振り返るライフレビューが有効とされている．疑問に答えるより，共感的に無念さに付き合うことで，言葉では解決できないつらさを軽減することができる．可能であれば，ボランティアや宗教者の参加が望ましいと思われる．

一方で，病院にはない自宅療養のメリットはたくさんある．自宅にはこれまでの人生の思いの詰まった日用品や大切なものがあふれている．自宅で療養していれば，小さい子どもの世話や家事をすることができる．自宅での空間の感覚，自由な時間を過ごせるというメリットを生かして，家族の役割を維持しつつ，これまでの生活を継続できるように介助者は必要かつ十分なサービスを導入する工夫が必要である．

かぎられた体力で日常生活ができるようにリハビリテーションの介入も重要である．

身体機能が低下していく中で，緩和的なリハビリテーションは患者にとって希望になる．

終末期になると疼痛や嘔気などの苦痛症状が薬物療法で緩和されても，日常生活活動（ADL：Activities of Daily Living）が低下することでQOLが下がる．理学療法士が直接触れてケアすることで，緩和される苦痛症状（浮腫や不動による関節，筋肉の疼痛など）もあり，緩和的なリハビリテーションは患者にとって希望になると考えられる．

グリーフケア

患者が亡くなると喪失体験により，遺族は悲しみを感じ，また乗り越えようと努力する．遺族を訪問すると介護していた時に感じたことを色々と話してくれ，患者が生きている時には聞けなかったような話題が出ることもある．

スピリチュアルペインと同様，悲しみ，つらさを実存的には解決することはできない．遺族の話を傾聴することは，喪失経験を再解釈する作業である．家族と一緒に患者を看ていた人として，遺族を労わることにもなると考えられる．なお，遺族訪問ができない場合は，手紙を送る．また，遺族会を開催すると遺族がお互いに話を聞き合って，自分の経験をピアレビューすることができる．

デスカンファレンス

　患者が亡くなった後，スタッフは喪失体験・燃え尽きを感じることが多い．自分の関わりについて反省したいこと，聞いてほしいこともあるのだと思われる．うまくいったと感じる場合もあれば，在宅療養の途中で入院してしまって不全感がある場合などさまざまである．

　スタッフのもやもやとした精神的なストレスをなくすためには，デスカンファレンスを行い，スタッフが思いを話す機会を設け，スタッフの心に句読点を打つことも大事である．そうすれば，スタッフ自らリフレクションすることができると考えている．

　次回に生かすための反省会というよりも，問題点を言語化，可視化することで客観的に省察する機会を設けることが目的である．困難事例の場合は，ほかの医療機関，事業所スタッフを招いて事例検討会を行い，第三者の意見を聞くこともある．

Conclusion

　病院でのがん治療が終わる時，人生の最期は自宅で過ごすのかホスピスに入院するかを考えなければならない．患者の多くは，がんの苦痛症状や治療の合併症により医療処置の継続が必要である．在宅療養の場合には病院で退院前ファレンスを行い，在宅医療に関わる医師・看護師と患者の医療情報を共有する．がんの場合，寝たきりの期間は数週間のことが多いため，家族の介護疲れは対処しやすい．苦痛症状を緩和できれば，最期まで自宅で過ごすことを希望する患者は多い．

　患者の死後，遺族を訪問するかあるいは手紙を送り，グリーフケアを行う．在宅医療に関わるスタッフにも感情的な負担が残るためデスカンファレンス・事例検討会でリフレクションすることが重要であると考える．

第3章

理学療法各論

　各がん腫やさまざまな臨床場面における患者の障害像や，理学療法の介入目的・目標とともに，理学療法の進め方，評価・効果判定，リスク管理の実際についてわかりやすく解説した．また，各領域における理学療法のエビデンスや最新のトピックスについてもまとめた．臨床のみならず今後取り組まなければならない課題の提言にもなっているため，ぜひご確認いただきたい．

1 化学療法・放射線療法施行患者に対する理学療法

中野治郎[*1]　石井　瞬[*2]

> **Key Questions**
> 1. 化学療法・放射線療法は運動機能にどのような影響を及ぼすか？
> 2. 化学療法・放射線療法施行中のがん患者に対する理学療法はどのようなものか？
> 3. 運動療法でどのような効果が期待できるか？

はじめに

がん患者に対する化学療法・放射線療法の目的は，がんの治癒，生存期間の延長，症状の緩和であり，がんの種類と進行度，全身状態に合わせて高頻度に適用されている[1]．しかし，化学療法・放射線療法を実施する際には多種多様な副作用（**表1**）[2]とそれに関連する有害事象が避けられない．優れた支持療法の開発により，以前に比べると副作用の頻度や程度は改善されてきているものの，副作用が患者の活動を制限し，理学療法の進行を妨げ，運動機能や日常生活活動能力の低下を招いているケースが多く存在するのも事実である．

がん自体に由来する有害事象としての身体症状に多いのは，倦怠感や食欲不振，痛み，精神症状に多いのは抑うつ，不安，せん妄，睡眠障害などであり，これらの症状は化学療法・放射線療法によりさらに重度化し，身体活動量の低下と廃用症候群の進行を招き，がん患者は身体的にも精神的にも脆弱化していく．この状況に陥ると，理学療法を実施したとしても十分な効果を得ることができなくなる．したがって，化学療法・放射線療法を施行するがん患者に対する理学療法において

表1　化学療法・放射線療法の副作用
（文献2)より改変引用）

化学療法の副作用	放射線療法の副作用
当日〜1週後 　悪心・嘔吐 　倦怠感 　食欲不振 　下痢 　便秘 　筋肉痛・関節痛 　アレルギー反応	急性反応（当日〜） 　倦怠感 　食欲不振 　骨髄抑制 　・白血球減少 　・血小板減少 　・貧血 　その他[*1]
1週後〜 　骨髄抑制 　・白血球減少 　・血小板減少 　・貧血 　末梢神経障害 　口内炎 　脱毛，皮膚の角化，しみ	晩期反応（数カ月〜） 　組織・臓器の線維化 　その他[*1] 　二次がんの発生

＊1 放射線を照射した各臓器において特有の症状が出現

[*1]Jiro Nakano／長崎大学大学院医歯薬学総合研究科保健学専攻
[*2]Shun Ishii／長崎大学病院リハビリテーション部

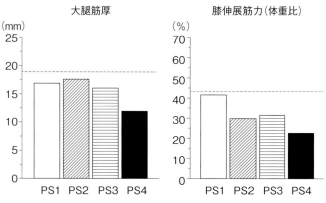

図1 がん患者の筋厚と筋力
化学療法・放射線療法を施行するがん患者80名（60歳以上，平均年齢70.9歳）の大腿筋厚，膝伸展筋力を測定し，パフォーマンスステータス（PS：ECOG Performance Status）で分類してグラフ化（平均値）した図．図内の点線は同年齢層の地域高齢者の平均値を示す．その値は文献5)を参考にした

は，治療の副作用とそれに関連する身体症状・精神症状を理解したうえで障害像を正確に把握し，適切なプログラムを提供していく必要ある．各がん腫に関する詳細な内容は他稿に譲るとし，ここでは化学療法・放射線療法を施行するがん患者に共通した内容に焦点をあてて概説する．

障害像と理学療法の目的

化学療法・放射線療法を施行するがん患者にみられる運動機能障害は，四肢の筋力低下に起因するものがほとんどである．ただ，その筋力低下には，がん自体に由来する筋萎縮，身体活動量の低下による廃用性筋萎縮のほかに，化学療法・放射線療法に伴う副作用の影響が混在している考えられる[3,4]．図1は化学療法・放射線療法を施行するがん患者80名の大腿四頭筋厚，膝伸展筋力を調査し，全身状態の指標となるパフォーマンスステータス（PS：ECOG Performance Status）で分類した結果であるが[5]，PS＝1，2，3の患者の間には大腿四頭筋厚の違いは認めていないにもかかわらず，膝伸展筋力はPS＝1に比べてPS＝2，3の患者に低下が認められている．このように，化学療法・放射線療法を施行するがん患者では，筋ボリュームと筋力が一致しないことが特徴の1つであり，その要因を多面的に分析して障害像を捉えていくことが重要となる．

骨格筋に対する化学療法・放射線療法の影響

がん患者にみられる筋萎縮の原因の大半は，悪液質と廃用性筋萎縮に由来するが，化学療法・放射線療法の直接的な影響も考えられる（図2）．その1つが，治療の副作用による末梢神経障害である．末梢神経障害による筋力低下の実態は明らかにされていないが，患者が「手足に力が入りにくくなった」「つまずきやすくなった」と訴えることがしばしばあり[6]，その程度には日内変動があるという[7]．また，近年の動物実験によれば，化学療法が骨格筋内のミトコンドリア機能異常を惹起し，酸化ストレスを増加させ，これが筋収縮力と持久力を低下させることが明らかとなっている[8]．化学療法・放射線療法を施行するがん患者の骨格筋では，筋ボリュームと

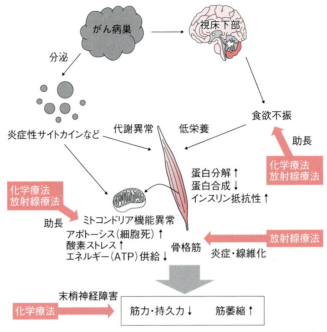

図2 骨格筋に対する悪液質・化学療法・放射線療法の影響

筋出力が一致しないことを先に述べたが，それにはミトコンドリア機能異常が関わっている可能性がある．また，骨格筋内のミトコンドリア機能異常は，悪液質による筋機能不全のメカニズムの1つでもあり，化学療法が悪液質の進行を助長する可能性も伺える．

一方，放射線療法が骨格筋に影響を及ぼすことも確認されており，具体的には，骨格筋に対して放射線を照射すると筋線維の損傷と再生が繰り返され，筋組織の線維化が生じるリスクがある．また，動物実験では，放射線療法が直接的に筋蛋白質の発現を減少させ，筋萎縮を助長することも明らかにされている[9]．実際に，乳がん術後の患者の胸部に放射線療法（45 Gy以上）を施行したところ，肩関節の関節可動域制限と筋力低下が認められたという報告や[10]，ホジキンリンパ腫患者に対してマントル照射（頸部，腋窩，肺門，縦隔リンパ節への放射線照射）を施行したところ，患者の約6割に頸部筋群の筋力低下，75%に頸部筋群の疼痛が認められたという報告がある[11]．したがって，放射線療法を施行する患者の運動機能を評価する場合は，どの部位に照射したのかを確認しておく必要がある．

身体症状に対する化学療法・放射線療法の影響

がん患者には多彩な身体症状があり，頻度が高いものとして体重減少，疼痛，倦怠感，貧血などがあげられる．詳細は他稿に譲るとし，化学療法・放射線療法ならびに運動機能と関連深いものだけに触れておく．

がん患者の体重減少の本態は，がん自体に由来する食欲低下，疼痛などによる経口摂取量の低下，消化管通過障害，下痢などの消化管機能障害による栄養摂取・消化吸収量の低下である．加えて，化学療法・放射線療法を施行するがん患者では，治療の副作用として悪心・嘔吐，食欲不振，口内炎や食道炎による嚥下障害，粘膜炎による消化管症状，味覚異常などが生じることがあり，それらの症状

が栄養障害と体重減少を助長する[12]．

倦怠感はほかの身体症状や精神症状，治療による副作用などに随伴してしばしば出現する[3]．また，Brownら[4]の報告によれば，倦怠感が弱いがん患者と強いがん患者で比較すると，筋量には差がないにもかかわらず実際の筋力や運動機能は倦怠感が強い患者のほうが低いことが示されている．これは，倦怠感が強いがん患者は筋量に相当する筋力や運動能力を発揮できていないことを意味している．つまり，倦怠感が強いがん患者の中には筋力は弱くても筋量はある程度残されている者が含まれており，そのようなケースでは，倦怠感が改善されることにより筋力低下も改善する可能性があるともいえる．

化学療法の副作用として侵害受容性の疼痛が出現することがあり，薬物投与後にみられるインフルエンザ様症候群とそれに伴う筋肉痛および関節痛が生じる[1]．また，化学療法・放射線療法によって末梢神経障害が生じると，神経障害性疼痛を引き起こすこともある[13]．化学療法・放射線療法の施行後は，数日にわたって強い倦怠感が生じるため，一時的ではあるが理学療法の実施が困難な状況となる．

がん患者でみられる貧血は，化学療法・放射線療法と深い因果関係があるとされ[14]，その出現頻度はがんの種類によって異なり，放射線療法よりも化学療法のほうが生じやすい[15]．貧血は筋力と筋持久力を低下させる要因になるため[16]，理学療法を行う際に貧血の有無を確認しておく必要がある．

精神症状に対する化学療法・放射線療法の影響

がん患者にみられる精神症状の原因の多くは，がんに対する心理的反応，がんに伴う身体症状，化学療法・放射線療法に伴う副作用に対する苦痛・ストレスである．その中でも，ストレスから生じる精神症状は倦怠感と深い関係があるといわれている．実際に，Carelleら[16]の調査によると，がん患者が抱えるストレス度の中で倦怠感は男性の1位，女性の3位と上位に位置し，その事実はシステマティックレビューのメタアナリシスでも確認されている[17]．また，精神症状には痛みや睡眠障害などほかの身体症状が関係していることも示されている[3]．したがって，化学療法・放射線療法を施行するがん患者の障害像を捉えるためには，身体症状と精神症状の両者を評価し，関連性を理解する必要がある．

理学療法の目的

基本的な理学療法の目的は運動機能，日常生活活動（ADL：Activities of Daily Living）の改善または維持であり，がん以外の患者となんら変わることはない．がんの種類による特別な問題は存在するものの，がん治療中・後の全身性の運動機能の低下，身体活動量の低下，廃用症候群といった一般的な問題に対して理学療法を行う割合が大きい．ただし，がんの進行に伴う機能障害の増悪，二次的障害，生命予後などに特別の配慮が必要であり，それに対応して理学療法の目的を変えていくことも重要である[18]．

がん患者の苦痛を軽減させることも，理学療法の目的の1つである．がん患者に対する運動療法は苦痛の原因となる身体症状・精神症状に対しても効果があることが示されており[19]，身体症状・精神症状の改善がADLの改善，身体活動量の増加，廃用症候群の予防，ひいては生活の質（QOL：Quality of Life）の向上につながる可能性がある．ケースによっては，運動機能の改善よりも身体症状・精神症状の改善を目指したほうがよい結果が得られる場合もある．そのような場合は，理学療

表2 代表的な評価項目の一覧

評価項目	評価ツール
基本情報	年齢，身長，体重，BMI，がんステージ，転移の有無，投与薬物（レジメン），化学療法・放射線療法のスケジュール 血液データ〔赤血球，白血球，血小板，CRP，アルブミン，総蛋白質，ヘモグロビンなど〕，摂食状況
全身状態	PS（Performance Status），KPS（Karnofsky Performance Status）
運動機能・身体能力	筋力：握力計，ハンドヘルドダイナモメーター，筋量：体組成計，周径，CT・MRI（大腰筋） 歩行スピード：10 m 歩行テスト，機能的移動能力：Timed Up & Go テスト（TUG） 運動耐容能：6分間歩行テスト，30秒椅子立ち上がりテスト 機能的自立度：FIM（Functional Independence Measure） 身体活動量：万数計，加速度センサー活動量計，バランス：重心動揺計
身体症状	包括的評価：日本語 MDASI-J（M. D. Anderson Symptom Inventory） 倦怠感：CFS（Cancer Fatigue Scale），BFI（Brief Fatigue Inventory），呼吸困難：CDS（Cancer Dyspnea Scale） 痛み：VAS（Visual Analog Scale），NRS（Numerical Rating Scale），McGill 版疼痛尺度，STAS（Support Team Assessment Schedule），BPI（Brief Pain Inventory），触覚・痛覚閾値（Von Frey テスト）
精神症状	不安・抑うつ：HADS（Hospital Anxiety and Depression Scale） せん妄：DRS-R-98（Delirium Rating Scale-R-98），感情：POMS（Profile of Mood State）
QOL（Quality of Life）	EORTC QLQ-C30，短縮版 EORTC QLQ-C15-PA FACT-G（Functional Assessment of Cancer Therapy-General），SF-36（36-Item Short Form Survey）
心理	自己効力感：GSES（General Self-Efficacy Scale），末期がん患者のセルフ・エフィカシー尺度* ストレス：心理的ストレス反応尺度（SRS-18），唾液アミラーゼ活性モニター

*平井らが開発した尺度（平井 啓, 他：末期癌患者のセルフ・エフィカシー尺度開発の試み. 心身医学 41：19-27, 2001）

法は緩和ケアの一手段と位置づけられ，多職種チームで目的を共有し，治療に取り組むことが重要となる．

評価方法

　化学療法・放射線療法を施行するがん患者の理学療法においては，さまざまな身体症状・精神症状が生じるため，多面的な評価を実施して効果判定を行う必要がある．紙幅の都合によりそのすべてを紹介することはできないが，代表的なものを表2にまとめたので参考にされたい．

　評価を行う際に注意すべき点は，化学療法・放射線療法の副作用は時間経過とともに変化していくことである．化学療法の種類・レジメンや放射線の照射部位などによって副作用は異なるため一概にはいえないが，少なくとも治療の直後は避けるべきである．また，多種の評価に嫌気が差して，患者が評価を拒むこともしばしば問題となる．その場合は，質問表 EORTC QLQ-C30（European Organization for Research and Treatment of Cancer Quality of Life Questionnaire Core 30）[20]に評価を絞るとよい．これは QOL の評価ツールであるが，機能スケールとして身体，役割，認知，情緒，社会，全般，また症状スケールとして悪心・嘔吐，倦怠感，呼吸困難，痛み，睡眠障害，食欲不振，下痢，経済を評価することができ，身体症状を全体的に捉えることができる．国内外の研究でもよく用いられており，比較データが得られやすいというメリットもある．また，緩和ケアを受けるがん患者向けに EORTC QLQ-C30 の短縮版

EORTC QLQ-C15-PAL[21]が開発されており，これは自記式の調査票に回答することが困難な終末期のがん患者に対して有用である．

実際の介入方法

がん患者の多くには筋萎縮を主体とする運動機能とADLの低下が認められるため，運動療法が適用される．これはすべてのがんの種類に共通する方針であり，ガイドラインでも強く推奨されている[22]．また，化学療法・放射線療法に治療中・後であっても，血液検査値やバイタルサイン，その他の身体所見などに基づきリスク管理を行えば理学療法は安全に実施できると報告されている[23]．一方，化学療法・放射線療法を施行するがん患者の中には，身体機能は維持されているのにもかかわらず「動けない」「動いてはいけない」と考えて自ら身体活動量を制限するケースがみられ，その悲観的な行動には自己効力感の低下が関与していると思われる[24]．運動機能が低下しているため自由に動けず身体活動量が低下している患者と，運動機能は維持されているが身体活動量が低下している患者を区別する必要がある．

以下に3つのケースを取り上げ，それぞれに対する理学療法について概説する．なお，リスク管理については，がんの種類により異なる点が存在するためここでは割愛する．

1．身体症状・精神症状が軽度のケース

身体症状・精神症状が少なく，主に運動機能の低下により身体活動量の低下，ADLの低下を呈しているケースでは，運動機能の改善を期待してレジスタンストレーニングと有酸素運動が適用される．これらの運動は筋力・筋持久力の改善だけでなく，炎症性サイトカインの産生を抑えて悪液質の影響を軽減させる効果や免疫力を向上させる効果や[25]，倦怠感などの身体症状を軽減させる効果があることが明らかにされており，それぞれが相乗効果を生み出してADLとQOLの向上へつながる[26]．運動療法の強度と頻度については，中強度よりも高強度，低頻度よりも高頻度のほうが運動機能の改善が期待できることが明らかにされている[27]．がん患者に運動療法を実施した研究を概観すると，レジスタンストレーニングでは1RM（Repetition Maximum）または最大筋力の60〜70％の負荷量で8〜12回を2セット以上，週2〜3回としたものが多く[28]．また，有酸素運動では最大酸素摂取量の50〜80％以上の負荷量で1日20〜60分，週2〜5回程度としたもの多い[29]．健常人において筋力・筋持久力の維持ができる運動量は，週150分以上の中強度の有酸素運動または週75分以上の強度の有酸素運動，ならびに週2〜3回のレジスタンストレーニングとされており，ガイドラインでもそれに準じた目標が推奨されている[23]．ただし，レジスタンストレーニングや有酸素運動の有効性を示した多くの研究は，早期のがん患者を対象としたものが多い．維持期・終末期のがん患者に対しても有効であるのか，実施可能であるのかについては不明な点がある．なお，運動療法のエビデンスについては，がん腫別にランダム化比較試験とそのメタアナリシスが進んでいるので他稿を参照されたい．

2．身体症状・精神症状が重度のケース

身体症状・精神症状が重度のケースでは，ベッドサイドでも実施可能な低強度の運動療法でまず身体症状・精神症状の改善を図り，身体活動量の低下と廃用症候群の悪循環から脱却させる必要がある（図3）．しかし，化学療法・放射線療法の施行により身体症状・精神症状が増悪したケースでは，中強度〜高強度の運動療法は苦痛であり，無理な施行はモチベーションの低下や症状の悪化を招く恐れ

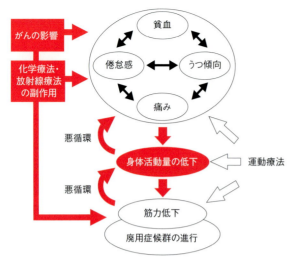

図3 がん患者にみられる身体活動量の低下と悪循環

がある.そのため,負荷量には十分配慮しなければならない.また,重度の悪心・嘔吐,食欲不振を示し食事が十分に摂取できていないがん患者に対して,強度の運動療法を実施すると自食作用(オートファジー)による筋蛋白質の分解が亢進し,筋萎縮が進行するという逆効果になる恐れもある[30].そのような場合は,倦怠感や不安・抑うつなど身体症状・精神症状を改善する効果があるウォーキングを中心とした低強度の運動療法が推奨される(**図4**)[31,32].また,身体症状・精神症状の軽減効果が期待できる低強度の運動療法は,終末期のがん患者に対する緩和ケアの治療プログラムとしても有用である.負荷量の設定は症状にもよるが,心拍数であればカルボーネン法で算出した上限心拍数の40%以下,疲労度であれば修正Borgスケールの「楽である〜ややきつい」を目安にするとよい.健常人において運動耐容能が維持できる身体活動量は1日4,000歩,または1週間で1,000 kcalに相当する活動とされていることから[33,34],理学療法と病棟内生活を合わせた身体活動量がそれを満たすよう目標とプログラムを設定する.

化学療法・放射線療法を施行するがん患者に対する運動療法の効果を検証した報告は多くされているが[22],そのほとんどでは,中強度以上の運動療法が採用されており,低強度の運動療法の効果検証を行った報告は少なく,エビデンスが得られていない状況である.がん患者に対する理学療法の効果が認識された今,これまで適応外と考えられてきた重度の有害事象を伴うがん患者に対しても理学療法が処方されることが予想されるため,今後,低強度の運動療法の効果検証を進める必要がある.

3.症状にかかわらず臥床傾向が強いケース

がん患者の中には,運動機能,身体症状,精神症状にさほど問題はなくても,臥床傾向が強く身体活動量が低下しているケースがある.そのケースにおける身体活動量の低下の要因としては,①運動機能に対する自己評価が低く自分は動けないと思っていること,②活動することにより身体症状・精神症状が増悪すると考えていること,③治療中・後は安静が大事であり動いてはいけないと思っていることなどがあげられる[35].そのような場合には,患者教育を中心とした行動変容アプローチが推奨される.行動変容アプローチとは,学習理論や行動理論に基づいて患者の不適応行動を消去し,適応的な行動がとれるようにする心理療法から発展した治療法であり,行動療法とも呼ばれる.生活習慣病や慢性痛,精神疾患などで頻繁に用いられる認知行動療法も行動変容アプローチの治療体系に属する[33].具体的には,オリエンテーションによるガイドライン[34]に基づいた運動療法の必要性と安全性の説明,目標設定,セルフモニタリング(日誌の作成),理学療法士とのフィードバック,自己管理の順に進めていく(**図5**).歩数計や加速度センサー活動量計を

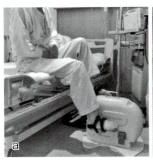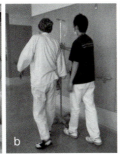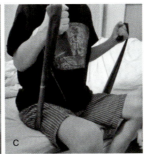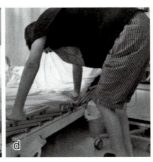

図 4 低強度の運動療法の例
写真は，化学療法を施行中のがん患者に対するベッドサイドでのエルゴメーター（a），病棟での歩行（b），エクササイズバンドを用いた筋力トレーニング（c），ベッドサイドでの屈伸運動（d）の様子を示す．強度は，負荷量としては上限心拍数（カルボーネン法）の40％以下を目安としている

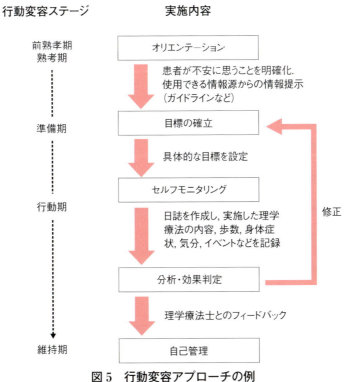

図 5 行動変容アプローチの例

用いて日々の身体活動量を客観的に評価すると，運動を行っても身体症状が悪化しないこと，また身体症状が強くても運動できることを認知させ，効果的なフィードバックを行うことができる[34]．近年，がん患者に対する行動変容アプローチに関する報告が増加しつつあり，すでに乳がんサバイバーに行動変容アプローチを行うと身体活動量が向上することがシステマティックレビューで確認されている[36]．

4．適用と目標

前述した各種の介入方法の適用と目標を**図6**にまとめた．基本的な判断基準と目標は，廃用症候群の進行が予防できる運動量または身体活動量である[23,37,38]．ただし，がんのス

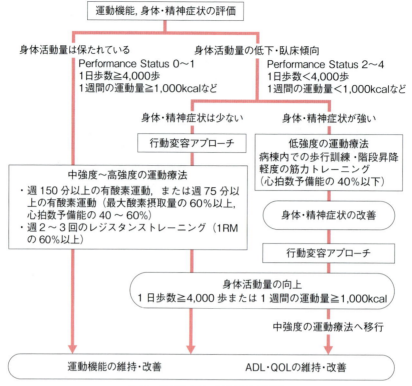

図6 理学療法の適用と目標
心拍数予備能（＝最大心拍数－安静時心拍数）．最大心拍数の簡便算出法は（220-年齢）
ADL：日常生活活動，QOL：生活の質

テージ，年齢，がん以外の疾病，入院前の運動習慣，化学療法・放射線療法のスケジュールなどにも配慮する必要がある．また，介入初期から高い目標を設定するとモチベーションの低下や不安，ストレスを招く可能性があるため，目標は状況に応じて徐々に高めていくべきであり，特に行動変容アプローチにおいてはその点の配慮が重要となる．

Conclusion

　化学療法・放射線療法を施行する患者においては，治療の副作用とそれに関連する身体症状・精神症状が運動機能や身体活動量に影響を及ぼしていることが多い．そのため，各種の評価ツールを用いて多面的に障害像を捉えることが重要となる．基本的な方針は，がんの種類にかかわらず運動療法が主軸であり，身体症状・精神症状の程度に応じて負荷量を調節し，ときには行動変容アプローチを併用して身体活動量の向上と自己管理を促し，廃用症候群の進行に対する予防対策をとる．化学療法・放射線療法の治療中・後であっても，適切なリスク管理を行えば理学療法は安全に実施でき，中強度〜高強度の運動療法に関するエビデンスは整いつつある．一方，低強度の運動療法に関しては，各種の身体症状・精神症状を軽減する効果が注目され，緩和ケアとしての役割が期待されている．

文　献

1) 渡邊順一郎：癌治療の理解　化学療法．辻　哲也，他（編）：癌のリハビリテーション．金原出版，2006，pp17-26
2) 国立研究開発法人国立がん研究センターがん対策情報センター：国立がん研究センターがん情報サービス（http://ganjoho.jp/public/index.html）2017年2月17日閲覧
3) Cheng KK, et al：Impact of mood disturbance, sleep disturbance, fatigue and pain among patients receiving cancer therapy. *Eur J Cancer Care*（Engl）**22**：70-78, 2013
4) Brown DJ, et al：The correlation between fatigue, physical function, the systemic inflammatory response, and psychological distress in patients with advanced lung cancer. *Cancer* **103**：377-382, 2005
5) 江崎千恵，他：地域在住高齢者の大腿周径および大腿四頭筋と大腿四頭筋筋力との関係．理療科 **25**：673-676, 2010
6) 勝山　壮，他：がん化学療法に伴う末梢神経障害に関する実態調査．日病薬誌 **42**：207-210, 2011
7) Tofthagen C, et al：Peripheral neuropathy caused by Paclitaxel and docetaxel：an evaluation and comparison of symptoms. *J Adv Pract Oncol* **4**：204-215, 2013
8) Gilliam LA, et al：Targeted overexpression of mitochondrial catalase protects against cancer chemotherapy-induced skeletal muscle dysfunction. *Am J Physiol Endocrinol Metab* **311**：E293-301, 2016
9) Kim JP, et al：Quantitative analysis of myosin heavy chain expression change in laryngeal muscle after irradiation in rats. *Yonsei Med J* **52**：158-164, 2011
10) Blomqvist L, et al：Evaluation of arm and shoulder mobility and strength after modified radical mastectomy and radiotherapy. *Acta Oncol* **43**：280-283, 2004
11) van Leeuwen-Segarceanu EM, et al：Progressive muscle atrophy and weakness after treatment by mantle field radiotherapy in Hodgkin lymphoma survivors. *Int J Radiat Oncol Biol Phys* **82**：612-618, 2012
12) 伊沢由紀子：化学療法・放射線療法中の副作用に対する患者への栄養サポート．医のあゆみ **254**：826-832, 2015
13) 戸倉夏木：がん終末期ケア　終末期に現れうる身体症状．薬局 **60**：3053-3057, 2009
14) Ludwig H, et al：The European Cancer Anaemia Survey（ECAS）：a large, multinational, prospective survey defining the prevalence, incidence, and treatment of anaemia in cancer patients. *Eur J Cancer* **40**：2293-2306, 2004
15) Penninx, BW, et al：Anemia is associated with disability and decreased physical performance and muscle strength in the elderly. *J Am Geriatr Soc* **52**：719-724, 2004
16) Carelle N, et al：Changing patient perceptions of the side effects of cancer chemotherapy. *Cancer* **95**：155-163, 2002
17) Oh HS, et al：Systematic review and meta-analysis of the correlates of cancer-related fatigue. *Worldviews Evid Based Nurs* **8**：191-201, 2011
18) 辻　哲也：がんのフィジカルリハビリテーションオーバービュー　がん治療におけるリハビリテーションの必要性．J Clin Rehabil **12**：856-862, 2003
19) 石井　瞬：がん患者に対する理学療法の再考—身体活動量に着目したアプローチ．理療探求 **19**：9-15, 2016
20) Aaronson NK, et al：The European Organization for Research and Treatment of Cancer QLQ-C30：a quality-of-life instrument for use in international clinical trials in oncology. *J Natl Cancer Inst* **85**：365-376, 1993
21) Groenvold M, et al：The development of the EORTC QLQ-C15-PAL：a shortened questionnaire for cancer patients in palliative care. *Eur J Cancer* **42**：55-64, 2006
22) 日本リハビリテーション医学会　がんのリハビリテーションガイドライン策定委員会：がんのリハビリテーションガイドライン．金原出版，2013
23) Schmitz KH, et al：American College of Sports Medicine roundtable on exercise guidelines for cancer survivors. *Med Sci Sports Exerc* **42**：1409-1426, 2010
24) 井上順一朗，他：造血幹細胞移植患者における身体活動量と運動セルフ・エフィカシーの関連性．理療科 **29**：497-502, 2014
25) Campbell A, et al：A pilot study of a supervised group exercise programme as a rehabilitation treatment for women with breast cancer receiving adjuvant treatment. *Eur J Oncol Nurs* **9**：56-63, 2005
26) Battaglini CL：Cancer cachexia：muscle physiology and exercise training. *Cancers*（Basel）**4**：1247-1251, 2012
27) Kampshoff CS, et al：Randomized controlled trial of the effects of high intensity and low-to-moderate intensity exercise on physical fitness and fatigue in cancer survivors：results of the Resistance and Endurance exercise After ChemoTherapy（REACT）study. *BMC Med* **13**：275, 2015
28) Cramp F, et al：The effects of resistance training on quality of life in cancer：a systematic literature review and meta-analysis. *Support Care Cancer* **18**：1367-1376, 2010
29) Bergenthal N, et al：Aerobic physical exercise for adult patients with haematological malignancies. *Cochrane Database Syst Rev* **11**：CD009075, 2014
30) 大野　綾，他：悪性腫瘍のリハビリテーション栄養．*MB Med Reha* **143**：107-116, 2012

31) Chen HM, et al：Randomised controlled trial on the effectiveness of home-based walking exercise on anxiety, depression and cancer-related symptoms in patients with lung cancer. *Brithish J Cancer* **112**：438-445, 2015
32) 石井　瞬, 他：保存的治療が適応となるがん患者に対する低強度運動が身体活動量, 身体・精神症状, QOLにおよぼす影響. Pain Rehabilitation **5**：36-42, 2015
33) O'Leary TA, et al：Cognitive-behavioral therapy for alcohol addiction. Hoffman SG, et al（edition）：Treating chronic and severe mental disorders. Guilford, 2002, pp234-257
34) 大野　裕：認知行動療法の基礎と展望. PTジャーナル **48**：1093-1098, 2014
35) Prochaska JO, et al：Stages of change in the modification of problem behaviours. *Progr Behav Modif* **28**：183-218, 1992
36) Bluethmann SM, et al：Taking the next step：a systematic review and meta-analysis of physical activity and behavior change interventions in recent post-treatment breast cancer survivors. *Breast Cancer Res Treat* **149**：331-342, 2015
37) 田中宏太佳, 他：健常中高年者の日常生活の活動性と下肢筋力・筋横断面積―脳卒中片麻痺患者の廃用性筋萎縮予防に関する研究. リハ医学 **27**：459-463, 1990
38) 石川愛子, 他：造血幹細胞移植とリハビリテーション. 日造血細胞移植会誌 **5**：107-117, 2016

2 周術期の理学療法―総論

及川真人[*1]

> 🔒 **Key Questions**
> 1. 周術期における障害像，理学療法の介入目的・目標は何か？
> 2. 理学療法の進め方，評価・効果判定，リスク管理はどのように行うか？
> 3. 周術期における理学療法のエビデンス，トピックスは何か？

周術期理学療法の目標および目的

　がん患者を対象とした周術期理学療法は，従来開胸・開腹手術患者を中心に，呼吸器合併症や廃用症候群の予防を主たる目的に行われてきた．現在では，在院日数短縮のための身体運動機能および日常生活活動（ADL：Activities of Daily Living）能力の回復促進も，重要な役割となる．近年の手術療法の特徴として，低侵襲手術あるいは縮小手術の普及など手術手技の進歩，術中および術後の全身管理の発展を背景に，後期高齢患者や多くの併存疾患，術前全身状態の不良など，以前では手術適応とならなかった高リスク患者への適応の範囲拡大があげられる．こうした高リスク患者においては，術後の重篤な合併症の発症，あるいは予測外の身体運動機能およびADL能力の低下が生じ，回復に難渋する症例も少なくない．そのため，周術期の理学療法において理学療法士は，低リスク患者と高リスク患者の二極化する患者層を理解し，各患者に応じて介入の必要性や実施頻度，プログラム内容を検討する必要がある点が周術期理学療法の特徴といえる．

周術期患者の障害像

1. 術前状態の特徴

　手術療法の一般的適応は，がんの臨床病期初期の患者であり，術前の身体運動機能やADL能力に障害を有することは少ない．一方で，消化器がんにおいては，嚥下困難や上腹部・下腹部痛などを原因とし，その他のがん患者においても味覚異常や抑うつ症状のために，食欲不振に伴う栄養障害を有していることが少なくなく[1]，がん患者の生命予後や健康関連QOL（HRQOL：Health Related Quality of Life）に影響を及ぼす悪液質も，病期初期より20％程度合併することが示されている[2]．また，高齢患者においてはがん特有の問題点に加え，フレイルやサルコペニアの合併，各種臓器機能の低下，罹患する併存疾患数の増加，認知機能の低下など加齢に伴う問題が混在しており，多面的な評価によって患

[*1]Masato Oikawa／長崎大学病院リハビリテーション部

者像を把握する必要がある．

2．術後患状態特徴

1）手術侵襲と生体反応

手術侵襲によって生じる生体反応は，侵襲が過大になるにしたがい過剰となり，侵襲局所において活性化された炎症性サイトカインが過剰となって生じる全身性炎症反応症候群（SIRS：Systemic Inflammatory Response Syndrome）や，SIRSに対する抗炎症性サイトカインの産生亢進によって生じる過剰な抗炎症状態である代償性抗炎症反応症候群（CARS：Compensatory Anti-inflammatory Response Syndrome）など，本来の生態防御の目的から外れた病態が出現し[3]，患者状態をより不安定なものとする．

2）術後合併症

a．呼吸器系

呼吸器合併症は，非心臓手術患者の5〜10％，ハイリスク患者の22％，低侵襲手術でも1，2％に発症し[4]，術後の死亡率上昇や在院日数の長期化をきたす重大な合併症である．術後呼吸器合併症には，無気肺や肺炎・気管支炎，気管支攣縮，慢性肺疾患の急性増悪，気道分泌物による肺胞虚脱，48時間以上の人工呼吸管理，急性呼吸窮迫症候群（ARDS：Acute Respiratory Distress Syndrome），肺塞栓などがあげられ，無気肺や肺炎は発症頻度が高く，かつ理学療法の適応となる術後合併症である．

b．循環器系

循環器合併症は，血圧異常，徐脈，頻脈，不整脈，心筋虚血，心不全・肺水腫，肺血栓塞栓症，ショックなどがあげられる．術後高血圧は，疼痛や不穏，低酸素血症，過剰輸液を，低血圧は術中輸液・輸血の不足や術後出血，薬剤の影響，電解質異常などを要因とし，高頻度に合併する．また心房細動に代表される不整脈は，50歳以上の非心臓手術患者の7.6％に合併する[5]．心筋虚血や肺血栓塞栓症，心不全，ショックは発生頻度は低いものの，院内死亡率が高い重大な合併症である．

c．消化器系

消化器合併症である悪心・嘔吐は，末梢受容体，中枢受容体およびその両者からのさまざまな刺激が引き金となって生じ，10〜30％の高頻度にみられる合併症であり，女性や非喫煙者，術後の悪心・嘔吐歴がある例，術後オピオイドの投与例に生じやすい[6]．また，消化管手術では縫合不全や腹腔内膿瘍が，肝胆膵手術では術後の急性肝不全や膵液瘻，胆汁瘻が特異的であり，高度の栄養障害や身体運動機能の障害（筋力低下など），入院期間の長期化の原因となる．

d．その他

急性に発症する意識や注意，認知の障害であるせん妄は，急性期病院においては，5例に1例の高頻度で合併し[7]，術後患者ではその罹患率はさらに高くなる．術後せん妄は，患者の生命予後を規定する因子となるが，分類上，43.5〜88.6％と大部分が活動低下型に分類され，見逃されることも多く，注意を要する．

理学療法の進め方，評価・効果判定，リスク管理

周術期理学療法は，呼吸器合併症を主に術後合併症の発症の有無や合併症の重症度，在院日数をアウトカムとし，各プログラムの推奨グレードが示されている（**表1**）[8]．周術期理学療法は，胸腹部手術患者では全例，高リスク患者ではその他手術においても適用する．介入は術前より開始し，術後は原則として術後第1病日より離床を主体としたプログラムを段階的に進める（**図1**）[9]．

表1　周術期理学療法のエビデンス（文献8）より改変引用）

呼吸リハビリテーションの効果（術前）
・開胸・開腹術を施行される予定の患者に対して，術前からの呼吸リハビリテーションを行うと，術後の呼吸器合併症が減るので勧められる（グレードB）
・術後の入院期間の短縮のために，開胸・開腹術を施行される患者に術前から呼吸リハビリテーションの指導を行うことが勧められる（グレードB）

呼吸リハビリテーションの効果（術後）
・開胸・開腹術を施行された患者に対して肺を拡張させる手技を含めた呼吸リハビリテーションを行うと，呼吸器合併症が減少するので，行うよう強く勧められる（グレードA）
・術後低酸素血症に対して，肺機能の改善のために術後体位ドレナージを行うよう勧められる（グレードB）
・排痰困難な患者に対しては，術後の無気肺発症の予防のため気管支鏡による排痰を行うことを考慮してもよいが，十分な科学的根拠はない（グレードC1）
・術後の呼吸器合併症の予防のために早期離床を行うことを考慮してもよいが，十分な科学的根拠はない（グレードC1）

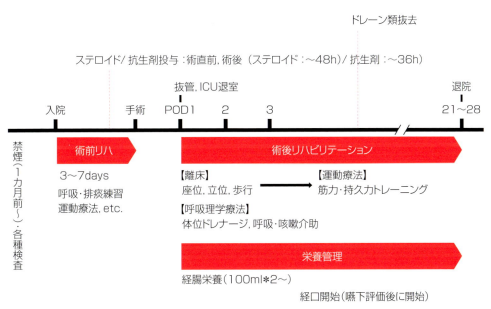

図1　周術期理学療法プロトコル（食道がん）（文献9）より改変引用）

1. 術前の理学療法

　術前の理学療法では，患者とセラピストの信頼関係の構築に努め，術前・術後のスケジュールや術後管理の概要，見通しについて説明を行いながら次のプログラムを進める．

1）術後合併症の発症リスクの層別化

　非心臓手術では，高齢，全身状態不良（米国麻酔学会術前状態分類class 2以上），慢性心不全や慢性閉塞性肺疾患（COPD：Chronic Obstructive Pulmonary Disease）の併存，喫煙・飲酒歴，体重減少，低栄養状態などが術後呼吸器合併症の危険因子として示されている[10]．また，運動耐容能は，呼吸機能とあわせてリスク評価に用いられる（**図2**）[11]．6分間歩行試験は，心肺運動負荷試験の代替が可能であり，6分間歩行距離が500m未満[12]，あるいは歩行後の経皮的動脈血酸素飽和度（SpO_2：Peripheral Capillary Oxygen Saturation）

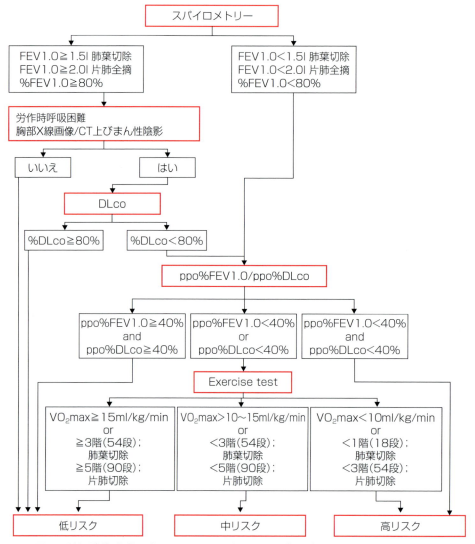

図2 肺切除術患者におけるリスク評価のアルゴリズム（文献11）より改変引用）
FEV：Force Expiratory Volume, ppo：Predicted Postoperative, DLco：Diffusing Capacity or Transfer Factor of Lung for Carbon Monoxide

が91％未満，実施前後の変化量が4％以上[13]の場合，術後合併症のリスクが増加する．高齢患者においては，握力やTimed Up and Go Test，簡易身体能力バッテリー（SPPB：Short Physical Performance Battery）などを用いてフレイルの評価も合わせて行う．術前評価をもとに，患者間で異なる術後合併症発症の発症リスクを推定し，リスクに応じて術後の離床や気道クリアランス手技などの計画や適用可能性をあらかじめ立案する．

2）呼吸機能および身体運動機能向上トレーニング

a．インセンティブスパイロメトリー

インセンティブスパイロメトリー（IS：Incentive Spirometry）は，術後の末梢気道閉塞予防あるいは拡張不全が認められる肺胞の再拡張，無気肺の予防と改善，吸気容量の増加と吸気能力の改善が効果として期待される[14]．ISは1セッションを5～10回とし，1日に約100回程度の実施を目標とする．IS

は，自己練習に適し，慣習的に用いられてきたが，システマティックレビューでは，深呼吸やほかの呼吸理学療法手段と比較して，術後合併症や呼吸不全，呼吸器合併症発症率に有意差がないことが示されており[15]，術前の適用による術後合併症の予防効果に関するエビデンスは乏しい．

b．運動療法

術前運動療法は，食道がん待機手術患者において術後呼吸器合併症を減じることが示され，その有用性が示されている[16,17]．また肺がん患者における検討では，監視型を中心とした運動療法によって，術前の呼吸機能や術後在院日数，術後合併症が有意に改善することが報告されており[18]，胸腹部外科患者の術後経過を改善させる有効な手段としてエビデンスが確立されてきている．

3）呼吸練習・自己排痰練習

a．横隔膜呼吸

周術期患者における横隔膜呼吸は，横隔膜運動の増大による背側領域の換気および酸素化障害の改善，創部痛によって生じる肺拡張不良の是正が期待される[19]．しかし，この呼吸法を横隔膜の平底化を有するCOPD患者に適応した場合，換気効率の低下を招くため，胸部X線画像所見や身体診察による評価をもとに，適応の有無を確認する必要がある．

b．アクティブサイクル呼吸法

アクティブサイクル呼吸法（ACBT：Active Cycle Breathing Technique）は，呼吸コントロールと強制呼出手技を繰り返すサイクルから構成される気道クリアランス法であり[20]，術後去痰不全に対する方策として，術前より積極的に指導される手技である．術後は創部痛により咳嗽時の最大呼気流速が低下するため，クッションや徒手による創部保護下での実施が勧められる．

2．術後の理学療法

1）早期離床

a．早期離床の意義

術後の安静臥床は，手術侵襲によって障害された臓器機能回復に利用する代謝資源の節約，筋酸素消費量の減少による障害臓器への酸素運搬量の増大など，術後の治癒のために必要となる．しかしながら，不必要な安静臥床は，速やかに呼吸機能や身体運動機能を低下させ，また腸管運動低下などの消化器系の問題，あるいは外部刺激減少によるせん妄の発現，深部静脈血栓症の発症など多数の術後合併症の発症を惹起し，患者状態をさらに重症化させるため，可及的速やかに離床を開始する必要がある．

b．早期離床の開始基準，中止基準

術後急性期は，術中あるいは術後生じたトラブルが潜在化している可能性があり，まずは評価によって全身状態を捉え，離床の可否を検討する（**表2**）[21]．離床の開始基準は，概略として，安静時の循環動態が安定していることがあげられ，離床の進展による重症心疾患の合併や高度な循環変動，顕著な全身衰弱，出血，疼痛や嘔気などの症状コントロール不良，興奮・せん妄による姿勢保持困難な場合は中止を検討すべきである[22]．また，肝胆道系酵素の上昇（AST，ALT＞100 IU/l）など生化学検査所見も離床の可否を検討する項目とされ[23]，患者ごとに医師や看護師と離床の可否を検討し，安全性を優先して進める必要がある．

c．早期離床の実際

術後の離床は，創部痛あるいは嘔気といった自覚症状がコントロールされていることが開始の前提条件となり，まずは事前に看護師と鎮痛剤投与の必要性などを協議する．開始にあたっては，ドレーンやライン類の事故抜去が生じないよう，あらかじめドレーンやライン類の挿入部位や固定状況を確認し，必要

表2　急性期呼吸理学療法における情報収集（文献21）より改変引用）

対象者を直接評価する前に収集する情報
- 基本情報：年齢，性別，診断名，主訴，病歴
- 入院時現症，検査所見
- 治療内容・経過（手術所見・術後経過）
- バイタルサイン
- 臨床検査所見：血液，生化学，尿・喀痰などの細菌学的検査
- 動脈血液ガス所見
- 胸部画像所見：単純胸部X線写真，胸部CT
- その他：心機能評価（心電図，心エコーなど）の所見，気管支鏡所見など，その他臨床情報（水分バランス，ドレーン排液 性状・量）

ベッドサイドで患者に接して得る情報
- バイタルサイン
- 診察所見（フィジカルアセスメント）
- 各種モニター所見（人工呼吸器設定も含む）

に応じて点滴スタンドに固定・まとめるなど整理する．また，離床を進展する際は，呼吸循環動態や自覚症状の出現・増強，ドレーンの排液量あるいは性状の変化などに注意を払う．胸腹部外科術後患者，特に腹部外科術後患者においては，起き上がりや起立などの姿勢変換直後に有意な血圧低下が生じることが少なくなく，めまいなどの主観的指標とは必ずしも一致しないため[24]，患者の訴えのみに依存せず，血圧など客観的指標をもって進展の可否を判断する必要がある．

d．エビデンス

積極的な早期離床は，術後回復強化（ERAS：Enhanced Recovery After Surgery）プログラムの中核を担っている[25]．ERASはエビデンスに基づいた術後管理のバンドルであり，術後合併症や在院日数をアウトカムとして，さまざまな疾患の手術で有用性が示されている[26〜28]．わが国においては，日本語版のERASとしてEssential Strategy for Early Normalization after Surgery with patient's Excellent satisfaction（ESSENSE）と名づけたプロトコルが提唱され[29]，有効性が示されている．一方で，離床の単独効果に関するシステマティックレビューでは，その有効性は十分には示されておらず，今後理学療法士が取り組むべき課題とされている[30]．

2）呼吸理学療法

a．気道クリアランス手技（排痰法）

気道クリアランス手技は，頻回の湿性咳嗽やラトリングの触知，呼気時の断続性ラ音の聴取といった身体所見を根拠としてその適用の必要性を検討する．特に酸素化障害を合併する例においては，積極的な適用を前提とする．実施にあたっては，気道分泌物の貯留部位や患者の協力度に応じて手技を選択し，実施のタイミングや頻度を検討する（**図3**）[31]．気道クリアランス手技は，身体所見の変化，あるいはSpO_2の上昇や呼吸困難の軽減などをアウトカムとし，効果は即時的にみられる．しかし一方で，実施による痰詰まりや窒息のリスクを有しており，咳嗽力の低下を認める症例において，急速な低酸素血症や肺胞呼吸音の消失，胸郭拡張の低下・消失などの所見には注意を要する．また，去痰不全が持続する場合は，必要に応じた輪状甲状間膜穿刺キット（ミニトラックなど）の留置あるいは，計画的な気管支内視鏡によるトイレッティング（気管支洗浄），一時的な気管挿管による呼吸管理も考慮する必要があり，理学療法手技の限界を理解したうえで，一歩先をいく対応を心がける．

b．肺容量拡張

垂直座位における深吸気や，深吸気に上肢

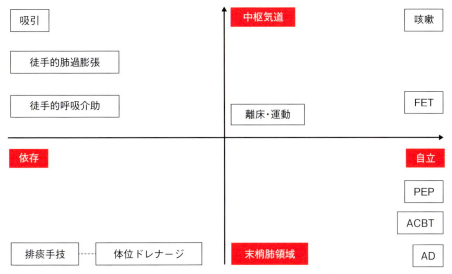

図3 気道内分泌物の貯留部位および患者協力度に基づく適用排痰手技
(文献32) より引用)

強制呼出手技（FET：Forced Expiration Technique）：ハフィングとも呼ばれ，声門を開いた状態で呼気流速を操作し，分泌物の移動・喀出を促す手技
呼気陽圧療法（PEP：Positive Expiratory Pressure）：手持ちの器具（アカペラやフラッター）を用いて，呼気に抵抗をかけて喀痰を促す手技
アクティブサイクル呼吸法（ACBT：Active Cycle of Breathing Technique）：呼吸コントロールと深吸気，ハフィング，咳嗽を繰り返すことで排痰を行う自己排痰手技
自立性排痰法（AD：autogenic drainage）：3相（低・中・高）に分けて，肺容量を増加させながら排痰を行う自己排痰手技
肺内パーカッション療法：ガス駆動式の機器を用いて肺内へ100〜300回/分の圧縮空気を送ることで喀痰を促す手技

拳上を併用して換気の増大を図るシルベスター法など，いずれも疼痛が増強しない範囲で適用する．また，術前に使用したISの利用も有用であり，肺気量増大による無気肺や肺炎，気管支炎，重症低酸素血症の予防効果が期待される[32]．肺容量拡張のためには，早期離床が最も効果的であるが，離床への付加あるいは離床困難患者への代替策，理学療法外のセルフエクササイズとして導入を検討する．

3）運動療法

手術侵襲に伴う異化亢進ならびに不活動によって生じた筋機能低下および運動耐容能の障害は遷延しやすく，特に絶食期間を有し，食欲不振を合併しやすい腹部外科患者では必要頻度が高い．運動療法は，食事摂取量や体重，総蛋白・血清アルブミン値，全身倦怠感を経時的にモニタリングし，適宜，負荷強度を調整しながら進める．また，運動の効果発現前に退院となる患者も少なく，必要に応じた非監視型運動療法の導入や，外来診療可能な施設での短期的な外来理学療法の導入を検討する．運動療法のアウトカムには，筋力や運動耐容能などの身体運動機能に加えて，HRQOLの評価であるEORTC QLQ-C30（The European Organigation for Research and Treatment of Cancer Quality of Life Questionnaire-Core 30）やSF-36（Medical Outcomes Study Short-Form 36-Item Health Survey）などが用いられるが，現在のところ有効性を検証する研究は少ない．

周術期理学療法のトピックス

対象者の高齢化に伴うサルコペニアの合併は，周術期理学療法においても大きな問題となる．食道がん患者を対象とした調査では，対象者の44.2%[33]あるいは29.7%[34]にサルコペニアを認め，有意に術後呼吸器合併症の発症率が高かったことが示されている．また，膵がん患者において，49.6%にサルコペニアを認め，術後合併症である膵液瘻の発症率が有意に高かったことが示されている[35]．このように，サルコペニアは周術期患者においても高頻度に合併し，術後経過に影響を及ぼす．術前からの運動療法および栄養療法の必要性は高い．

> **Conclusion**
>
> がんの周術期理学療法は，術後はすでにエビデンスが確立されている離床を主とし，患者状態に応じて気道クリアランス手技や肺拡張手技の併用を考慮する．高リスク患者においては，術前運動療法の導入，あるいは術後の継続した運動療法を考慮すべきである．周術期理学療法における最大の目標は，術後近接期の合併症予防と機能回復の促進によって手術療法で延長した生命予後が，より充実したものとなるよう支援することであり，そのためには長期予後を視野に入れたプログラムを患者ごとに立案，実施すべきである．

文献

1) 三木誓雄, 他：がん免疫栄養療法. 静脈経腸栄養 **28**：597-602, 2013
2) Koike Y, et al：Preoperative C-reactive protein as a prognostic and therapeutic marker for colorectal cancer. *J Surg Oncol* **98**：540-544, 2008
3) 澄川耕二：術後患者の生理学的特徴. 澄川耕二, 他（編）：麻酔・手術後の患者管理. 克誠堂出版, 2016, pp2-6
4) Kalpana KV：Post-operative pulmonary complications after non-cardiothoracic surgery. *Indian J Anaesth* **59**：599-605, 2015
5) Polanczyk CA, et al：Supraventricular arrhythmia in patients having noncardiac surgery：clinical correlates and effect on length of stay. *Ann Intern Med* **129**：279-285, 1998
6) Gan TJ, et al：Consensus guidelines for managing postoperative nausea and vomiting. *Aneth Analg* **97**：62-71, 2003
7) Ryan DJ, et al：Delirium in an adult acute hospital population：predictors, prevalence and detection. *BMJ Open* **3**：e001772, 2013
8) 田沼 明, 他：呼吸リハビリテーションの効果（術前），（術後）. 日本がんリハビリテーション研究会（編）：がんのリハビリテーションベストプラクティス. 金原出版, 2015, pp28-38
9) 及川真人, 他：食道癌周術期におけるリハビリテーションの現状. 胸部外科 **69**：59-64, 2016
10) Smetana GW, et al：Preoperative pulmonary risk stratification for noncardiothoracic surgery：systematic review for the American College of Physicians. *Ann Intern Med* **144**：581-595, 2006
11) Sawabata N, et al：Risk assessment of lung resection for lung cancer according to pulmonary function：republication of systematic review and proposals by guideline committee of the Japanese association for chest surgery 2014. *Gen Thorac Cardiovasc Surg* **63**：14-21, 2015
12) Marjanski T, et al：Patients who do not reach a distance of 500 m during the 6-min walk test have an increased risk of postoperative complications and prolonged hospital stay after lobectomy. *Eur J Cardiothorac Surg* **47**：e213-219, 2015
13) Nakagawa T, et al：Clinical relevance of decreased oxygen saturation during 6-min walk test in preoperative physiologic assessment for lung cancer surgery. *Gen Thorac Cardiovasc Surg* **62**：620-626, 2014
14) 神津 玲：呼吸理学療法の歴史・定義・展望. 千住秀明, 他（監）：呼吸理学療法標準手技. 医学書院, 2008, p4

15) do Nascimento Junior P, et al：Incentive spirometry for prevention of postoperative pulmonary complications in upper abdominal surgery. *Cochrane Database Syst Rev*, CD006058, 2014
16) Inoue J, et al：Prevention of postoperative pulmonary complications through intensive preoperative respiratory rehabilitation in patients with esophageal cancer. *Dis Esophagus* **26**：68-74, 2013
17) Yamana I, et al：Randomized controlled study to evaluate the efficacy of a preoperative respiratory rehabilitation program to prevent postoperative pulmonary complications after esophagectomy. *Dig Surg* **32**：331-337, 2015
18) Sebio Garcia R, et al：Functional and postoperative outcomes after preoperative exercise training in patients with lung cancer：a systematic review and meta-analysis. *Interact Cardiovasc Thorac Surg* **23**：486-497, 2016
19) 神津　玲：横隔膜呼吸［法］．千住秀明，他（監）：呼吸理学療法標準手技．医学書院，2008，pp30-31
20) 高橋哲也：アクティブサイクル呼吸法（ACBT）．千住秀明，他（監）：呼吸理学療法標準手技．医学書院，2008，pp56-59
21) 高橋仁美，他：急性期呼吸理学療法のリスク管理．臨床アプローチ 急性期呼吸理学療法．高橋仁美，他（編）：メジカルビュー，2010，pp12-20
22) 神津　玲，他：術後リハビリテーション．澄川耕二，他（編）：麻酔・手術後の患者管理．克誠堂出版，2016，pp232-239
23) 平澤　純，他：消化器外科手術後患者の離床と歩行自立状況および歩行自立遅延例の特徴．理学療法学 **37**：364-369, 2010
24) 花田匡利，他：胸腹部外科術後の離床時における呼吸循環動態の特性について．人工呼吸抄録 **34**：153, 2012
25) Fearon KC, et al：Enhanced recovery after surgery：a consensus review of clinical care for patients undergoing colonic resection. *Clin Nutr* **24**：466-477, 2005
26) Varadhan KK, et al：The enhanced recovery after surgery（ERAS）pathway for patients undergoing major elective open colorectal surgery：a meta-analysis of randomized controlled trials. *Clin Nutr* **29**：434-440, 2010
27) Lassen K, et al：Guidelines for perioperative care for pancreaticoduodenectomy：Enhanced Recovery After Surgery（ERAS®）Society recommendations. *World J Surg* **37**：240-258, 2013
28) Mortensen K, et al：Consensus guidelines for enhanced recovery after gastrectomy：Enhanced Recovery After Surgery（ERAS®）Society recommendations. *Br J Surg* **101**：1209-1229, 2014
29) 宮田　剛：ESSENSEとはなにか―外科手術後の回復を促進するための4つのキーワード．外科と代謝・栄 **47**：147-154, 2013
30) Castelino T, et al：The effect of early mobilization protocols on postoperative outcomes following abdominal and thoracic surgery：a systematic review. *Surgery* **159**：991-1003, 2016
31) 神津　玲，他：吸引と呼吸理学療法．理学療法学 **39**：141-146, 2012
32) Lawrence VA, et al：Strategies to reduce postoperative pulmonary complications after noncardiothoracic surgery：systematic review for the American College of Physicians. *Ann Intern Med* **144**：596-608, 2006
33) Ida S, et al：Sarcopenia is a Predictor of Postoperative Respiratory Complications in Patients with Esophageal Cancer. *Ann Surg Oncol* **22**：4432-4437, 2015
34) Makiura D, et al：Preoperative sarcopenia is a predictor of postoperative pulmonary complications in esophageal cancer following esophagectomy：a retrospective cohort study. *J Geriatr Oncol* **7**：430-436, 2016
35) Nishida Y, et al：Preoperative sarcopenia strongly influences the risk of postoperative pancreatic fistula formation after pancreaticoduodenectomy. *J Gastrointest Surg* **20**：1586-1594, 2016

3 造血幹細胞移植施行患者に対する理学療法

井上順一朗[*1]

> **Key Questions**
> 1. 造血幹細胞移植における障害像,理学療法の介入目的・目標は何か?
> 2. 理学療法の進め方,評価・効果判定,リスク管理はどのように行うか?
> 3. 造血幹細胞移植における理学療法のエビデンス,トピックスは何か?

はじめに

白血病,悪性リンパ腫,多発性骨髄腫などの造血器悪性腫瘍では,正常な造血機能の障害,リンパ球や形質細胞の腫瘍性増殖による臓器障害,高尿酸血症や播種性血管内凝固症候群(DIC:Disseminated Intravascular Coagulation)などの代謝異常などが引き起こされる.造血器悪性腫瘍は化学療法や放射線療法への感受性が高く,治癒が期待できるがんの1つであり,長期生存や社会復帰を達成できる患者も多い.抗がん薬,分子標的薬,造血幹細胞移植が主な治療方法となるが,治療が長期にわたるため治療期間中の身体活動の制限に伴う廃用症候群が問題となる.そのため,原疾患や治療に伴うリスク管理を行いながら,生活の質(QOL:Quality of Life)の維持・向上を目標に,廃用症候群の予防・改善,身体活動量の維持・向上,心理的・精神的賦活,入院中の生活リズムの構築,早期退院・早期社会復帰を目的に,できるだけ早期から理学療法介入を行うことが重要である.本稿では,造血幹細胞移植施行患者に対する理学療法の実際について概説する.

造血幹細胞移植における障害像,理学療法の介入目的・目標は何か?

造血幹細胞移植では,原疾患に起因する貧血や全身倦怠感,前治療としての寛解導入療法や地固め療法などの強力な化学療法に伴う体力低下や副作用により,身体活動に制限が生じやすい.また,移植前処置療法(**表1**)に伴う安静臥床,移植後合併症としての全身倦怠感,消化器症状,不眠,免疫力低下に伴うサイトメガロウイルス感染症や帯状疱疹などの感染症,移植片対宿主病(GVHD:Graft Versus Host Disease)などの発症により,身体活動が著しく制限される.さらに,クリーンルーム内での長期間の隔離・安静により,全身筋力の低下,柔軟性の低下,運動耐容能の低下,認知機能の低下,抑うつ・不安など重度の廃用症候群が生じる危険性が非常に高い.また,これらの廃用症候群は,退院後の日常生活への復帰を遅延させ,社会復帰・職

[*1] Junichiro Inoue/神戸大学医学部附属病院リハビリテーション部

表1　移植前処置療法に伴う主な副作用

	副作用
全身放射線照射（TBI）	骨髄抑制，口内炎，下痢，腹痛，嘔気，肺障害，頭痛，皮膚の発赤，不妊，無精子，無月経，耳下腺炎，白内障など
シクロホスファミド	骨髄抑制，口内炎，下痢，腹痛，嘔気，出血性膀胱，肝障害，不整脈，心不全，心外膜炎，心筋出血，神経障害，脱毛，爪の変形，不妊，無精子，無月経など
メルファラン	骨髄抑制，口内炎，下痢，腹痛，嘔気，急性腎不全，肝障害，脱毛，爪の変形，不妊，無精子，無月経など
ブスルファン	骨髄抑制，口内炎，下痢，腹痛，嘔気，出血性膀胱，肝障害〔肝中心静脈閉塞疾患（VOD）〕，肺障害，痙攣，色素沈着，脱毛，爪の変形，不妊，無精子，無月経など

TBI：Total Body Irradiation，VOD：Veno-occlusive Disease

業復帰や余暇活動にも悪影響を及ぼし，患者のQOLを著しく低下させる[1,2]．造血幹細胞移植施行患者の4割が身体機能の回復に1年を要し，3割が全身体力低下のために移植後2年間は職業復帰できなかったとの報告もある[3]．治療後の早期退院・早期社会復帰を達成するためにも，できるだけ早期に理学療法介入を行い，廃用症候群を予防・改善することが非常に重要である．

造血幹細胞移植施行患者に対する理学療法の実際

1．理学療法プロトコール

　造血幹細胞移植とは，造血器悪性腫瘍の根治を目的に大量化学療法や全身放射線照射による前処置療法を行った後に，健常成人ドナーもしくは臍帯血より採取した正常な造血幹細胞，あるいはあらかじめ保存しておいた患者自身の造血幹細胞を移植して造血機能の再建を図る治療法である．造血幹細胞移植施行患者では，原疾患による身体活動量の低下，前治療としての化学療法による体力低下やその副作用，移植前処置療法に伴う安静臥床などに伴い，移植前より廃用症候群を発症するリスクが高い．移植3カ月前からの運動療法介入により筋力や運動耐容能が改善するとの報告があることから[4]，可能なかぎり移植前から運動療法を開始することが望ましい．また，移植後も合併症や感染症，クリーンルームでの長期にわたる隔離などにより身体活動量が制限され，身体機能の低下をもたらすことから，退院まで継続的な理学療法介入が重要である．理学療法プロトコールの例を図1に示す．

　なお，造血幹細胞移植施行患者は，前処置療法により重度の骨髄抑制に陥り，免疫機能の低下が生じるため，クリーンルームでの管理により感染症を予防する必要がある．一般的に，クリーンルームはclass 10,000とclass 100に分かれている．classは空気の清浄度の単位であり，1立方フィート（1 ft^3）あたりの粒径0.5 μm以上の粒子（塵埃）の個数で表される．移植後，好中球が回復し，生着（好中球500/μl以上が2日連続となる）が得られるまではclass 100内での管理となる．

1）移植前〜前処置療法開始

　血液検査値やバイタルサインに問題がなければリハビリテーション室にて実施する．移植前の身体機能の把握のため身体・精神機能評価を行う（**表2**）．評価項目は，なるべく短時間で実施できる簡潔なものとし，移植後のクリーンルーム内でも実施可能なものを選択する．評価に基づき各患者の強化すべきポイントを抽出し，理学療法プログラムを作成する．理学療法プログラムはストレッチング，

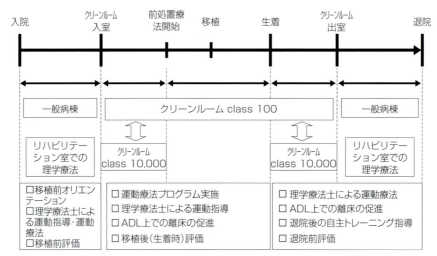

図1 造血幹細胞移植施行患者の理学療法プロトコール例
ADL：日常生活活動

表2 造血幹細胞移植施行患者における機能評価項目例

項　目	内　容
筋力	握力（デジタル握力計），膝関節伸展筋力（hand-held dynamometer など）など
バランス	開眼・閉眼片脚立位時間，functional reach test など
機能的移動能力	timed-up & go test など
運動耐容能	6分間歩行テスト，シャトルウォーキングテストなど
ADL	Barthel Index，FIM，cFAS など
筋肉量・体脂肪量	体組成計
QOL	SF-36，EORTC QLQ-C30，FACT-G など

FIM：Functional Independence Measure，cFAS：Cancer Functional Assessment Set，SF36：Mos36-Item Short-Form Health Survey，EORTC QLQ-C30：European Organisation for Research and Treatment of Cancer QLQ-C30，FACT-G：Functional Assessment of Cancer Therapy-General，ADL：日常生活活動，QOL：生活の質

筋力トレーニング，エルゴメーターやトレッドミルでの有酸素運動が中心となる．患者の状態に応じて，運動の強度と回数を設定する．また，理学療法時間以外の日常生活上で自主トレーニング（ベッド上でできるストレッチングや筋力トレーニング，ウォーキングなど）が実施できるようパンフレットを用いて運動指導を行う．

2）前処置療法開始〜好中球生着

この期間は安静度がクリーンルーム class 100 内に制限されるため，class 100 内にて理学療法を実施する．移植前処置療法により患者は重度の骨髄抑制状態となるため，理学療法実施前に血液検査値やバイタルサインの確認を徹底する．また，嘔気，嘔吐，下痢，発熱など前処置療法の副作用の有無を確認し，症状の程度に応じて運動の強度や回数を調整する．理学療法プログラムはストレッチング，筋力トレーニング，エルゴメーターなどである．理学療法時間以外の自主トレーニングや入院生活上での離床の促しを多職種で協力して行う．

3）好中球生着〜移植後1〜2カ月

好中球生着が確認されると安静度はクリーンルーム class 10,000 へ拡大するため，class 10,000 内にて実施する．この時期には前処置療法の副作用が残存しており，さらに，生着期に発熱，皮疹，下痢などの生着症候群や急性 GVHD などが出現する．理学療法実施前には血液検査値，バイタルサイン，身体症状

の確認を行い，症状の程度により運動の強度や回数を調整する．理学療法プログラムはストレッチング，筋力トレーニング，ウォーキング，エルゴメーター，段差昇降などである．また，多職種で協力して自主トレーニングや入院生活上での離床を促す．この時期に移植後の身体機能評価を実施し，移植前評価と比較した結果のフィードバックを患者に行うとともに，評価に基づいた理学療法プログラムの変更を行う．

4）移植後 1～2 カ月～退院

この時期になると造血機能および免疫機能はおおむね回復しており，リハビリテーション室での理学療法の実施が可能となる．しかし，急性 GVHD や感染症などが出現する時期であるため，理学療法実施前の血液検査値，バイタルサイン，身体症状の確認を必ず行い，症状の程度により運動の強度や回数を調整する．理学療法プログラムはストレッチング，筋力トレーニング，ウォーキング，エルゴメーターに加え，退院後の自宅環境，職場環境に応じた日常生活活動（ADL：Activities of Daily Living）練習を実施する．退院前評価を実施し，退院後の自主トレーニングでの強化ポイントを理学療法プログラムに反映させる．また，自宅での生活指導を多職種で協力して実施する．可能であれば，外来受診時に自主トレーニングの実施状況や生活状況，慢性 GVHD などによる身体症状などを定期的にチェックし指導することが望ましい．

2．運動療法プログラム

1）筋力トレーニング

運動療法プログラムを作成する際には FITT（頻度：frequency，強度：intensity，持続時間：time，内容：type）を考慮する．一般的に，運動頻度は週 3～5 回，運動強度は 1 最大反復回数（RM：Repetition Maximum）の 60～70％の低強度～中強度に設定され，各トレーニング 8～12 回を 1～2 セット行い，12 回以上続けてできるようになったら運動強度を 10％ずつ漸増していく．運動内容は，筋力低下が廃用性筋萎縮や低栄養，悪液質による蛋白異化亢進を主体として全身性に生じるため，大きい筋群を中心とした全身の筋力トレーニングが推奨されている．また，骨髄抑制中には，状態に応じて運動内容・強度の変更が必要である．特に，クリーンルーム内やベッド上で効果的な運動が行えるように，自重や重錘，エクササイズバンドの使用などの工夫を行う．なお，運動強度は運動後に筋疲労を自覚する程度（Borg scale 11～13）を目標とする．

2）有酸素運動

運動頻度は週 3～5 回，1 回の運動の持続時間は 20～30 分で実施する．運動内容は，エルゴメーターやトレッドミルだけでなく，ウォーキングでもよい．運動強度は，自覚的運動強度や目標心拍数に基づいて設定する．Borg scale 11～13，目標心拍数が最大心拍数の 50～70％となるような低強度～中等度の強度の有酸素運動が推奨されているが，最大心拍数の 80％程度の高強度の運動もリスク管理を行うことで安全に実施が可能である．有酸素運動の効果には量反応関係があり，患者個人の身体機能や運動時のリスク，原疾患やその他併存疾患の状態や治療状況を確認し，許容される場合であれば高強度の運動を実施してもよい．

3）身体活動量の確保

前述のとおり，造血幹細胞移植施行患者は，その治療過程においてさまざまな要因により身体活動量が著明に低下し，廃用症候群に陥るリスクが非常に高い．そのため，治療期間中を通して患者の身体活動量をモニタリングし，身体活動量向上のための理学療法介入を行う必要がある．当院では，造血幹細胞移植を施行される全患者に対して，歩数計 Lifecorder® EX（スズケン）を装着させ，身体活動

表3　有害事象共通用語基準（CTCAE ver 4.0）（文献6）より引用）

grade	一般的基準
1	軽症；症状がない，または軽度の症状がある；臨床検査または検査所見のみ；治療を要さない
2	中等症；最小限/局所的/非侵襲的治療を要する；年齢相応の身の回り以外の日常生活動作の制限
3	重度または医学的に重大であるが，ただちに生命を脅かすものではない；入院または入院期間の延長を要する；活動不能/動作不能；身の回りの日常生活動作の制限
4	生命を脅かす；緊急処置を要する
5	有害事象による死亡

量のモニタリングを行い，週1回の頻度で患者に対してフィードバックを行っている．また，理学療法時間以外の病棟での生活においても活動性を確保するため，病棟看護師と協力し病棟生活上での座位保持，立位保持，およびウォーキングなどの離床時間の確保，ストレッチングや筋力トレーニングなどの自主トレーニングを促している．

3．リスク管理

ACSM（American College of Sports Medicine）のガイドライン[5]において，化学療法や放射線療法中・後であっても，血液検査値やバイタルサイン，その他の身体所見などに基づきリスク管理を行えば，リハビリテーションは安全に実施できると述べられている．また，造血幹細胞移植施行患者に対する運動療法の安全性についても，category A（ランダム化比較試験による十分なデータあり）に分類されている．理学療法を実施する際には，有害事象共通用語基準（CTCAE ver 4.0：Common Terminology Criteria for Adverse Events Version 4.0）（**表3**）[6]を用いて有害事象を評価することが有用である．特に骨髄抑制は必発の有害事象のため，日々の評価が重要である．また，運動負荷による症状の増悪が認められる場合や運動実施に制限を与えるような症状が認められる場合には，多職種が連携して対応にあたることが重要である（**表4**）．

造血幹細胞移植における理学療法のエビデンス，トピックスは何か？

1．造血幹細胞移植における理学療法のエビデンス

造血幹細胞移植施行患者に対する運動療法の効果については，いくつかのメタ・アナリシスが報告されている．van Harenら[7]の報告では，造血幹細胞移植施行患者に対して入院中に有酸素運動，筋力トレーニング，ADL練習などの理学療法を実施することで，QOLと全身倦怠感が有意に改善したと述べられている．また，Persoonら[8]は，有酸素運動，筋力トレーニング，ADL練習などの理学療法を実施することで，運動耐容能，下肢筋力，全身倦怠感の中等度の改善が認められ，また，上肢筋力およびQOLに軽度の改善が認められたと報告している．ACSMのガイドラインにおいても，造血幹細胞移植施行患者に対する運動療法は，運動耐容能，筋力，QOL，全身倦怠感などの改善に有用であると述べられている[5]．また，わが国における『がんのリハビリテーションガイドライン』[9]においても，造血幹細胞移植施行患者に対するリハビリテーションの効果については，推奨グレードAもしくはBと高い推奨度となっている（**表5**）．

2．造血幹細胞移植施行患者に対する理学療法のトピックス

近年，人口の高齢化に伴い，高齢がん患者

表4 有害事象への対応例

有害事象	対 応
骨髄抑制	・白血球減少，赤血球減少，血小板減少に伴う症状に注意する ・白血球減少では易感染状態となるため，患者・医療者双方が感染予防行動を徹底する．個室隔離や無菌室管理が行われる場合は，リハビリテーションの実施場所もそれに従う．特別な隔離が行われない場合であっても，好中球が最低値を示す化学療法投与後7～14日は特に注意が必要であり，感染症状に注意するとともに，リハビリテーション実施場所をリハビリテーション室からベッドサイドへ変更し，不特定多数との接触を避けるなどの対応を行う ・赤血球減少による貧血症状を確認し，リハビリテーション実施時はふらつきやめまい，頻脈に注意する．転倒予防のための指導や環境整備も併せて行う ・血小板減少時は易出血性となる．運動は骨格筋組織内の微小血管損傷を引き起こすため，運動強度に注意が必要である
悪心・嘔吐	・近年，支持療法の進歩により症状のコントロールが可能となり，通常，制吐薬が予防的に投与される．制吐薬の効果が認められている時間帯にリハビリテーション時間を調整する
心機能障害	・運動中のバイタルサインの確認だけでなく，血液検査値や尿量，体重変化，水分バランス，心不全徴候を確認する ・運動強度の設定に関して明確な基準はないが，心拍数や自覚的運動強度に基づいて設定するのが一般的である．がん患者では，骨髄抑制による貧血，悪心や下痢による脱水により頻脈となりやすいため，心拍数だけでなく自覚的運動強度も確認し，総合的に運動強度を判断する
腎機能障害	・腎機能低下による急性心不全や急性呼吸不全に注意し，血液検査値や尿量，体重変化，水分バランス，臨床症状の確認を行う ・腎保護のための大量輸液や利尿剤の使用によりトイレ移動の回数が増加し，転倒のリスクが高まる．身体機能や動作能力を評価し，必要であれば尿器の使用などの排尿方法の検討や，履物やベッド周囲の環境設定，看護師に移動介助を依頼するなどの対応を行う
末梢神経障害	・CTCAE ver 4.0 を用いて感覚性，運動性それぞれについて神経症状を評価し，日常生活への影響を把握する ・末梢神経障害は，医療者の評価と患者の評価が大きく異なるとされており，患者の自覚症状を積極的に確認することが必要である ・手袋靴下型の症状を呈し，特に移動能力が障害を受けやすいため，必要であれば補装具の使用や病棟での介助方法を提案し，身体活動の低下で廃用症候群を引き起こさないよう予防する

CTCAE ver 4.0：有害事象共通用語基準 ver 4.0

の「フレイル」が着目されている．フレイルとは「筋力，持久力，生理機能の減衰を特徴とする複数要因からなる症候群で，身体的障害や死亡に対する脆弱性が増大した状態」と定義されている[10]．Friedら[11]は，①体重減少，②著しい疲労感の自覚，③筋力（握力など）の低下，④歩行速度の低下，⑤活動レベルの低下の5項目を評価し，各項目の基準に対し3項目以上に該当すればフレイル，1～2項目に該当すればプレフレイルと定義している．フレイルと診断された地域高齢者では，転倒率の上昇，施設入所率の上昇，依存性の増大，疾患発症リスクの増大，死亡率の上昇などのリスクが高まると報告されている[11]．高齢がん患者においても，がん治療開始前から存在するフレイルが，化学療法・放射線療法の完遂率の低下や治療関連毒性の増大，術後合併症の増加，退院時の介護必要度の増大，死亡率の上昇などと関連していることが報告されている[12,13]．国際老年腫瘍学会（SIOG：International Society of Geriatric Oncology）のコンセンサスでは，系統的な「高齢者機能評価（GA：Geriatric Assessment）」は，通常の問診や身体所見では発見しづらい障害を発見できること，治療関連の有害事象を予測できること，治療による生存率を予測できること，さらに治療選択の支援に役立つことからGAの使用が推奨されている[14]．

表5 『がんのリハビリテーションガイドライン』における推奨内容と推奨グレード (文献9)より引用)

推奨内容	推奨 grade
血液腫瘍に対して造血幹細胞移植を実施した患者にエルゴメーターやトレッドミルを用いた有酸素運動，ストレッチングや筋力トレーニング，また，それらを組み合わせた運動療法を実施することは，運動耐容能や筋力などの身体機能の改善がみられるため，行うよう強く勧められる	A
血液腫瘍に対して造血幹細胞移植を実施した患者にエルゴメーターやトレッドミルなどを用いた有酸素運動を実施することは，それらを行わない群や自主トレーニングのみを実施する群に比べてQOLの改善がみられるため，行うよう強く勧められる	A
造血幹細胞移植実施後の入院患者に，エルゴメーターやトレッドミルを用いた有酸素運動や筋力トレーニング，それらを組み合わせた運動療法を実施することは，それらを行わない群や自主トレーニングのみを実施する群に比べて倦怠感の改善がみられるため，行うよう強く勧められる	A
造血幹細胞移植後6カ月以上経過した患者に，エルゴメーターやウォーキングなどの有酸素運動（運動療法）を実施することは慢性的な倦怠感の改善がみられるため，行うよう勧められる	B
血液腫瘍に対して造血幹細胞移植を実施した患者に，監視下もしくは自宅での自主トレーニングにてエルゴメーターやトレッドミルなどを用いた有酸素運動を実施することは，それらを行わない群に比べて抑うつや不安などの精神症状，睡眠障害の改善がみられるため，行うよう勧められる	B
血液腫瘍に対して造血幹細胞移植を実施した患者に，ウォーキングエルゴメーターやトレッドミルなどを用いた有酸素運動やストレッチング，筋力トレーニングを実施することにより骨髄抑制からの血球の回復に改善が認められるため，行うよう勧められる	B
血液腫瘍に対して造血幹細胞移植を実施する患者に，移植前処置療法前にクライオテラピーを実施すると口腔粘膜症状の抑制が認められるため，行うよう強く勧められる	A
血液腫瘍に対して造血幹細胞移植を実施した患者に音楽療法を実施することは，それらを行わない群に比べて気分や抑うつの改善が認められるため，勧められる	B

QOL：生活の質

　造血幹細胞移植についてもその適応が徐々に拡大してきており，比較的高齢の患者にも適応されるようになってきている．Mufflyら[15]の報告では，高齢の同種造血幹細胞移植施行患者の移植後生存率の予測にGAが有用であると述べられている．そのため，高齢の造血幹細胞移植施行患者に対しても，移植前の前治療からGAによるフレイルの評価を実施し，フレイルおよびプレフレイルと判定された患者に対しては，その改善のための積極的な理学療法介入を行うことが重要であり，また，まだフレイルと判定されていない患者に対しても，フレイルに陥らないように予防的な理学療法介入を行うことが推奨される．

🔓 Conclusion

　造血幹細胞移植施行患者においては，その治療過程で重度の廃用症候群に陥るリスクが非常に高いため，リスク管理のもと，できるだけ早期から理学療法介入を行うことが重要である．近年，比較的高齢な患者に対しても移植の適応が拡大してきていることから，可能であれば移植前にフレイルの評価を行い，治療方針の決定や理学療法介入に役立てる体制を構築することが期待される．

文 献

1) Fobair P, et al：Psychosocial problems among survivals of Hodgkin's disease. *J Clin Oncol* **4**：805-814, 1986
2) Graydon JE：Women with breast cancer：their quality of life following a course of radiation therapy. *J Adv Nurs* **19**：617-622, 1994
3) Syrjala KL, et al：Recovery after allogenic marrow transplantation：prospective study of predictors of long-term physical and psychosocial functioning. *Bone Marrow Transplant* **11**：319-327, 1993
4) Coleman EA, et al：Feasibility of exercise during treatment for multiple myeloma. *Cancer Nurs* **26**：410-419, 2003
5) Schmitz KH, et al：American College of Sports Medicine roundtable on exercise guidelines for cancer survivors. *Med Sci Sports Exerc* **42**：1409-1426, 2010
6) JCOG：日本臨床腫瘍研究グループホームページ（http://www.jcog.jp）2016年12月閲覧
7) van Haren IE, et al：Physical exercise for patients undergoing hematopoietic stem cell transplantation：systematic review and meta-analyses of randomized controlled trials. *Phys Ther* **93**：514-528, 2013
8) Persoon S, et al：Effects of exercise in patients treated with stem cell transplantation for a hematologic malignancy：a systematic review and meta-analysis. *Cancer Treat Rev* **39**：682-690, 2013
9) 日本リハビリテーション医学会，がんのリハビリテーションガイドライン策定委員会（編）：がんのリハビリテーションガイドライン．金原出版，2013，pp 106-117
10) Morley JE, et al：Frailty consensus：a call to action. *J Am Med Dir Assoc* **14**：392-397, 2013
11) Fried LP, et al：Frailty in older adults：evidence for a phenotype. *J Gerontol A Biol Sci Med Sci* **56**：M146-156, 2001
12) Aaldriks AA, et al：Frailty and malnutrition predictive of mortality risk in older patients with advanced colorectal cancer receiving chemotherapy. *J Geriatr Oncol* **4**：218-226, 2013
13) Agostino P, et al：Role of multidimensional assessment of frailty in predicting short-term outcomes in hospitalized cancer patients：results of a prospective cohort study. *Tumori* **100**：91-96, 2014
14) Wildiers H, et al：International Society of Geriatric Oncology consensus on geriatric assessment in older patients with cancer. *J Clin Oncol* **32**：2595-2603, 2014
15) Muffly LS, et al：Geriatric assessment to predict survival in older allogeneic hematopoietic cell transplantation recipients. *Haematologica* **99**：1373-1379, 2014

4 脳腫瘍患者に対する理学療法
―片麻痺，高次脳機能障害，摂食・嚥下障害

島　雅晴[*1]

🔒 Key Questions

1. 脳腫瘍における障害像，理学療法の介入目的・目標は何か？
2. 理学療法の進め方，評価・効果判定，リスク管理はどのように行うか？
3. 脳腫瘍における理学療法のエビデンス，トピックスは何か？

脳腫瘍における障害像，理学療法の介入目的・目標は何か？

1. 脳腫瘍における障害像

　脳腫瘍は，原発性脳腫瘍と転移性脳腫瘍に分けられ，障害像は脳血管障害とほとんど変わらないことが多い．また，必ずしも症状が改善するとはいえず，脳腫瘍の再発やほかの臓器への転移，治療の副作用などにより悪化する場合もある．障害像を捉えるうえでは，原因が腫瘍そのものなのか，腫瘍による圧迫や浮腫によるものか，あるいは治療の副作用や術後変化なのかを確認する必要がある．加えて，転移性脳腫瘍では，原発がんの治療状況が重要となってくるため，原発がんの種類，病期，治療方針，予後なども合わせて確認する必要がある．

　介入するにあたり，障害が回復するのかしないのか，回復するとしたらどの程度までの回復が見込めるかの予測を主治医に確認する必要がある．

　回復過程では，運動機能は脳血管障害とほぼ同じであるが，認知機能や集中力において低下を認めるとの報告もある[1]．

1）片麻痺

　腫瘍が運動野や錐体路などにある場合に，出現することが多い．腫瘍の部位によっては，上肢のみ，下肢のみ麻痺するなど，麻痺の程度はさまざまである．

2）高次脳機能障害（図1）

　高次脳機能障害を有する神経脱落症状で多いのは，認知機能障害（80％），片麻痺・四肢（78％），視空間認知障害（53％），感覚障害（38％），膀胱直腸障害（37％）と続いており，単独で出現するよりも複数で出現するほうが多いといわれている[2]（図2）．

3）摂食・嚥下障害

　摂食・嚥下障害が起きやすいとされる頭頸部がんや食道がんと違い，脳腫瘍の場合，意識障害や認知機能障害によるものがあるため，先行期，準備期，口腔期，咽頭期，食道期の摂食パターンのどの時期にも起こりうる可能性がある．先行期では食物自体の認知の問題，口腔期では食塊の送り込み困難，咽頭期では嚥下反射出現の遅延，喉頭の運動制限，

[*1] Masaharu Shima／大阪国際がんセンターリハビリテーション科

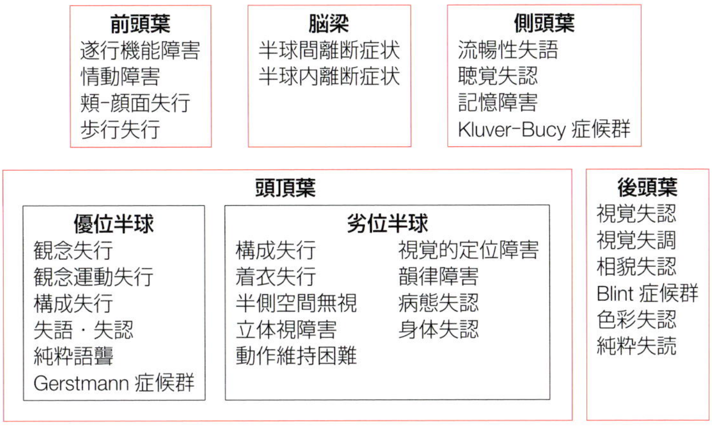

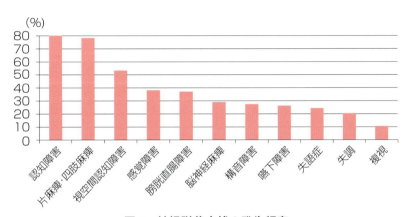

図1 高次脳機能障害の局在

図2 神経脱落症状の発生頻度

食道期では食道蠕動運動低下が出現する可能性がある．

2．理学療法の介入目的・目標

介入目的・目標は，予後を考慮した目的，目標設定が重要となるため，がんのリハビリテーション病期分類を参考に立案していく．

1）予防期

治療が開始される前か直後であり，これから行われる治療に向けての体力の維持・向上を目的に実施する時期．また，出現すると予想される障害についてのオリエンテーションと家族指導も合わせて行う．

2）回復期

治療中，もしくは治療後の時期で残存能力に対して最大限の能力を引き出すことを目的に実施する時期．脳血管障害に対するアプローチを基準として，機能回復させることを目的に積極的に実施し，早期の日常生活復帰や社会復帰を目標とする．

3）維持期

腫瘍が増大し，徐々に症状が増悪していき，運動機能や全身状態が低下する時期．残存能力を確保しつつ，代償動作の指導や補助具の選定などを行い，生活の質（QOL：Quality of life）が維持できるようにアプローチしていく．

4）緩和期

症状が悪化し，徐々に運動能力や意識障害が出現する時期．拘縮予防の関節可動域（ROM：Range of Motion）練習や良肢位保持のポジショニングを実施し，家族でも対応できるように家族指導する．また，自力で離床

理学療法の進め方，評価，効果判定，リスク管理はどのように行うか？

1．理学療法の進め方

手術，化学療法，放射線治療などの治療内容に留意しながら，理学療法を進めていく．脳血管障害に対するアプローチと似ている部分が多いため，留意点について述べる．

1）手術

開頭腫瘍摘出術の場合，摘出部位を確認し，支配領域の局在から障害像を予想し，起こりうると予想される障害の説明，日常生活活動（ADL：Activities of Daily Living）指導や，家族指導を術前に実施する．すでに症状がある場合は，麻痺や高次脳機能障害の程度を確認する．術後は，バイタルサインに問題がなく，合併症がなければ，可能なかぎり翌日から離床練習を開始する．

離床の方法は，ベッドアップ坐位から開始し，ベッド上端座位，立位と徐々に抗重力肢位へ進める．麻痺の程度にもよるが，可能であれば車椅子坐位や歩行練習まで目指してもよい．また，麻痺肢に対する神経筋再教育練習，拘縮予防のROM練習，健側の筋力増強練習，日常生活復帰や社会復帰を目指したADL練習を並行して実施する．麻痺の改善が望めない場合は，自宅復帰に向けて早期から環境調整や家族への介助指導も行っていく．

注意すべきは，悪性度の高い腫瘍の場合，再発リスクがあることを念頭において進めていく必要があるという点である．そのため，歩行練習やADL向上に固執せず，代償動作指導，補助具の使用などで運動機能を維持することも重要である．

2）化学療法・放射線療法

治療中や治療後は，有害事象に注意しながら理学療法を進めていく．化学療法中に特に注意すべき有害事象は，骨髄抑制であり，主に赤血球減少で貧血，白血球減少で易感染性，血小板減少で易出血性がみられる．放射線療法中は，頭痛や嘔気に注意すべきである．

3）片麻痺

上肢では，理学療法を行っていくうえで患肢を保護するためにアームスリングや三角巾を使用することもある．三角巾で保護する場合，首の後ろで結んでしまうと首に負担がかかり疼痛や不快感の原因となるので，対側の腋窩を通して背部で結んで装着することが望ましい（図3）．

下肢では，麻痺の回復の程度に合わせて，装具を一時的もしくは永続的に使用する．足関節に問題がある場合は短下肢装具，膝関節にも問題がある場合は長下肢装具を選択する．装具は歩行だけでなく，たとえば車椅子への移乗時には足部の不安定性解消に役立ち，移乗の安定性向上を補助してくれるため，病状の悪化により歩行不能となっても使用できる．

深部感覚障害を認める場合，直接的に患肢を確認しながら運動を行ったり，鏡を利用し視覚代償を用いたりしながら動作練習を実施する．

歩行練習では，歩行補助具として杖などを使用するが，安定性を考えて片手操作での歩行器練習を行うこともある（図4）．

4）高次脳機能障害

脳腫瘍患者でも失語や失認，失行がみられることが多いが，ここでは記憶障害についてのアプローチを中心に述べる．記憶障害には，記憶の保持時間により短期記憶障害と長期記憶障害がある．短期記憶障害とは，一時的な記憶障害といわれ，少し前のことを記憶でき

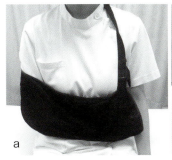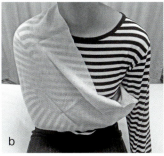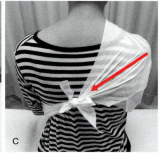

図3　患肢の保護方法
　a．アームスリング
　b．首に負担のかけない三角巾の巻き方（正面）．
　　　腋窩に紐を通すことで首への負担を避ける
　c．首に負担のかけない三角巾の巻き方（背面）．
　　　肩関節をしっかり固定するため，矢印の方向に引っ張ることを意識する

ない障害であり，長期記憶障害とは，自ら経験したことや学習したことを思い出せない記憶障害である．

　アプローチは，言葉や動作を繰り返し行う反復練習などの直接練習も重要であるが，1日でも早い日常生活，社会復帰を目指したADL，QOL向上のためには，代償手段の獲得を重点的に行っていく必要がある．具体的には，メモ帳やスケジュール帳に1日の予定やするべきことを記録する，時間割を作成し「朝8時に朝ごはんを食べる」「朝10時に散歩に行く」など行動時間をわかりやすくする，「30分後に入浴する」などの行動時間をアラームで知らせてタイムリーに行えるようにすることがあげられる．また，トイレの場所がわからない，自室の場所がわからないなどの記憶障害では，廊下や入り口に張り紙や目印となるものを置くなどして，環境を整えることも有効である．

　注意する点としては，症状が改善することよりも，腫瘍の増大や治療の副作用により，一時的もしくは永続的に状態が悪化する場合があることを念頭においておくことがあげられる．また，改善まで時間を要することがあり，入院期間中に対応できない場合は，外来で経過観察を行うか，症状に対する対応策を

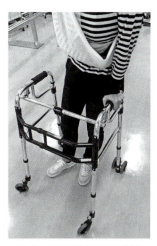

図4　歩行器の使用方法
杖よりも基底面が広くなるため，歩行時の安定性が増加する．操作には難しい面もある

家族に指導する必要がある．

5）摂食・嚥下障害

　スムーズな嚥下には，嚥下筋の筋力，姿勢保持能力の安定性と持久性が重要である．筋力増強練習として「頭部挙上訓練（Shaker法）」を用いて，食道入口部の開大に関係する筋肉を強化する方法がある[3]．具体的には，仰臥位で頭部を屈曲させて保持することを繰り返し行う方法で，頭部挙上を1分間保持，1分休憩を3セット行い，頭部屈伸を30回行う．実施頻度は1日3回，6週間行うことを

基準とする[4]．坐位練習は一般的に行っている坐位練習を取り入れ，バランスや持久性を向上するようにする．

2．評　価

障害像が脳血管疾患と類似しているため，評価は脳血管疾患の評価を参考にして行うのが一般的である．

1）片麻痺

運動機能面を BRS（Brunnstrom Recovery Stage）や徒手筋力検査（MMT：Manual Muscle Test）などで，感覚は触覚，深部感覚，痛覚など種々の感覚の評価を行う．また，がん患者特有の身体機能評価ツールとしては，カルノフスキー日常活動能力尺度（KPS：Karnofsy Performance Scale）を使用する．

2）高次脳機能障害

種々の障害に応じた評価を行う．認知機能面が高確率で障害されるため，ミニメンタルステート検査（MMSE：Mini-Mental State Examination）や改訂 長谷川式簡易知能評価スケール（HDR-S：Hasegawa's Dementia Scale for Revised）などを必ず行うようにする．

3）摂食・嚥下障害

理想的には嚥下造影検査（VF：Video Fluoroscopic Examination of Swallowing）や嚥下内視鏡（VE：Video Endoscopic Examination of Swallowing）など機器を使用して行うのがよいが，なければスクリーニングとして改訂水飲みテストや反復唾液嚥下テストを行う．経過観察する場合は，嚥下機能評価尺度（MASA：The Mann Assessment of Swallowing Ability）[5]が簡便に点数化できる（図5）[6]．

3．効果判定

治療前後で変化があることが多く，運動機能や言語機能について日々評価していく必要がある．セラピストだけでなく，患者本人や家族にもフィードバックを行い，理学療法の効果を共有することも重要である．たとえ，病状により運動機能が悪化していく状態であっても，何かしらの効果を実感できれば，QOL の維持向上につながることが予想される．

4．リスク管理

がん患者のリハビリテーション中止基準をもとに，リスク管理を行う．中止基準に該当する状態でも，実施する場合は病状ごとに主治医と相談しながら慎重に行っていく．

注意すべき症状は，腫瘍の増大などにより生じるてんかん発作や頭蓋内圧亢進による意識障害，頭痛，嘔吐である．出現した場合は，速やかに関係各所に連絡し，全身状態の観察，気道確保，安全の確保を行う．

5．症例提示

脳腫瘍の理学療法についての具体的な内容について，症例を交えながら提示する．

1）70歳，男性

診断名，膠芽腫．現病歴は，語想起障害ならびに左口角下垂を認め，近医を受診．MRIにて右側頭葉腫瘍を指摘され，当院を紹介され，手術目的に入院となった．

術前の運動麻痺は左上下肢，手指ともBRSでVレベル，感覚障害，痺れともになく，筋力は上下肢 MMT で 4 レベル．患者の全身状態（PS：Performance Status）は 1 であった．注意機能障害があり，MMSE は 15/30 点であった．開頭腫瘍摘出術を実施し，腫瘍摘出率は 8 割程度であった．術後 1 日目よりベッドサイドにて理学療法を開始．術後の機能は，麻痺，筋力，感覚とも術前と変わらず，歩行は支柱台を押して可能であった．注意機能障害は残存しており，MMSE は 4/30 点と低下し，喚語困難を主症状とする交叉性失語を認めた．術後 4 日目で，注意機能障害が残存しているも監視レベルの歩行が可能となり，術後

MASA 日本語版スコアシート

名前：　　　　　　　性別：男・女　　　生年月日：　　　　　年齢：
ID：　　　　　　　検査年月日：　　　　検査者：

項目					
意識	2 無反応	5 覚醒困難		8 傾眠・覚醒レベルの変動	10 意識清明
協力	2 協力不可	5 非協力的		8 協力にムラあり	10 協力的
聴覚理解	2 声かけに無反応	4 手がかりがあれば時々は返事ができる		6 繰り返せば簡単な指示に従える	8 ほとんど問題なく日常会話可能	10 スクリーニング上異常なし
呼吸状態	2 吸引/感染の疑い/人工呼吸器管理	4 呼吸理学療法に伴う継続性ラ音（水疱音）		6 肺底部捻髪音/自己喀出可能	8 上気道の痰感染症以外の呼吸器疾患	10 異常所見なし
嚥下と呼吸の関係	1 自己調節不可	3 コントロールがある程度可能			5 コントロール可能
失語	1 評価不能	2 意味のある会話困難/認識困難な単語の表出	3 限られた手段を用いて自分の意思表出可能	4 換語や意志の表出がやや困難	5 スクリーニング上異常なし
発語失行	1 評価不能	2 何度も音を出そうとするが不正確で正しい発音が困難	3 指示下では発語は遅くなったり不正確	4 試行錯誤あるが正確な発語可能	5 スクリーニング上異常なし
構音障害	1 評価不能	2 言葉は聞き取れない	3 言葉は聞き取れるが障害がある	4 速度が遅い/ためらい/呂律不全	5 スクリーニング上異常なし
唾液	1 大量の唾液	2 いつも少しの流涎あり	3 ときどき流涎あり	4 泡沫状の唾液を吐き出す	5 スクリーニング上異常なし
口唇閉鎖	1 全く閉鎖しない/評価不能	2 閉鎖不全/わずかに動く	3 片側に麻痺/部分的に動きが悪い	4 軽度の障害/ときどきもれがある	5 スクリーニング上異常なし
舌の動き	2 全く動かない	4 ごくわずかに動く	6 不完全な動き	8 可動域わずかに制限	10 制限なし/異常なし
舌の筋力	2 著しく減弱	5 明らかに片側性に低下		8 わずかに低下	10 スクリーニング上異常なし
舌の協調運動	2 全く動かない/評価不能	5 重度の協調障害		8 わずかな協調障害	10 スクリーニング上異常なし
口腔準備	2 評価不能	4 全く形成できない/食塊形成しようとしない	6 咀嚼不良/代償的に頭部後屈口腔全体に広がる	8 口唇や舌の運動障害で食物保持困難	10 スクリーニング上異常なし
絞扼反射(gag)	1 咽頭反射消失	2 一側性に消失	3 一側性に減弱	4 両側性に減弱	5 異常なし/反射亢進
口蓋	2 全く挙上しない	4 わずかに動く/鼻腔逆流/鼻に息が漏れる	6 軟口蓋の動きが片側に低下/動きに一貫性がない	8 わずかに左右差あるがよく動く	10 スクリーニング上異常なし
食塊のクリアランス（口腔内残留）	2 全量残留	4 若干クリアされているが、残留著明		6 わずかに残留	10 口腔残留なし
口腔通過時間	2 動きの観察不可能/評価不可能	4 10秒以上かかる	6 5秒以上かかる	8 1秒以上かかる	10 スクリーニング上異常なし/1秒以内
咳反射		1 咳反射がない/評価不能	3 咳反射が減弱している		5 スクリーニング上異常なし/誘発すれば咳反射あり
随意的な咳	2 咳をしようとしない/評価不能	5 努力するが困難	8 クリアでない咳/しゃがれた咳		10 スクリーニング上異常なし/強くクリアな咳
声	2 声が出ない評価不能	4 湿性/がらがら声	6 しわがれ声/高さや強さの調節ができない	8 少し声がかすれている	10 スクリーニング上異常なし
気管切開		2 カフ付きカニューレ		5 気管切開孔あり/カフなしカニューレ	10 気管切開なし
咽頭相	2 嚥下反射が起こらない/評価不能	4 咽頭挙上不十分/通常みられないような嚥下運動/咽頭残留・貯留/湿性嗄声	8 咽頭挙上やや不良/挙上開始遅延/唾液や食塊のクリアランス不良		10 咽頭挙上が素早く食塊や唾液のクリアランスが良好
咽頭の反応		1 うまく対処できない/がらしてしまう		5 嚥下前・中・後に咳が出る	10 スクリーニング上異常なし
推奨する食形態(固体)	経口不可	ピューレ状	ミンチ状/すりつぶした状態	軟食	常食
推奨する食形態(液体)	経口不可	とろみつきの液体（バッター状）	とろみつきの液体（はちみつ状）	とろみつきの液体（ネクター状）	普通の液体
総合評価 嚥下障害	嚥下障害が確実	嚥下障害の可能性が高い	嚥下障害があるかもしれない	嚥下障害はなさそう	
総合評価 誤嚥	誤嚥が確実	誤嚥の可能性が高い	誤嚥があるかもしれない	誤嚥はなさそう	

MASA合計点＝ ＿＿＿＿＿＿＿＿＿＿＿＿＿＿

サマリー
(Part1の表1参照)
　嚥下障害：重度・中等度・軽度・異常なし
　誤嚥：重度・中等度・軽度・異常なし

その他の問題 ＿＿＿＿＿＿＿＿＿＿＿＿＿＿＿＿＿＿＿＿＿＿＿＿＿＿＿＿＿＿
アドバイス ＿＿＿＿＿＿＿＿＿＿＿＿＿＿＿＿＿＿＿＿＿＿＿＿＿＿＿＿＿＿＿
診断 ＿＿＿＿＿＿＿＿＿＿＿＿＿＿＿＿＿＿＿＿＿＿＿＿＿＿＿＿＿＿＿＿＿＿

図5　MASA 日本語版スコアシート（文献6）より引用）

5日目で外泊.術後11日目で退院予定であったが,尿路感染,腫瘍周囲浮腫増悪による意識障害が出現し,抗生剤,抗浮腫療法を実施し,症状改善認めたため,術後16日目に自宅退院.

退院時の状態は,PS2,運動麻痺は左上下肢,手指ともBRSでVレベルと術前と同程度まで改善し,筋力は上下肢4レベル,運動機能は独歩可能であった.しかし,高次脳機能障害として目に入ったものをすぐに触る,使おうとする,環境により作業に集中できない,急に動き出すことなどの注意機能障害と喚語困難を主症状とする交叉性失語が残存していた.そのため,家族への指導として,注意障害に対しては,刃物や火気など身の危険があるものは隠す,部屋をシンプルにしてものを少なくすることを指導し,失語に対しては,よく話す,聞くを繰り返してコミュニケーションを意識的にとってもらうように指導した.

術後の補助療法のため,術後16日目に化学放射線療法目的に入院.治療中も理学療法を継続し,術後55日目に退院.運動機能は変わらず,注意障害や失語も改善傾向であった.その後,娘の結婚式へ出席し,台湾を旅行するなど,PSのよい状態が続いていたが,術後123日目に歩行困難,術後124日目に坐位保持困難となり,術後128日目に傾眠傾向となったため,緊急入院となる.全身状態は,意識レベルがJCS (Japan Coma Scale) II群,PS4,運動麻痺は左片麻痺軽度で,端坐位まで軽介助で可能なレベルであった.意識レベルにより運動機能に変動はあったが,坐位練習,起立練習,車椅子移乗練習,車椅子坐位での院内散歩など運動機能維持のための理学療法を作業療法,言語聴覚療法と並行して行った.家族との時間を大切にするためにも,理学療法中は家族と一緒に行うように配慮した.その後,徐々に意識障害が悪化傾向であったが,自宅退院,治療継続に向けた退院調整を開始することとなり,家屋環境の整備や車椅子などの補助具の選定,家族へ寝返りや車椅子移乗の介助指導を実施し,術後160日目に自宅退院なった.退院時はJCS I-3群,PS4,体動困難で寝たきりの状態であった.その後,近医へ入院したが,術後179日目に自宅で永眠された.

この症例を通じて,周術期から術後回復を目指した回復期の理学療法の実施や,腫瘍の進行による全身状態が悪化していく中での維持・緩和期の理学療法を経験し,チームでアプローチしていくことや家族指導を通じた関わりの重要を再認識した.

脳腫瘍における理学療法のエビデンス,トピックスは何か？

1. 理学療法介入のエビデンス

がんのリハビリテーションガイドラインには,①脳腫瘍に対するリハビリテーションおいて,系統的な評価を行うことは必要か？②脳腫瘍の運動障害に対して,リハビリテーションを行うことは,行わない場合に比べてADL,入院期間,QOLを改善させるか？ ③脳腫瘍の高次脳機能障害に対して,リハビリテーションを行うことは,行わない場合に比べて認知機能を改善させるか？の3つのクリニカルクエスチョンがあり,いずれも推奨グレードB(行うよう勧められる)とされている[7].詳しくは成書を参考にしていただきたい.最近では,術後早期から介入することで機能改善が期待できること[8,9]や理学療法を進めるうえでの治療および評価は,腫瘍の種類,治療法や副作用によりさまざまな要因があるが,理学療法によりQOLができる[10]と報告されている.

以上から,脳腫瘍に対する理学療法は重要だと考える.

2. 理学療法介入の必要性

近年の脳外科手術では，覚醒下手術が行われている．覚醒下手術は，言語野や運動野付近に腫瘍がある場合に実施されることが多い．手術中に患者を覚醒させ，術者やセラピストが言語や運動機能を簡単なテストで確認しながら実施する．機能障害をモニタリングしながら手術を実施でき，腫瘍を安全に最大限に摘出できるため，術後の障害を最小限に抑えることができる．

また，術前よりリハビリテーション介入している場合は，手術中にセラピストが同室することで術中の患者の不安が軽減したり，安心感を得られていると考えられる．そして，術後のリハビリテーションがスムーズに進むことが期待でき[11～13]，術後の運動機能が良好で早期に社会復帰をしている例も報告されている[14]．このことから，より早期の社会復帰を目標としたアプローチが術後のリハビリテーションに求められるようになりつつあるといえる．

> **Conclusion**
>
> 脳腫瘍患者に対する理学療法は，脳血管障害に対するアプローチに準ずることが多い．しかし，腫瘍の部位によって症状が複雑に出現することもあり，アプローチは症状を把握し，的確に実施することが重要である．また，病期によっては，運動機能の改善を目標とするよりも代償動作の指導や補助具のアドバイス，家族指導などを行い，ADL や QOL の維持を目標とする場合もある．さらに，悪性度の高い脳腫瘍では年齢，予後を考慮したゴール設定が非常に重要である．

文献

1) Han EY, et al：Functional improvement after 4-week rehabilitation therapy and effects of attention deficit in brain tumor patients：comparison with subacute stroke patients. *Ann Rehabil Med* **39**：560-569, 2015
2) Mukand JA, et al：Incidence of neurologic deficits and rehabilitation of patients with brain tumors. *Am J Phys Med Rehabil* **80**：346-350, 2001
3) Shaker R, et al：Augmentation of deglutitive upper esophageal sphincter opening in the elderly by exercise. *Am J Physiol* **272**：G1518-1522, 1997
4) Shaker R：Rehabilitation of swallowing by exercise in tube-fed patients with pharyngeal dysphagia secondary to abnormal UES opening. *Gastroenterology* **122**：1314-1321, 2002
5) Antoinos N, et al：Analysis of a physician tool for evaluating dysphagia on an inpatient stroke unit：the modified Mann Assessment of Swallowing Ability. *J Stroke Cerebrovasc Dis* **19**：49-57, 2010
6) Mann G（著），藤島一郎（監訳・著）：MASA 日本語版 嚥下障害アセスメント—DVD—ROM 付. 医歯薬出版, 2014, p59
7) 日本リハビリテーション医学会　がんのリハビリテーションガイドライン策定委員会（編）：がんのリハビリテーションガイドライン. 金原出版, 2013, pp98-103
8) Bartolo M, et al：Early rehabilitation after surgery improves functional outcome in inpatients with brain tumours. *J Neurooncol* **107**：537-544, 2012
9) Kos N, et al：Early medical rehabilitation after neurosurgical treatment of malignant brain tumours in Slovenia. *Radiol Oncol* **50**：139-144, 2016
10) Ching W, et al：Neuro-oncologic physical therapy for older person. *Top Geriatr Rehabil* **27**：184-192, 2011
11) 丸山隆志, 他：覚醒下手術の現状と課題. 脳外誌 **22**：597-604, 2013
12) 三國信啓：最新の覚醒下脳神経外科手術—リハビリテーション科と脳神経外科のコラボレーション. *Jpn J Rehabil Med* **51**：650-653, 2014
13) Khalid M, et al：Awake craniotomy A patient's perspective. *Neurosciences* **20**：248-252, 2015
14) Mandonnet E：Initial experience using awake surgery for glioma：oncological, functional, and employment outcomes in a consecutive series of 25 cases. *Neurosurgery* **76**：382-389, 2015

5 頭頸部がん患者に対する理学療法

石井貴弥[*1]

🔒 Key Questions

1. 頭頸部がんにおける障害像，理学療法の介入目的・目標は何か？
2. 理学療法の進め方，評価・効果判定，リスク管理はどのように行うか？
3. 頭頸部がんにおける理学療法のエビデンス・トピックスは何か？

頭頸部がん患者に対する理学療法概論

頭頸部がんは全がん罹患率では5％（年間約3万人）と少ない[1]．ゆえに一般的な認知度が低く，頭頸部がん専門医も少なく，治療可能な病院も限られている[2]．

頭頸部がんの治療方針は，原発部位や進行度によってさまざまである．そのため，入院時に手術式など治療方針を確認することは必須である．また，初回治療は根治目的の手術治療を優先して行う方針が一般的である．よって，原発腫瘍切除術に加えて頸部リンパ節を切除する頸部郭清術や，皮弁再建術が多く施行されている．しかし，同じ手術治療といっても頭頸部がん手術後の機能障害は多岐にわたり，頭頸部という人間の生活に密接に関係した機能が集中している部位が障害される．具体的には，原発腫瘍切除や再建術による摂食・嚥下障害，構音・発声障害をきたすこと，副神経を温存する頸部郭清術でも手術中に副神経の軸索損傷が生じ，手術後の僧帽筋麻痺によって一時的に頸部や肩関節機能障害を呈することなどが知られている．このような機能障害により日常生活活動（ADL：Activities of Daily Living）が制限され，治療後の生活の質（QOL：Quality of Life）が低下することは容易に想像できる．

各部位の治療方針や詳細な手術式については，他節を参考にしていただき，ここでは理学療法分野と特に関わりが強い頸部郭清術後の僧帽筋麻痺に対する理学療法介入について臨床的観点から解説する．

頭頸部がんの障害像，理学療法の介入目的・目標は何か？

1．頸部郭清術後の僧帽筋麻痺による肩関節障害

1）僧帽筋麻痺の発生について

頸部リンパ節を切除する頸部郭清術は，頭頸部がん手術の中で最も頻回に施行され，確実にリンパ節転移を制御できる方法である[3]．近年では，非リンパ節組織を温存する傾向にあり，胸鎖乳突筋・副神経・頸神経・

[*1] Takaya Ishii／国際医療福祉大学三田病院リハビリテーション室

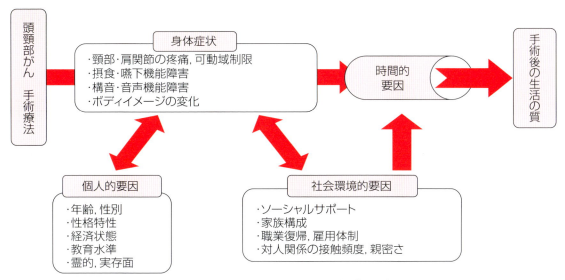

図1 手術後の頭頸部がん患者の生活に関する問題の概念モデル（文献 13）から改変引用）

内頸静脈を切除せずに手術後の機能障害の予防に貢献している〔MRND（Modified Radical Neck Dissection），SOHND（Supraomhyoid Neck Dissection），LND（Lateral Node Dissection）〕[4,5]．加えて，郭清範囲を縮小する傾向にあり，各臓器の所属リンパ節のみ切除する傾向にある．このような手術式を選択的頸部郭清術（SND：Selective Neck Dissection）と呼ぶ．しかし，非リンパ組織浸潤や原発不明がんなどには，従来の根治的頸部郭清術（RND：Radical Neck Dissection）が多く施行されることもあり，副神経などは切除される．このように手術後の機能障害からみると頸部郭清術は，副神経を温存するか切除するかの2つに大別される．さらにSNDのような副神経を温存する手術式においても，手術中に胸鎖乳突筋を牽引するなどの操作によって，副神経の軸索損傷が生じるといわれている[6]．頸部リンパ節は，領域Ⅰ～Ⅵに分類される．副神経の走行から，胸鎖乳突筋の後方にあるⅡbとⅤの領域の手術操作が重要であるとされている[7]．

頸部郭清術後の僧帽筋麻痺の発症率は，RNDでは当然ながら100％生じる．一方で SNDなどの副神経を温存する手術式では，29～77％といわれている[8～10]．さらに針筋電図を使用した先行研究では，手術後4カ月で56.8％に重度僧帽筋麻痺を認めていることが報告されている[6]．このように副神経を温存していても，手術後に僧帽筋麻痺を呈することが多く，頸部・肩甲帯の疼痛や絞扼感，筋萎縮や肩甲骨偏位，肩関節可動域制限などの機能障害が生じる[6,11～12]．

2）頭頸部がん患者の障害像（図1）

頭頸部がん術後患者の障害は，摂食・嚥下機能や肩関節可動域制限など多岐にわたる．そのため，各障害に対し多職種で対応することが望ましい．さらに社会環境的要因，個人的要因，時間的要因によって複雑に絡み合った多重性の問題が生じ，手術後生活に影響していると考えられている[13]．頭頸部がんは，50～60代の男性に多く罹患し，同時に有職者が多いのも特徴である．そのため，手術前から社会的機能を把握し，退院後の社会復帰を円滑にするための介入を実践しなければならない．

3）理学療法介入の目的・目標

理学療法介入における目的は，残存機能を

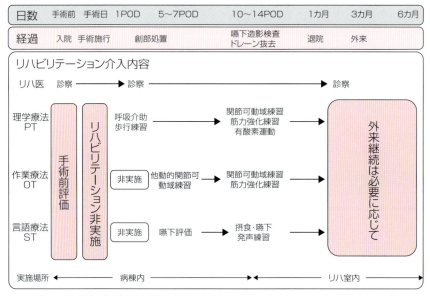

図2 当院における頭頸部がんリハビリテーションのフローチャート

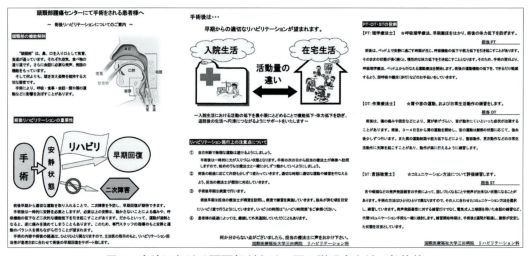

図3 当院における頭頸部がんリハ医の説明書より一部抜粋

最大活用しQOL低下を予防することである[14]．具体的には，全身状態に留意し手術後早期離床，頸部・肩甲帯の自覚症状の改善，肩関節拘縮の予防，早期僧帽筋麻痺と関節可動域の改善，ADL指導，社会復帰支援に努めるべきと考える．

理学療法の進め方，評価・効果判定，リスク管理はどのように行うか？

1．理学療法の進め方と評価項目

1）手術前

手術前から評価・オリエンテーションを行う（図2, 3）．また，手術前から併存症などを含めた医学的情報や社会的情報，個人的背景

（性格・趣味嗜好など）を把握することが重要である．さらに，そのような状態で患者と面識をもち，身体機能評価を行い，情報共有をすることで，手術後の早期離床などの介入を円滑に行うことができると考えられる．

手術前の評価項目を以下に記載する．

① 身体機能評価：肩関節自動・他動可動域測定（特に屈曲・外転），肩甲骨脊椎間距離，握力，徒手筋力検査法（MMT：Manual Muscle Test）での肩甲骨拳上と肩関節外転などの筋力評価．

② 栄養状態の評価：体重，1カ月間の体重減少率，BMI（Body Mass Index），血清アルブミン値（Alb：Albumin），C反応性蛋白（CRP：C-reactive Protein）など．

③ 併存症の評価：ACE-27（Adult Comorbidity Evaluation-27），CCI（Charlson Comorbidity Risk Index）など．

身体機能評価と栄養状態の評価は，ドレーン抜去後や退院時にも継続して行う．

2）手術後

手術後の介入は，大きく3つの時期に分けられる．①手術後翌日からドレーン抜去や経口摂取開始（手術後約1〜14日），②ドレーン抜去から退院までの期間（手術後約14〜30日），③退院後外来での期間（手術後約30日以降）である．以下に，各期間における具体的な理学療法内容を述べる．

a．手術後翌日からドレーン抜去や経口摂取開始（手術後約1〜14日）

この期間では，重篤な手術後合併症が発生しやすい．頭頸部がん患者の手術前の併存症の重症度は，呼吸器合併症（肺炎・肺塞栓症）や創部トラブル（皮弁壊死・縫合不全）などの手術後合併症の発症や生存率と関連性があることが報告されている[15〜17]．また，われわれの報告では，手術後合併症は肩関節外転可動域の改善にも影響することが明らかとなっている[18]．このため，この期間においてはリスク管理が最も重要であり，創部状況や全身状態には留意しつつ介入を行う．

当院での皮弁再建術後の安静度は，手術後1日目はベッド上安静（ギャッチアップ60°まで可），手術後2日目はギャッチアップ90°・車いすまで移乗可，手術後3日目以降は介助つき歩行可となっている．その後，ルート類の管理方法が自立でき次第，院内歩行フリーとなる．

この期間（手術後約1〜14日目）の合併症とそれらに対する評価項目を以下に記載する．

① 腓骨神経麻痺：足指と足関節の自動運動の可否，総腓骨神経のTinel徴候，感覚障害の有無．

② 深部静脈血栓症：下腿部把持痛，Homans徴候．

③ 呼吸器合併症：胸部X線画像（肺炎や無気肺の有無），呼吸音の聴診（肺雑音の有無），呼吸苦の有無，経皮的酸素飽和度．

④ 臓器不全：胸部X線画像（心胸郭比），インアウトバランス（輸液量，尿量），昼夜の血圧，心拍数，呼吸状態の変動，生化学データ（カリウムなどの電解質，腎機能）．

⑤ 感染，縫合不全，皮弁壊死：腫脹，疼痛，ドレーン排液量などの情報収集．

⑥ 手術後合併症の重症度：Clavien-Dindo分類[19]．

前述のような評価をもとに，理学療法介入は，静脈血栓形成予防のための下肢他動的関節可動域練習や喀痰能低下予防のための呼吸介助，安静度内での離床や歩行練習を行い，バイタルサインの著明な変動がなければ段階的に活動量を向上させる．なお，この時期には気管切開中の症例は，発話によるコミュニケーションができない．そのため疼痛や呼吸苦，めまいなどの自覚症状の確認は，注意深く行う．時期が経過するにしたがい，痰量や

喉頭浮腫などの状況によって発声可能なスピーチカニューレに変更になる．創部治癒がある程度得られドレーン抜去や嚥下造影検査後に経口摂取開始となる．経口摂取開始直後は誤嚥性肺炎が生じやすいため，嚥下時のむせ込みの有無や肺雑音にも注意をしつつ，リハビリテーション室での介入へ移行する．

b．ドレーン抜去や経口摂取開始後から退院までの期間（手術後約14〜30日）

この期間では，頸部・肩関節に対する可動域制限や疼痛・痺れなどの症状緩和や皮弁採取部の筋力強化，可動域練習や運動耐容能向上のための有酸素運動をリハビリテーション室にて行う．さらに，この期間では食形態や食事量などが日々変化するため，嚥下時のむせ込みの有無や便秘，下痢などの情報収集をしながら，1つの評価に依存せず多角的に評価を行い，介入プログラムを調節することが望ましい．

この期間（手術後約14〜30日目）の介入目的とそれらに対する評価項目を以下に記載する．

① 頸部，肩関節の自覚症状：頸部郭清術後機能評価表（NDQ：Neck Dissection Questioner）．
② 身体機能：肩関節自動・他動可動域測定（屈曲・外転），肩甲骨脊椎間距離，肩甲骨可動性（他動・自動），握力，MMT（肩甲骨挙上，肩関節外転）などの筋力評価．
③ 栄養状態の評価：食形態，食事量，体重，BMI，Alb，CRPなど．
④ 皮弁採取部の筋力低下，可動域制限：
・腹直筋皮弁→MMT（体幹屈曲）
・大腿外側筋皮弁→膝関節屈曲可動域
・腓骨皮弁→足関節可動域
⑤ 運動耐容能向上：心拍数（安静時，運動時），有酸素運動中のBorgスケール（9〜13），Karvornen法〔目標心拍数＝運動強度×（最大心拍数−安静時心拍数）＋安静時心拍数〕．

身体機能と栄養状態は，手術前の時期と比較し評価する．

頸部・肩関節の自覚症状や可動域制限に対する介入では，肩甲挙筋や斜角筋の筋緊張軽減を目的に行う．また僧帽筋麻痺に対しては，一般的に末梢神経損傷後のMMT別の筋力トレーニングの基準を参考にしている[20]（表1）．しかし，肩甲骨挙上のMMTは，肩甲挙筋や菱形筋で代償されやすく，MMTのみでは僧帽筋麻痺の重症度は判断しにくい．実際に肩甲骨挙上のMMTが5レベルあるにもかかわらず，肩関節外転可動域は90°未満である症例も多い．そのため，臨床上における副神経損傷の程度や，僧帽筋麻痺の回復の非侵襲的かつ客観的指標はないに等しい．よって実臨床では，僧帽筋麻痺の一指標として，肩関節自動・他動可動域（屈曲・外転）や肩甲骨脊椎間距離，肩甲骨可動性，握力など筋力を用いて多角的に評価する．また，NDQを用いて自覚症状を把握し，硬結感などに僧帽筋以外の頸部筋・肩甲骨周囲筋の緊張状態がどのように及ぼしているかを推察する．さらに肩甲骨位置の変化や肩甲骨可動性の低下によって，肩関節可動域が制限されている可能性が高いため，肩関節運動時の肩甲骨動態を視診・触診にて評価を行い，可動域制限の原因を把握し，自動介助運動などの運動療法に反映させる．なお，前腕皮弁による再建術を施行した症例に関しては，皮弁採取部位に負荷をかけないため，握力計測は行わないことが望ましい．

皮弁採取部に対しての介入は，部位によって異なる．腹直筋皮弁では体幹屈曲筋の筋力強化，大腿外側筋皮弁では膝関節屈曲可動域練習などを行う．開始時期は，皮弁創部の抜糸後創部治癒が得られてから積極的に行う．創部治癒が不完全の場合，徒手的な圧迫などによって創部離開する危険性もあるため，創

表1　MMTによる訓練と目標 （文献20）より改変引用）

MMT	訓練内容					目　標
0	ROM練習	EMG-バイオフィードバック 低周波	重力除去位練習	他動的肢位保持練習	抗重力運動	拘縮予防
1						重力除去位で運動
2						
3-						抗重力位で運動
3						抵抗運動
4						筋力増強
5						

MMT：徒手筋力テスト，ROM：関節可動域，EMG：筋電図

部周辺組織に対し拘縮予防のみに留める．

運動耐容能向上のためには，自転車エルゴメーターなどを利用した有酸素運動を実施する．負荷量設定は，初回は軽負荷（Karvornen法：運動強度10〜20％程度），短時間（7〜10分）から開始し，疲労感を確認しつつ徐々に負荷量と時間を上げて実施する．

c．退院後外来での期間（手術後約30日以降）

この期間では，僧帽筋麻痺が軽度で，すでに症状が軽快している症例も存在する．このような症例には，介入終了または月に1〜2回程度の評価・介入を行うのが理想である．一方で，僧帽筋麻痺が重度で，症状が重症な場合には週1〜2回介入するのが理想である．

この期間（手術後約30日以降）の介入目的とそれらに対する評価項目を以下に記載する．

①頸部，肩関節の自覚症状：NDQ
②身体機能：肩関節自動・他動可動域測定（屈曲・外転），肩甲骨脊椎間距離，肩甲骨可動性（他動・自動），握力，MMT（肩甲骨挙上，肩関節外転）などの筋力評価．
③栄養状態の評価：体重，BMI，Alb，CRPなど．
④ADL指導：職業の業種，スポーツなどの余暇活動の種類．

身体機能と栄養状態は，手術前とドレーン抜去後の時期と比較し評価する．

改善困難例（肩関節自動外転可動域：100°未満）では，肩関節外転可動域は手術後3カ月以降から改善する傾向にある[21]．よって退院から僧帽筋の筋収縮が他覚的に触知可能な時期を目安に，背臥位→側臥位→座位などのように段階的に抗重力肢位での運動を行う．さらにこの期間では，症状の緩和や可動域の改善に加え，具体的なADL指導が必要である．たとえば，重い物を持たないなど麻痺側の肩甲帯に負荷をかけないことを推奨することや上肢挙上が困難な時期では，脳卒中患者の上肢機能障害と同様に代替手段などを紹介する（表2）．先行研究では肩関節外転可動域は手術後約6カ月以降でゴールレベルに達するといわれている[22]．そのため介入終了時期は，手術後6カ月前後を目安にするとよい．しかし，6カ月以降も症状が持続し，肩関節可動域が改善困難な症例や食欲不振や放射線治療の晩期症状などで，体重が減少している症例もいるため，栄養状態なども含めた個別性を考慮し判断することが望ましい．

2．理学療法介入における臨床的考察

1）「shoulder syndrome」から「accessory nerve shoulder dysfunction」へ

1961年にNahumら[23]が，RND後の肩関節

表2 頸部郭清術後の日常生活上の注意点

①重い物は持たない 　手術した側の腕で重い荷物などを持つと，過度に肩が下がる状態となりやすく，結果的に肩の痛みを誘発してしまう．なるべく反対側で持つことやウエストポーチ，肩掛けバックの利用を推奨する．犬の散歩も同様に，手術した側の腕でリードを持つ場合は肩の痛みに注意して行う
②過度な筋力訓練はしない 　前述のように過度な筋力トレーニングは関節への負担が大きくかかる．特に腕立て伏せや懸垂運動，ダンベルを持っての運動は行わない
③肩に痛みを感じる動作は避ける 　痛みを我慢して動かすことは大きな誤りである．肩はデリケートな関節である．痛みは我慢せず無理のない動きを習得するようにする． 　ゴルフや投球，ボウリングなどは肩の痛みを生じやすい運動である．まずは痛みが出ない程度の運動から開始していく
注意が必要な動作 長時間のパソコン操作： 　長時間同じ姿勢をとり続けることにより筋肉がこわばりやすい状態となる．適度に休息を取り入れるようにする

（当院，頸部郭清術後パンフレット内から改変引用）

の症状を総称して「shoulder syndrome」と呼んだ．Shoulder syndromeは肩・頸部の疼痛，肩関節の運動制限，翼状肩甲，上肢の筋力低下などがあげられ，また過度の安静などによって二次的に癒着性関節包炎を引き起こすことが問題視されている．しかし，これらはRNDによって生じると定義されているものであり，すべての症状が副神経を温存したSNDなどから生じるとは限らない．そこで，2013年にMcGarveyら[24]は，副神経を温存した頸部郭清術後の僧帽筋筋活動低下によって引き起こされる肩甲帯周囲筋のインバランスを明らかにし，それを「ANSD（Accessory Nerve Shoulder Dysfunction）」と称した．この研究の中で，上肢挙上位での動作中は，菱形筋や前鋸筋が代償的に筋活動することが明らかになっている．また，このような代償的筋活動は，疼痛や痺れの一要因と考えられていることからも[12]，理学療法介入において，重要な視点であることがわかる．よって実臨床では，頸部・肩甲骨アライメントや筋緊張などを含めた評価が必要である．

2）理学療法介入の実際例

次に，実際の症例を通じて臨床的考察を述べる．

a．症例1：右頸部郭清術（Ⅱ～Ⅴ）を施行した中咽頭がん患者（図4）

基本情報：60代，男性．

医学情報：T3（固有筋層を越え，漿膜下層または腹膜被覆のない傍結腸あるいは傍直腸組織に浸潤する腫瘍），N2b，（7個以上の所属リンパ節転移）M0，（遠隔転移なし）stage ⅣA．

治療内容：中咽頭腫瘍・喉頭摘出術，右頸部郭清術（Ⅱ～Ⅴ　副神経温存），腹直筋皮弁による再建術．

手術後にシスプラチン併用放射線療法（66 Gy/33回）．

併存症：食道がん（6年前に放射線化学療法→奏効）

自覚症状：硬結感，肩甲帯鈍重感．

創部状態：右顎下部の膿瘍形成（滲出液，漏出中）．

表3に栄養状態・身体機能変化を示す．図4から，視診上，右肩甲骨が下方回旋位・外転位に偏位しているのがわかる．本症例は副神経を温存しており僧帽筋は不全麻痺を呈していると考えられるが，僧帽筋を含めた肩甲骨

周囲筋が低緊張状態となり，肩甲骨がこのように偏位したと推察できる．よって，本症例では肩甲骨位置を徒手的に修正した状態で他動・自動介助で関節可動域練習を行い，僧帽筋麻痺の回復を促すことが望ましい．しかし，放射線照射部位に難治性の膿瘍を形成しており，滲出液が漏出している状態であった．そのため全身状態としては，蛋白異化が亢進している可能性が高い．実際に体重も減少傾向であったため，抗重力位での筋力強化練習は行わず，自覚症状緩和を行いつつ，創部治癒を待機することが必要である．このように手術後6カ月経過しても，自覚症状や肩関節可動域の改善が困難な症例も経験するため，治療経過や創部治癒過程など全身状態を留意しつつ運動内容の調整をするべきである．

b．症例2：両側頸部郭清術（Ⅱ～Ⅳ）を施行した喉頭がん患者（図5）

基本情報：60代，男性．
医学情報：T3，N0（所属リンパ節転移なし），M0，stage Ⅲ．
治療内容：喉頭全摘出術，両側頸部郭清術（Ⅱ～Ⅳ・気管傍　副神経温存）．
手術後合併症：縫合不全（手術後10日）保存加療にて閉鎖．
併存症：食道がん（喉頭がん術後に食道亜全摘術施行）．
自覚症状：硬結感，肩甲帯鈍重感．

表4に栄養状態・身体機能変化を示す．図5から，視診上，脊椎棘突起や肩甲骨が隆起しており，僧帽筋のみならず全身の筋萎縮が認められる．また両側のSNDではあるが，右肩甲骨が左より外転・前方位に偏位していることがわかる．これは右大胸筋や前鋸筋が過剰収縮しており，肩甲骨を前方へ牽引していることが推察される．このようにANSDの症状は，左右においても差異が生じることが多い．よって，本症例の右肩には特に大胸筋・前鋸筋の筋緊張緩和目的のストレッチングを実施し，肩甲骨面挙上にて関節可動域練習を行い僧帽筋麻痺の改善を促進した．

以上，これらの症例提示から，頸部郭清術後の僧帽筋麻痺のANSD症状は，治療内容や経過によってさまざまであり，全身状態を鑑み個別性を重視し対応することが望ましい．

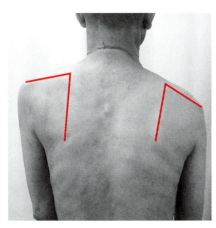

図4　右頸部郭清術後，中咽頭がん患者

表3　右頸部郭清術後，中咽頭がん患者の栄養状態・身体機能変化

		手術前	手術後1カ月	手術後7カ月
体重（kg）		52.8	50.5	43.0
Alb（g/dl）		3.8	3.5	3.9
CRP（mg/dl）		0.24	1.57	1.34
肩関節可動域 右側（°）	屈曲	175	135	115
	外転	175	80	55
MMT 肩甲骨挙上		5	—	4

Alb：アルブミン，CRP：C反応性タンパク，MMT：徒手筋力検査

頭頸部がん領域における理学療法のエビデンス・トピックスは何か？

国内では2013年に『頭頸部癌診療ガイドライン2013年度版』[25]と『がんのリハビリテーションガイドライン』[26]が発行されている．その中で僧帽筋麻痺に対するリハビリテーション介入は，推奨グレードA～Bと定義されている．また国外においては，2011にはMcGarveyら[27]がLiterature reviewを発表し，翌年の2012年のコクランレビューで，手術後早期から退院後までの長期間のフォローアップが必要であるとされた[28]．2016年に米国がん協会から発表されたAmerican Cancer Society Head and Neck Cancer Survivorship Care Guidelineの中の「Shoulder dysfunction」「SAN（Spinal accessory nerve）palsy」の項目では，それぞれ手術後の肩関節機能（筋力，可動域，インピンジメントサインなど）の継続的な評価はエビデンスレベルⅡA，リハビリテーション介入による肩関節の疼痛，可動域，ADLなどの改善は，エビデンスレベルⅠAとなっている[29]．

このように頭頸部がん患者に対する理学療法のエビデンスは，近年で構築されつつある．しかし，国内のガイドラインに記載されている内容は介入を行うべきであるというのみであり，詳細なリスク管理や進行基準，介入方法などは存在しない．今後は国内における多施設共同研究の推進や安全性と有効性を両立した介入指針が確立されることが望まれる．

僧帽筋麻痺に対する理学療法介入のトピックスに関して，これまでのわれわれの研究結果から自動介助下での関節可動域や筋力強化練習などの運動療法のみでは，手術後早期での改善が困難な症例の特徴（両側郭清や手術後合併症発症例）が明らかになりつつある[18]．そのため，このような症例に対して電気刺激療法（NMES：Neuromuscular Electrical Stimulation）などの物理療法を併用した介入効果[30]が期待される．また，がん診療連携拠点病院のみでは，十分な外来フォローアップが行えない場合も予測される．よってリハビリテーション介入における地域連携の体制が構築されることも同時に期待したい．

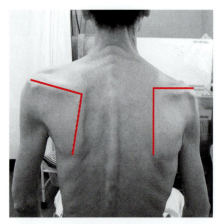

図5　両側頸部郭清術後，喉頭がん

表4　両側頸部郭清術後　喉頭がんの栄養状態・身体機能変化

		手術前	手術後2カ月	手術後8カ月
体重（kg）		50.6	52.7	45.0
Alb（g/dl）		4.3	4.2	4.3
CRP（mg/dl）		0.04	0.11	0.04
肩関節可動域 右/左（°）	屈曲	180/180	100/120	155/160
	外転	180/180	90/100	150/170
MMT 肩甲骨挙上（右/左）		5/5	—	5/5

Alb：アルブミン，CRP：C反応性タンパク，MMT：徒手筋力検査

Conclusion

　頭頸部がん患者の手術後の障害像は，摂食・嚥下機能や肩関節可動域制限など多岐にわたる．そのため各障害に対し多職種で対応することが望ましい．理学療法介入における目的は，残存機能を最大活用し QOL 低下を予防することである．実際には，退院後早期の ADL 能力の向上・社会復帰のために，全身状態に留意し手術後早期離床，頸部・肩甲帯の自覚症状の改善，早期僧帽筋麻痺の改善に努めるべきである．今後は国内における多施設研究の推進や安全性と有効性を両立した介入指針などのエビデンスが確立されることが望まれる．

文　献

1) Matsuda A, et al：Cancer incidence and incidence rates in Japan in 2007：a study of 21 population-based cancer registries for the monitoring of cancer incidence in japan（MCIJ）project. *Jap J Clin Oncol* **43**：328-336, 2013
2) 鎌田信悦：頭頸部がん専門医制度の将来像．頭頸部外 **20**：23-27，2010
3) 鎌田信悦：頸部郭清術の基本コンセプト．日耳鼻会報 **111**：606-609，2008
4) Bocca E：A conservation technique in radical neck dissection. *Ann Otol Rhiol Laryngol* **76**：975-987, 1967
5) Suen JY：Standerdization of neck dissection nomenclature. *Head Neck Surg* **10**：75-77, 1987
6) Tsuji T, et al：Electromyographic findings after different selective neck dissections. *Laryngoscope* **117**：319-322, 2007
7) 峯田周幸：頸部郭清術後の肩関節障害の予防とリハビリテーションの検討．耳喉頭頸 **86**：696-703，2014
8) Leipziq B, et al：Fuctional evaluation of the spinal accessory nerve after neck dissection. *Am J Surg* **146**：526-530, 1983
9) Pinsolle V, et al：Spinal accessory nerve and lymphatic neck dissection. *Rev Stomatol Chir Maxillofac* **98**：138-142, 1997
10) Cheng PT, et al：Objective comparison of shoulder dysfunction after three neck dissection techniques. *Ann Otol Rhinol Laryngol* **109**（8 Pt 1）：761-766, 2000
11) Salerno G, et al：The 11th nerve syndrome in functional neck dissection. *Laryngoscope* **112**：1299-1307, 2002
12) 海老原充，他：頸部郭清術後の頸部痛とその対応．JOHNS **21**：885-889，2005
13) 大釜徳政：頭頸部がん患者の抱える問題における多重性と術後生活評価に関する検討．神戸看大紀 **10**：1-10，2006
14) 田沼　明，他：リハビリテーションの実際　頭頸部癌．総合リハ **36**：447-452，2008
15) Peters TT, et al：Relation between age, comorbidity, and complications in patients undergoing major surgery for head and neck cancer. *Ann Surg Oncol* **21**：963-970, 2014
16) Nesic VS, et al：Comparison of the Adult Comorbidity Evaluation 27 and the Charlson Comorbidity indices in patients with laryngeal squamous cell carcinoma. *J Laryngol Otol* **126**：516-524, 2012
17) 斎藤祐毅，他：喉頭癌の生命予後における重複癌，併存症，飲酒喫煙量の関与．頭頸部外科 **25**：357-363，2015
18) 石井貴弥，他：副神経を温存した頸部郭清術後の頭頸部がん患者の手術後早期における肩関節外転可動域の影響因子．頭頸部外科 **26**：211-216，2016
19) Dindo D, et al：Classification of surgical complications：a new proposal with evaluation in a cohort of 6336 patients and results of a survey. *Ann Surg* **240**：205-213, 2004
20) 奥村修也：末梢神経縫合術後の作業療法．OT ジャーナル **37**：360-364，2003
21) 石井貴弥，他：頭頸部がん患者の手術後早期の肩関節外転可動域の改善が退院後の Quality of Life に与える影響．理療法 **31**：61-66，2016
22) 鬼塚哲郎，他：副神経保存した頸部郭清術における僧帽筋麻痺の経時的回復．頭頸部癌 **34**：67-70，2008
23) Nahum AM, et al：A syndrome resulting from radical neck dissection. *Arch Otolaryngol* **74**：535-428, 1961
24) McGarvey AC, et al：Scapular muscle exercises following neck dissection surgery for head and neck cancer：a comparative electromyographic study. *Phys Ther* **93**：786-797, 2013
25) 日本頭頸部癌学会：頭頸部癌診療ガイドライン 2013 年版．加藤孝邦，他（編）：金原出版，2013，pp94-95
26) 日本リハビリテーション医学会　がんのリハビリテーションガイドライン策定員会：がんのリハビリテーションガイドライン．辻　哲也，他（編）：金原出版，2013，pp47-48

27) McGarvey AC, et al：Physiotherapy for accessory nerve shoulder dysfunction following neck dissection surgery：a literature review. *Head Neck* **33**：274-280, 2011
28) Carvalho AP：Exercise interventions for shoulder dysfunction in patients treated for head and neck cancer. Cochrane Database Syst Rev **18**, 2012, CD008693
29) Cohen EE, et al：American cancer society head and neck cancer survivorship care guideline. *CA Cancer J Clin* **66**：203-239, 2016
30) Baldwin ER, et al：Neuromuscular electrical stimulation and exercise for reducing trapezius muscle dysfunction in survivors of head and neck cancer a case-series report. *Physiother Can* **64**：317-324, 2012

6 乳がん・婦人科がんの手術・リンパ浮腫患者に対する理学療法

山本優一[*1]

> **Key Questions**
> 1. 乳がん・婦人科がんにおける障害像,理学療法の介入目的・目標は何か?
> 2. 理学療法の進め方,評価・効果判定,リスク管理はどのように行うか?
> 3. 乳がん・婦人科がんにおける理学療法のエビデンス,トピックスは何か?

乳がんの周術期

1. 乳がんの周術期の障害像

　身体的側面では,温存術を含む乳房切除,およびセンチネルリンパ節生検を含む腋窩リンパ節への外科的介入により,体表の軟部組織の伸長度合いに変化が生じる.まれに筋膜への浸潤を認める例においては,外科的介入が大胸筋の一部に及ぶ例もある.これらにより生じた肩関節のインバランスは,関節可動域制限あるいはその後の疼痛を伴った二次的な上肢機能障害となって顕在化する.また,術後3〜12週程度の間には,脈管の血栓性変化と考えられている腋窩ウェブ症候群(AWS：Axillary Web Syndrome)が発症する場合がある.AWSの発症は特に肩関節屈曲外転・外旋方向と,肘関節の伸展を一過性に制限する場合が多い.またリンパ節郭清に伴うリンパ流不全は,後に続発性リンパ浮腫を生ずる場合がある.

　心理的側面では,がんという疾患に起因する不安定のみならず,特に女性の場合は乳房の損失の影響はきわめて大きい.

2. 乳がんの周術期理学療法介入の目的・目標

　目的は肩甲帯の動きを含めた肩関節可動域を改善すること,AWSに備えた知識を指導,およびリンパ浮腫の発症予防に向けた知識を指導し,実際に予防行動を促すこと,さらに,術後補助療法に向けた体力維持を促すことである.特に術側上肢の過度な使用制限から患者を解放するために,近年報告されている新しい知見を正確に伝えることは理学療法の観点からもきわめて重要である(リンパ浮腫の項で詳細を記述する).

3. 乳がんの周術期理学療法の進め方

　術前からの評価介入と,術翌日からの運動療法およびAWSやリンパ浮腫の予防指導,退院時の運動指導が基本構成となる.術前後の理学療法の進め方を**表1**に示す.入院日数の短縮により,特に乳房全切除術や腋窩郭清を受けた症例では退院時に完全に可動域が改善しきらない状態で退院する例が多い[1]た

[*1] Yuichi Yamamoto／北福島医療センターリハビリテーション科

表1 手術前後の理学療法の進め方

日　程	ガイドライン推奨の標準的なプログラム	筆者らの施設のプログラム
術前		術前評価 肩関節可動域測定，上肢周径計測，体重測定 （周径は両側を計測し計時的な変化をみる） リンパ浮腫管理指導（退院まで）
手術日		肘から遠位部の簡単な体操
術後1日	肩関節は45～90°屈曲位までの運動 ・体操指導など	肩関節は疼痛の許す範囲で制限のない運動 ・ベッドサイド体操指導
術後2日		リハビリテーション室で自主トレーニング ・プーリー　10分/回，2回/日 ・ベッドサイドストレッチ指導 羽ばたき運動などストレッチ中心（代償動作の改善目的）
術後5～7日程度以降	ドレーン抜去後，全可動域の肩関節運動開始	ドレーン抜去後に挙上制限残存例は理学療法士による個別リハビリテーション開始． 退院時指導はAWS発症時の対応を含めて，上肢機能を改善させるストレッチ中心

がんのリハビリテーションガイドラインが推奨する標準的なプログラムと，筆者らの施設におけるプログラムを例示する．なお，筆者らの施設では超早期運動療法による有害事象の増加がないことをあらかじめ確認して実施している

AWS：腋窩ウェブ症候群

め，退院後も自分で継続できる運動指導は周術期の理学療法の重要な役割である．運動制限のない時期では，壁や棒，プーリーなどを用いた自動介助運動が進められる．皮弁張力が高いなどの理由で伸長痛が強い場合は，姿勢と構えを工夫して術部の皮膚張力を落とすなどし，段階的なストレッチングを進める（図1）．この時期のリンパ浮腫の予防としては，特に発症リスクを上げる要因を説明し，知識を予防行動に般化させることが重要である．発症要因として腋窩郭清の程度，高BMI（Body Mass Index），高リスク群における仕事上の患肢の連続作業時間，放射線照射，蜂窩織炎の発症などが報告されている[2,3]．そのため，可能な範囲でリスクを避けるよう指導する．また，リンパ浮腫のセルフモニタリングも進められる．スキンケアや洗体の流れで，好発部位である上肢内側面や腋窩に近い体幹側面の皮膚をつまんで左右を比較するなど，日常生活に取り込める方法が望ましい．

1）評価・効果判定

治療のベースラインの確認のために，術前からの介入が必須である．近年では外科的介入範囲の縮小や，術前化学療法の普及により大幅な筋力低下を伴うような術式が選択されることは少なくなっている．術前の理学療法評価では，関節可動域の評価と両側上肢の周径計測，体重測定は必須である．角度計で表される数値だけではなく，肩甲上腕リズムの異常所見なども把握する．上肢の計測点を図2に示す．ランドマークの打点にはさまざまな方法があるが，筆者らの施設では実用的な面と体積換算の精度を担保するために8カ所を計測する方法を用いている．また，『リンパ浮腫診療ガイドライン』[4]では肘を起点としたランドマークを提唱しているが，筆者らの施設では験者間誤差を減らすため，第3指爪根部から肩峰に向かってランドマークまでの距離を積み上げていく方式で打点している．計測値は両側の左右差を経時的に観察する必

縦軸: 術創に対する重力の影響
横軸: 術創に対する伸張の強さ

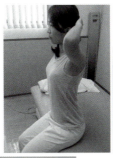
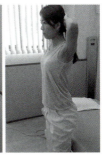
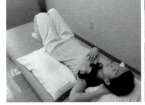
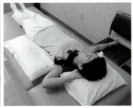

図1　左乳がん術後の段階的なセルフストレッチングの例
（北福島医療センターリハビリテーション科資料より改変引用）
姿勢と構えを調整することで，術部の慎重度合いの微調整ができる．
代償動作で反復挙上させないような構成が必要である

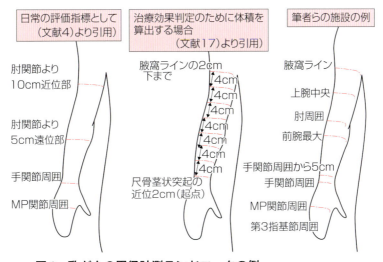

図2　乳がんの周径計測ランドマークの例
（北福島医療センターリハビリテーション科資料より改変引用）
MP：中手指節間

要がある．また体重変動の影響を除くため，同時に体重も記録する必要がある．

周術期の評価のタイミングはさまざまあるが，当院では術前日，術翌日，退院時としている．

2）リスク管理

周術期のリスクには，術創痛の悪化，術創離開，ドレーン刺入部痛の悪化，ドレーン脱落，ドレーン抜去後の漿液腫形成などがある．主に運動療法の進め方による注意が必要で

ある．術後のドレーンの排液量増加や漿液腫の形成といった有害事象を軽減する目的で，『がんのリハビリテーションガイドライン』[5]では術後0～3日の積極的な肩関節の運動療法を控えることを推奨している．

4．乳がん周術期の理学療法のエビデンス，トピック

周術期の肩関節可動域制限については詳細にまとめられており[3]，主に屈曲・外転・外旋方向への制限が確認される．

一方で，従来から乳がん周術期における早期の運動療法の実施は，有害事象の増加やリンパ浮腫発症リスクの増加などに影響があるとされてきたが，近年はそれらを否定する報告が増加している．

術後早期（術翌日からを含め）のみならず，化学療法中においても運動療法はリンパ浮腫発症には影響しないこと[1]がメタアナリシスで示されている．また，手術に続発する二次生の上肢機能障害についても理学療法の有効性が示されている[6]．リンパ浮腫の発症要因とされる肥満について，リンパ浮腫発症リスクの増加なく有酸素運動が有効であることも示されている[7]．わが国の入院中の個別リハビリテーションは，5日から長くても10日程度であると推測されるが，その間の個別リハビリテーションでは十分なパフォーマンスの改善に至らない例がある．その後の自主トレーニング指導を含めた対応が必要であり，退院後2カ月程度の理学療法の継続を進める報告もある[8]．

また，リンパ浮腫の発症を予防する目的で周術期からの用手的リンパドレナージ（MLD：Manual Lymph Drainage）については長年議論の対象となっている．異なる技術体系が複数存在するという背景はあるが，最近のシステマテックレビューでは，周術期からのMLDがリンパ浮腫発症を予防できるというエビデンスがまだ確立されておらず[9]，予防目的の実施には慎重に効果を見極める必要がある．

婦人科がんの周術期

1．婦人科がんの周術期の障害像

身体的側面では，術中操作では後腹膜腔にアプローチすることとなる．術後リンパ嚢胞の発症は嚢胞の感染による発熱やリンパ浮腫発症のリスクとなる．また，骨盤神経叢の損傷による下肢の運動麻痺などの神経症状も指摘されている．さらに，深部静脈血栓症の発症にも配慮が必要である．

広範子宮全摘術による骨盤神経叢の損傷，骨盤腔内での炎症や癒着などにより，排尿障害や尿失禁，排便障害が生じる場合がある．また，子宮頸がんで骨盤リンパ節郭清を伴う場合，子宮体がんでⅠa期以降の場合，および卵巣がんでリンパ節郭清を伴う場合にリンパ流不全を生じ，後に続発性リンパ浮腫が発症する場合がある．

心理的側面では，女性に特有の臓器の損失に配慮を要するだけでなく，特に子どもをもうけることを望む世代では妊孕性の側面もきわめて重要となる．

2．婦人科がんの周術期理学療法介入の目的・目標

婦人科がんの周術期の理学療法介入については，きわめて報告が少なく明確な根拠が確認されていない．したがって，わが国のがんのリハビリテーションガイドラインでも術後補助療法期間中の介入に言及されるにとどまっている．特にリンパ浮腫予防の観点から，患者はさまざまな情報源をもとに過剰な活動抑制を強いられる場合がある．理学療法士の介入は，過剰な抑制から患者を解放し，肥満の予防を含めた続発性リンパ浮腫の正しい予

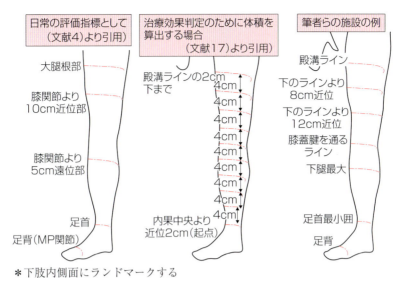

図3 婦人科がんの周径ランドマークの例（北福島医療センターリハビリテーション科資料より改変引用）
MP：中足趾節

防に向けた意識づけや，後の化学療法などで低下が予想される体力維持に向けた啓発について介入意義があると考えている．

3．婦人科がんの周術期理学療法の進め方

　術後のスムーズな離床と自主的な運動を促す目的でも，術前に予定の同意を得ることが望ましい．腹腔ドレーンの留置期間は強い運動を避け，ドレーン抜去後にリンパ浮腫の好発部位の変化に留意しながら運動を進める．術後に一過性に同部位に浮腫を生じる場合があるが，周径計測や触診によるモニタリングを継続しながら本格的な浮腫の対応が必要な所見かを見極める必要がある．この時期のリンパ浮腫の予防としては，乳がんと同様に知識を予防行動に般化させることが重要である．発症要因として骨盤腔の郭清に追加した傍大動脈リンパ節の郭清，下肢静脈疾患の併発，放射線照射，高 BMI，蜂窩織炎の発症などが報告されている[10,11]．可能な範囲でリスクを避けるよう指導する．リンパ浮腫のセルフモニタリングとして，好発部位である鼠径周辺や下腹部，下肢内側面の皮膚状態や張りの有無などを日常生活の流れで観察できるように指導する．また，下肢の場合は，足部の皮膚疾患（白癬など）は蜂窩織炎のリスクとなるため注意喚起が必要である．

1）評価・効果判定

　乳腺と同様に，ベースラインの確認のために術前評価が必要である．周術期では術前術後，退院時に評価を行うが，入院時に生じた一過性の浮腫は退院時には回復しきらない場合があるため，自己計測を指導する場合がある．下肢の計測点を**図3**に示す．

　また，運動麻痺や知覚鈍麻がないかを確認する．知覚鈍麻が生じる範囲はリンパ浮腫の好発エリアと重なる場合があり，初期症状の発見の遅れにつながることにも留意する．

2）リスク管理

　ドレーン留置中は不用意な操作に注意する．ドレーンを抜去した後はリンパ嚢胞の所

表2 国際リンパ学会のリンパ浮腫の進行度

stage 0	潜在期．リンパ管の輸送に障害はあるがまだ顕在化していない時期．自覚症状は少ない
stage Ⅰ	発症初期．間質液の貯留は四肢の挙上により軽減する．圧痕が生じることがある
stage Ⅱ	患肢安静，高位保持による浮腫の軽減はほとんどない．圧痕が明らかである
late in stage Ⅱ	組織の線維化により圧痕が残りにくい
stage Ⅲ	象皮病を生じ圧痕を認めない．肥厚，脂肪沈着などの皮膚病変がある

わが国のパス[14]では「stage」を「期」と表記する

見に注意する．リンパ囊胞の発生により急な片側の浮腫所見，偏った腹部の膨隆，腹部や腰部の鈍痛などを生ずる場合がある．リンパ浮腫の観点からは，体表面のリンパの迂回路を阻害するような食い込みが発生する衣類やきついベルトを避けるようにする．

4．婦人科がんの周術期理学療法のエビデンス，トピック

婦人科がん周術期の理学療法にはエビデンスがほとんど確認されていない．

わが国では取り上げられる機会がきわめて少ないが，Armbrusterら[12]は子宮頸がん術後患者の性機能障害や性的関心の回復について，身体的な運動介入は性的関心の改善に関与していると報告している．また，術後の体力低下は過半数に及ぶとする別の報告[13]など，治療後，中長期にわたって活動性が低下することによる体重増加などに言及する報告は複数存在している．これらは続発性リンパ浮腫の発症リスクの増加要因として指摘されている．婦人科がん患者に理学療法士が介入できるタイミングが少ない現状では，周術期に退院後の運動について指導することが重要である．また，この分野における理学療法介入によるさらなる知見が求められている．

リンパ浮腫

1．リンパ浮腫の障害像

がんの進行やがん治療に続発するリンパ浮腫は，リンパ管の障害によりリンパの流れが障害されることに起因する．主にリンパ節郭清を伴う外科的介入に続発し，婦人科がん，乳がん，悪性黒色腫，前立腺がんなどの治療で多く報告される．リンパ系は末梢微細循環において，間質からの水分・蛋白・脂質・外的物質の回収を担い，細胞外液の恒常性を保つための予備能を担っているだけでなく，免疫応答の求心路として働いている．この流れが阻害されると，皮下組織の線維化の進行，脂肪増成を伴って水分が貯留し慢性浮腫となる．二次的な皮膚の構造変化は象皮病やリンパ小胞，リンパ漏といった合併症に進行することがある．国際リンパ学会は，リンパ浮腫の進行度をstageで表現している（表2）．これらの臨床的な所見には，リンパ管の構造自体の変性も関与している．術後の有リスク期では，リンパの鬱滞によるリンパ管内腔の拡張が観察される．ついでリンパ管内皮細胞の肥厚，リンパ管筋層の肥厚，内腔の狭窄，内腔の閉塞と変性が進行する．また，リンパ流障害は免疫応答の遅延により局所の蜂窩織炎の発症リスクを増加させる．蜂窩織炎の発症は，さらなる症状の進行に関与し[14]，蜂窩織

表3 各国の圧迫圧の違い（文献17）p48，表4～7より引用）

	イギリス	フランス	ドイツ	（アメリカ）
測定器	HATRA	IFTH	HOSY	
クラスI	14～17	10～15	18～21	20～30
クラスII	18～24	15～20	23～32	30～40
クラスIII	25～35	20～36	34～46	40～50
クラスIV		>36	>49	(mmHg)

炎自体の再発を惹起する．理学療法士の視点で捉えると，患肢の使用抑制，ひいては活動量の抑制につながる．筋ポンプ作用の減少や活動量の減少による肥満により，リンパ系の負担が増し，症状の悪化につながる[15]．

リンパ浮腫は慢性症状であり，治療による改善は得られるものの根治には至らない．患者は長期に及んでこの症状をコントロールしなければならず，身体所見のみならず管理を継続する意欲を保つことや，新しい知見の更新には常に配慮が必要である．

2．リンパ浮腫に対する理学療法の介入目的・目標

目的はまずは肢容積を減退すること，合わせて減退した肢容積を維持できるように，患者本人や家族を含めた介助者の自己管理能力を高めること，自己管理に合わせて長期に症状をコントロールできるようにすることである．

理学療法による介入はわが国ではリンパ浮腫に対する複合的治療（CDT：Complex Decongestive Therapy）と呼ばれ，患者による日常生活上の管理を基盤として，スキンケア，MLD，圧迫療法，運動療法を症状によって組み合わせた保存治療が実施される．

3．リンパ浮腫に対する理学療法の進め方

積極的な症状の減退を進める初期管理に始まり，自己管理への移行管理を経て，自己管理を主体とした長期管理につなげるという流れが標準的である．

初期管理は，リンパ浮腫の進行度合いに合わせた対応が推奨される．わが国のリンパ浮腫保存治療基本パス[16]が参考になる．有リスク期（リンパ浮腫が顕在化していない時期）では，主にスキンケアや自己観察による予防行動を促すことを目標とする．1期（リンパ浮腫が発症し，安静で改善する時期）では，必要に応じてMLDや弾性着衣を用い，自身で行うシンプルリンパドレナージ（SLD：Simple Lymph Drainage）を行う．2期（安静で改善しない，圧痕が明らかである）では，圧迫療法の第一選択として弾性着衣を導入する．弾性着衣の選択はサイズ・カタログ上の着圧だけでなく，着用伸長率で表される生地の固さにも留意する必要がある[17]．各商品の圧クラスは生産国の企画によって表3のように実際の圧力には違いがあるが，平井[17]はこれらの違いは概ね許容されるものと解説している．またこの時期からは専門家によるMLDの実施が推奨される．2期晩期（線維化の進行により圧痕がつかなくなる）以降は，入院を含めた集中的なCDTが推奨される．圧迫療法は浮腫の減退を目的とした多層包帯法を第一選択肢とし，浮腫減退の後に弾性着衣へ移行する．いずれの病期においても，自己管理能力を高めるアプローチが理学療法の基盤である．

初期管理の転機が良好な場合は，自己管理を主体とした長期的な管理へ移行する．筆者

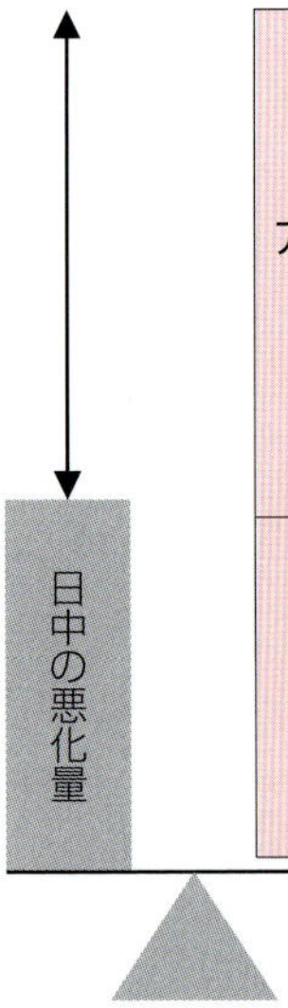

アクティブな管理		1	2	3	4	5
	日中の圧迫（生地硬さ）	なし	Ccl1/2（軟）	Ccl1/2（中）	Ccl2/3（中・硬）	Ccl2/3 平編み
	夜間の圧迫	なし	簡易圧迫	部分的な多層包帯	全体的な多層包帯	—
	SLD	なし	部分的	全体的	—	—
	圧迫下運動	日常生活内	歩行追加（座りっぱなしを避ける）			
	その他	IPC装置の利用など				

パッシブな管理		1	2	3	4
	睡眠中の増減	悪化	変化なし	部分減少	完全減少
	休憩中の増減	悪化	変化なし	部分減少	
	体重管理	要	不要		
	その他	夜間下着を外すなど			

図4 長期管理の積み上げイメージ（北福島医療センターリハビリテーション科資料より引用）
SLD：シンプルリンパドレナージ，Ccl：着圧レベル

らの施設では集中的な初期管理後の外来フォローは，転帰が良好であれば1，2，4週，3，6カ月後とする場合が多い．以降は弾性着衣の適合状態，使用物品の劣化具合の確認および更新のため6カ月ごとのフォローを提示している．長期管理は，初期管理時に定めた自己管理方法を調整しながら患者の状況に適合させる必要がある．筆者らの施設では，日中の悪化量に対し，挙上や安静などによるパッシブ（受動的）な症状の改善度合いをベースとして，理学療法などのアクティブな管理を積み上げてバランスをとるイメージで管理方法を提案している（**図4**）．

1）評価・効果判定

浮腫の大きさの評価について，理学療法の臨床で用いられる方法としては，メジャーを用いた周径計測（**図2，3**）や周径と高さからfrustum modelを用いた容積がある．容積は水置換法がスタンダードであるが，日常的に臨床で用いるには運用上の難点がある．

皮膚状態は徒手的に圧痕の程度と範囲を診る圧痕テスト，皮膚をつまみあげ厚さの変化をみる皮膚つまみテストが用いられる．いずれも客観的に数値化されていないため，おおよその浮腫の程度と広がりを確認するために用いる．なお，圧痕の有無はわが国のパスにおいては，治療選択肢を分ける指標の1つである．

また，皮膚の視診により炎症などの皮膚のトラブルや感想などの皮膚状態を観察する．触診による皮膚温の変化は，炎症所見の早期発見に役立つ．

理学療法では，家族や介助者を含めた自己管理能力の評価も必要である．患部のサイズ・形態・皮膚状態・硬さについて変化を観察できるか，日常生活上の悪化予防が実践できるか，圧迫療法が適切に実践できるか，必要な場合にSLDなどの補助的手段を実践できるかについて評価する．

2）リスク管理

CDTの禁忌として，蜂窩織炎などの感染症による急性炎症，管理不良の心不全，急性期の深部静脈血栓症，閉塞性動脈硬化症があげられる．なお，閉塞性動脈硬化症による血流

不全時は，上腕-足関節血圧比（ABPI：Ankle Brachial Pressure Index）の数値で圧迫圧を調整する．ABPI＞0.8の場合は通常圧，0.5〜0.8の場合は25 mmHg未満，ABPI＜0.5の場合は圧迫療法を実施しない[18]．

また，リンパ浮腫以外の浮腫要因と混在することもしばしばあるため，注意が必要である．

4．リンパ浮腫の理学療法のエビデンス，トピック

CDTについては，すでに国内のガイドラインが存在する[4]．その構成要素のうち高いエビデンスレベルが確認されているのは，上肢・下肢に対する圧迫療法である．キネシオテーピングによる効果も報告されているが，メタ解析では，今の所圧迫療法ができない場所への適応にとどめるべきであると結論づけられている[19]．MLDについてはCDTの一環として通常実施されるが，より質の高い研究が求められている．最新のシステマテックレビューではMLDは圧迫療法の効果を安全に高めることができるとし，中等症〜重症例よりも軽症〜中等症例のほうが集中的な初期管理における追加効果が明らかであると報告されている[20]．上肢にかぎった最近のメタ解析では，患肢の容積減少にMLDの追加効果が認められたと報告されている[21]．体重コントロールや運動療法の必要性について，すでに『リンパ浮腫診療ガイドライン2014年版』では言及されているが，その基礎因子として，Satoら[22]は脂肪細胞から発現するレプチンや，レプチンによって発現が増強された炎症性サイトカインIL6がリンパ管内皮細胞の恒常性を阻害するとする興味深い報告を発表している．

わが国では，2016年4月よりリンパ浮腫に対する複合的治療料が保険収載されたことは，大きなトピックである．実臨床は必ずしもエビデンスに合致しない側面はあるものの，公的保険においてさらに評価されていくためにも質の高い研究が求められている．

Conclusion

乳がんの周術期は，肩関節可動域の改善，リンパ浮腫を含めた二次的上肢機能障害の予防のために介入する．婦人科がんの周術期は，理学療法介入のエビデンスが乏しいが，リンパ浮腫予防での介入は必要である．いずれも，術前のベースラインを評価する時点からの介入が必要であり，運動機能と意欲の改善を図ることは，その後の患者の生活の質を向上させる．特にリンパ浮腫予防に関しては，不必要な行動制限に注意が必要である．

リンパ浮腫については，病期に応じてCDTを行う．患者の自己管理能力の向上に努め，患者の状況に合わせて長期的な管理を支える．わが国では公的保険へ収載され注目される一方で，さらなる質の高いエビデンスの構築が求められている．

文　献

1) Stuiver MH, et al：Conservative intervention for preventing clinically detectable upper-limb lymphedema in patients who are at risk of developing lymphedema after breast cancer therapy. *Cochrane Database syst Rev* 2015, CD009765
2) Saron A, et al：Estimating the probability of lymphedema after breast cancer surgery. *Am J Clin Oncol* **34**：506-510, 2011
3) Goldberg JI, et al：Morbidity of sentinel node biopsy in breast cancer：the relationship between the number of excised lymph nodes and lymphedema. *Ann Surg Oncol* **17**：3278-3286, 2010
4) 日本リンパ浮腫研究会：リンパ浮腫診療ガイドライン 2014 年版．金原出版，2014，pp4-5
5) 日本リハビリテーション医学会 がんのリハビリテーションガイドライン策定委員会：がんのリハビリテーションガイドライン．金原出版，2013，pp56-57
6) Tatham B, et al：The efficacy of exercise therapy in reducing shoulder pain related to breast cancer. *Physiother Can* **65**：321-330, 2013
7) Kim CJ, et al：A meta-analysis of aerobic exercise interventions for women with breast cancer. *West J Nurs Res* **31**：437-461, 2009
8) Beurskens CH, et al：The efficacy of physiotherapy upon shoulder function following axillary dissection in breast cancer, a randomized controlled study. *BMC Cancer* **7**：166, 2007
9) Stuiver MM, et al：Conservative interventions for preventing clinically detectable upper-limb lymphoedema in patients who are at risk of developing lymphoedema after breast cancer therapy. *Cochrane Database Sys Rev* 2015, CD009765
10) Ohba Y, et al：Risk factors for lower-limb lymphedema after surgery for cervical cancer. *Int J Clin Oncol* **16**：238-243, 2011
11) Ki EY, et al：Incidence and risk factors of lower extremity lymphedema after gynecologic surgery in ovarian cancer. *Int J Gynecol Cancer* **26**：1327-1332, 2016
12) Armbruster SD, et al：Sexual health of endometrial cancer survivors before and after a physical activity intervention：a retrospective cohort analysis. *Gynecol Oncol* **143**：589-595, 2016
13) Stevinson C, et al：Physical activity in ovarian cancer survivors. *Int J Gynecol Cancer* **19**：73-78, 2009
14) Vignes S, et al：Factors associated with increased breast cancer-related lymphedema volume. *Acta Oncol* **46**：1138-1142, 2007
15) Shaw C, et al：A randomized controlled trial of weight reduction as a treatment for breast cancer-related lymphedema. *Cancer* **110**：1168-1174. 2007
16) 国立研究開発法人国立がん研究センターがん情報センター：リンパ浮腫 保存的治療基本パス（http://ganjoho.jp/med_pro/med_info/databese/path/basic/path_lymphedema1.html）2017 年 2 月 23 日閲覧
17) 平井正文：データとケースレポートから見た圧迫療法の基礎と臨床．メディカルリビューン，2013，pp25-41
18) Lymphoedema Framework：Best Practice for the Management of Lymphoedema. International Lymphoedema Framework, London, 2006
19) Gatt M, et al：A meta-analysis of the effectiveness and safety of kinesiology taping in the management of cancer-related lymphoedema. *Eur J Cancer Care*（Engl），2016 doi：10.1111/ecc.12510
20) Ezzo J, et al：Manual lymphatic drainage for lymphedema following breast cancer treatment. *Cochrane Database Syst Rev* **21**：2015, CD003475
21) Shao Y, et al：Manual lymphatic drainage for breast cancer-related lymphoedema. *Eur J Cancer Care*, 2016, doi：10.1111/ecc.12517
22) Sato A, et al：Novel mechanisms of compromised lymphatic endothelial cell homeostasis in obesity：The role of leptin in lymphatic endothelial cell tube formation and proliferation. *PLos One* **11**：2016, eo158408

7 肺がん手術患者に対する理学療法

荻野匡俊[*1]　木村紳一郎[*2]　吉村雅裕[*3]

> **Key Questions**
> 1. 肺がんにおける障害像，理学療法の介入目的・目標は何か？
> 2. 理学療法の進め方，評価・効果判定，リスク管理はどのように行うか？
> 3. 肺がんにおける理学療法のエビデンス，トピックスは何か？

はじめに

　高齢化の進展に伴い，がんの罹患数および死亡者数は増加の一途をたどっている．2016年のがん統計予測では，がん罹患数は101万200人，死亡者数は37万4,000人で，中でも肺がんの罹患数は13万3,800人と第3位，死亡者数は7万7,300人とがん死亡原因の第1位である．男女別ではがん死亡全体で男性の25％，女性の14％を肺がんが占める．さらに経年変化をみても，罹患数，死亡数ともに右肩上がりで増加しており，今後も肺がんによる死亡が第1位を占めると予想される．

　一方，近年の診断・治療技術の進歩により，肺がんの早期治療と術後の呼吸機能温存が図られるようになってきた．これに伴い，これまで適応とならなかった高齢患者や重度合併症を有する肺がん患者に対して外科的治療の適応が拡大したため，術後合併症の予防と日常生活活動（ADL：Activities of Daily Living）の改善を目的とした周術期における理学療法の重要性は一層高まっている．本稿では，肺がん手術患者に対する理学療法のポイントについて解説する．

肺がん手術患者の障害像，理学療法の介入目的・目標

1．肺がん手術の概要

　肺がんの標準手術は肺葉切除とその領域のリンパ節郭清である．一方，近年では，健診の普及やCT解像度の向上などで，早期発見かつ比較的小さな肺がんが発見されるようになった．さらに，肺がん患者は慢性閉塞性肺疾患（COPD：Chronic Obstructive Pulmonary Disease）などの併発による術後呼吸器合併症を引き起こす危険性が高いことから，切除量が少ない肺区域切除や部分切除などの積極的縮小手術が選択されるようになった（**図1**）．なお，術後の肺機能低下は，肺葉切除で約10〜25％，区域切除で約5〜12％，部分切除ではほとんど減少しない[1]．また，従来の開

[*1] Masatoshi Ogino／兵庫県立柏原病院リハビリテーション科
[*2] Shinichiro Kimura／兵庫県立がんセンターリハビリテーション科
[*3] Masahiro Yoshimura／兵庫県立がんセンター呼吸器外科

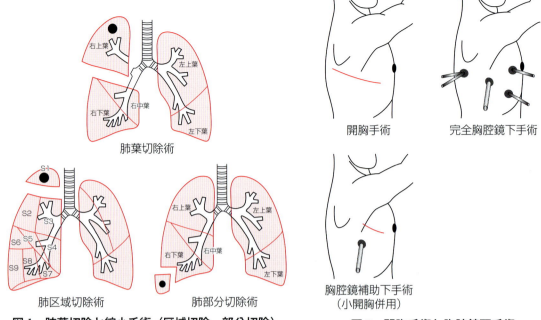

図1　肺葉切除と縮小手術（区域切除・部分切除）
（文献2）より改変引用）

図2　開胸手術と胸腔鏡下手術

胸手術から低侵襲化と術後疼痛の軽減を目的として胸腔鏡補助下手術（小開胸併用）や完全胸腔鏡下手術を行う施設も増えてきた（**図2**）．兵庫県立がんセンター（以下，当センター）では2014年度の原発性肺がん手術の56％に完全胸腔鏡視下手術が施行されている．この完全胸腔鏡視下手術は，①身体への負担が軽減される，②胸壁の損傷が少なく胸郭運動が制限されにくい，③迷走神経温存により咳嗽反射が維持されやすい，④エアリークが少なく胸腔ドレーンが早期に抜去できるため，咳嗽時，気道内の陽圧形成に有利である[3]など利点も多い．肺がんもほかのがんと同様に患者の高齢化が進み，併存疾患を抱えている患者も多いため，できるだけ負担が少なく術後の生活の質（QOL：Quality of Life）に影響を及ぼさない術式が求められる．

2．障害像と理学療法の介入目的・目標

肺がん術後は，胸腔内出血，肺・気管支瘻，肺水腫，無気肺，乳び胸，肺塞栓症，不整脈，反回神経麻痺，間質性肺炎，術後せん妄など，種々の術後合併症が生じる．うち最も頻度が高いのは，気道内分泌物による無気肺と肺炎である[4,5]．術後急性期には，麻酔，疼痛，手術侵襲などの影響により，胸郭運動制限，肺膨張不全，血管外水分量の増加（血管透過性の亢進），一時的な横隔神経麻痺などが生じ，酸素化能が低下する[6]．酸素化能の指標となる肺胞気・動脈血酸素分圧較差（$AaDO_2$：Alveolar-arterial Oxygen Difference）は，手術終了後気管チューブ抜管直前に行われる肺への加圧によって肺葉切除直後はわずかに低下するものの，6時間後より急速に悪化し4日目以降に回復してくる[7]が，その時期が最も肺炎などの呼吸器合併症をきたしやすい．さらに，肺がん患者は高齢に加え80〜85％が喫煙者[8]のため，COPDを併発しているいわゆる低肺機能患者が多く，咳嗽力低下による痰の貯留で呼吸器合併症を併発するリスクがさらに高くなる．肺がん手術患者に対する理学療法は，これらの術後呼吸器合併症を予防す

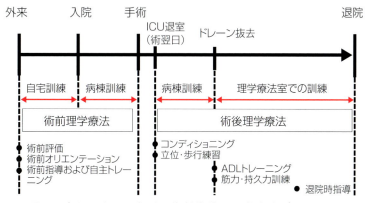

図3 当センターにおける術前術後の理学療法プロトコル
ADL：日常生活活動

ることが最大の目標で、さらに身体機能とADLの改善による早期退院、入院前の活動水準の回復を実現することが目的となる．

理学療法の進め方，評価・効果判定，リスク管理

1．進め方と評価・効果判定

肺がん患者の理学療法は，術前と術後の理学療法で進められる．当センターの理学療法プロトコルを図3に示す．

1）術前の理学療法

術前の理学療法介入は，患者の状態や術後合併症のリスクファクターを把握するための術前評価，術前オリエンテーションおよび術前指導が主体となる．術前からの介入で患者は周術期全般のイメージが把握でき，手術への不安軽減にもつながる．また，術後の理学療法導入もスムーズに行えるため，術前からの介入が推奨される．

a．術前評価

主な評価項目を表1に示す．問診では，生活全般，仕事，趣味活動など幅広く情報を収集することで，術後理学療法の内容や目標設定，退院時の指導に役立つ．また，肺がん患者は高齢者が多いため，術前の歩行能力やADL能力の把握は重要である．また，開胸手

表1 術前評価項目

問診
身長，体重，BMI
喫煙歴
合併症，既往歴
栄養状態
手術内容（術式，アプローチ法）
胸部単純X線画像
呼吸状態（呼吸数，呼吸様式，呼吸音，胸郭拡張性・柔軟性など）
呼吸困難感（安静時，労作時）
呼吸機能検査（％肺活量，1秒率，1秒量）
経皮的動脈血酸素飽和度（SpO_2）
運動耐容能（6分間歩行テスト）
肩関節可動域・筋力，握力
ADL評価

ADL：日常生活活動

術を受ける患者は，胸郭可動性の制限や肩関節可動域制限が出現する可能性があるため，手術内容と呼吸状態の把握に加えて肩関節を中心とした関節可動域や筋力のチェックも必要となる．運動耐容能の評価で使用する6分間歩行テスト（6MWT：6-Minute Walking Distance Test）は安全で有用性が高く，広く用いられている評価法である．

b．術前オリエンテーション

術前・術後の理学療法の流れと術後の呼吸器合併症について説明し，合併症予防のため

表2 指導内容

- 腹式呼吸・口すぼめ呼吸などの呼吸訓練
- リラクセーション
- 胸郭可動域練習，ストレッチング
- 咳嗽練習（ハフィング，ACBT）
- 呼吸筋訓練（インセンティブスパイロメトリーなど）
- 全身持久力トレーニング
- 四肢・体幹筋力トレーニング

ACBT：アクティブサイクル呼吸法

に術前からの理学療法が重要であることを十分に認識してもらい，患者自身が自主的に取り組めるよう支援する．さらに術後の早期離床について，手術翌日より立位・歩行を開始することを伝えておくことは重要なポイントである．

c．術前指導

『がんのリハビリテーションガイドライン』[9]では，開胸・開腹術を施行される予定の患者に対し，術前から呼吸リハビリテーションを行うと術後の呼吸器合併症が減少し（推奨グレードB），術後の入院期間が短縮するため行うよう勧められている（推奨グレードB）．また，術前の心肺機能強化訓練の介入により，心肺機能を向上させることで術後早期の離床が可能となり合併症の予防につながる[10]との報告や，術前介入は運動耐容能を向上させ，術後の呼吸器合併症予防と入院期間の短縮を図る方法である[11]との報告もあり，術前からの介入が推奨される．特に術前の呼吸機能検査で低肺機能と診断された患者については，術後合併症を併発する可能性が高いため必ず介入することが重要である．

術前指導として表2に示す内容を自宅で取り組むよう患者や家族に説明する．なお，入院から手術までの期間が短いため，外来で指導し自宅でしっかりと取り組むよう促す．なお，術前の理学療法の期間については現時点で一定のコンセンサスは得られていない．原疾患の性質上，数週間程度しか実施できないのが実情である．

i）腹式呼吸・口すぼめ呼吸

術後は創部痛や過緊張などにより浅い呼吸となることが多く，換気量低下を招くため，術前より横隔膜による腹式呼吸を指導する．また，呼気流量を減少させ，呼吸困難感を緩和させる口すぼめ呼吸も指導する．その際，吸気と呼気のリズム，たとえば「2歩吸気，4歩呼気」といった吸気と呼気のリズムにあわせた歩行を指導し，術後の歩行がスムーズに行えるよう指導する．

ii）胸郭可動域練習・ストレッチング

術後は手術の侵襲や創部痛により，胸郭の可動性が制限される場合がある．また，術前より低肺機能を呈している患者は，頸部や胸郭の可動性が低下していることが多く，中には呼吸困難の長期化により特異な姿勢を呈していることもあるため，術前より胸郭の可動域練習や全身のストレッチングを指導する．

iii）咳嗽練習・ハフィング（huffing）

術後排痰がしやすいよう，まめに水分補給やうがいを心がけるよう説明する．また，術後の排痰を想定し，ハフィングやアクティブサイクル呼吸法（ACBT：Active Cycle Breathing Technique）など効果的な排痰方法を指導する．なお，創部痛を少しでも抑えるために，タオルや枕を用いて創部を圧迫し保護する方法を説明しておく．

iv）インセンティブ・スパイロメトリー

インセンティブ・スパイロメトリー（IS：Incentive Spirometory）は，当センターではコーチ2（Smiths Medical，図4）を対象患者すべてが購入し，自宅で行うよう指導している．指導内容は10回を1セットとし，1日最低5セット，可能な患者は1日10セットまで行い，各セットの最大値をチェックシート（図5）に記録し入院時に持参するよう説明している．使用方法は，息を吐き出した後，マウスピースを介して息を吸い込み，インジケー

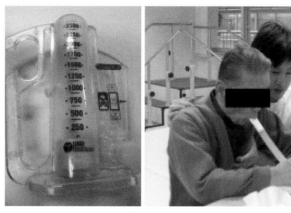

図4 インセンティブ・スパイロメトリー（コーチ2, Smiths Medical）の指導

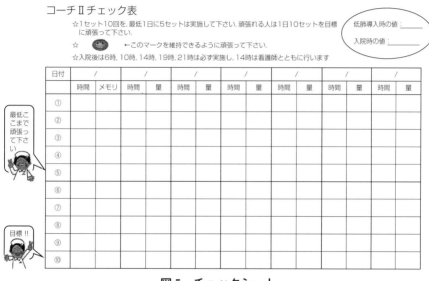

図5 チェックシート

タをスマイルマークの位置で保ち，限界まで達したところで数秒（3〜6秒程度）息を止めた後ゆっくり呼出するよう指導する．なお，IS単独での呼吸器合併症予防効果は証明されておらず[12]，ISを含む肺を拡張させる手技をあわせて行うことで呼吸器合併症を減らすとしている[13]．高齢者でISの使用が困難な場合もあることから，深呼吸も行うよう指導している．

v）全身持久力トレーニング

入院までに歩行練習を中心とした持久力トレーニングを行い，体力の維持・向上に努め

るよう指導する．

d．当センターの取り組み

i）多職種による術前介入と役割

当センターでは，外来時に医師，病棟看護師，薬剤師，理学療法士の多職種による術前指導を行っている．各スタッフが役割を分担して周術期のプログラムを構築することで高い効果を得ることができると考えている．また，術前から多職種が患者や家族と関わることで，患者の不安を取り除き信頼関係を構築することができる．さらに術後の理学療法導入もスムーズに行うことができるなど利点も

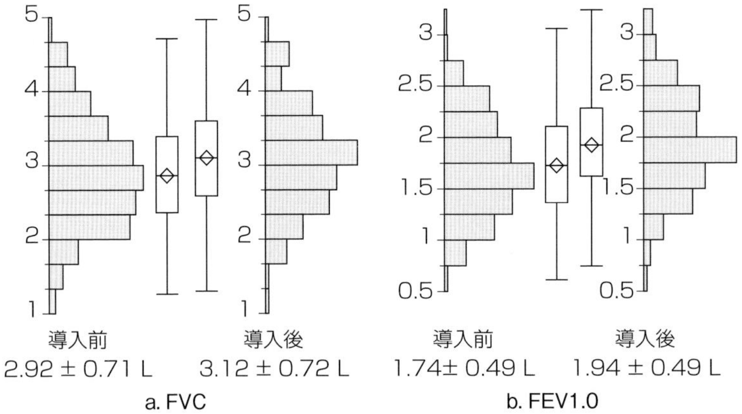

図6 導入前後のFVCとFEV1.0の変化
FVC：努力性肺活量，FEV1.0：1秒量

a. FVC　導入前 2.92±0.71 L　導入後 3.12±0.72 L
b. FEV1.0　導入前 1.74±0.49 L　導入後 1.94±0.49 L

多い．

医師は手術の説明と同意を得た段階で，呼吸機能検査の結果と術後の呼吸器合併症について説明したのち，術前より呼吸理学療法の導入と低肺機能患者については気管支拡張剤もあわせて導入することを患者・家族に説明し同意を得る．

看護師は，呼吸理学療法担当の病棟看護師による入院前オリエンテーションを行い，患者背景の把握，入院中の流れなどパンフレットを使って説明し，患者や家族の不安を可能なかぎり軽減するよう努める．また，肺がん患者は喫煙者が多く，術後に喀痰・喀出障害をきたしやすいため禁煙指導を行う．

薬剤師は，気管支拡張剤の使用方法や副作用について説明し，自宅で行うことができるように指導する．

理学療法士は，術前評価（**表1**）および術前・術後の理学療法の流れと内容を説明したのち，パンフレットを使用しながら実際の呼吸理学療法を指導する（**表2**）．

ⅱ）術前介入による効果

術前評価で低肺機能と診断された患者については基本的にCOPDガイドラインに沿って気管支拡張剤と呼吸理学療法を導入していく．一般的に気管支拡張剤の治療効果の目安は1秒量（FEV1.0）の改善が用いられるが，FEV1.0の変化が軽微でも気管支拡張剤により肺の過膨張が軽減して運動耐容能が改善することが多い（エビデンスレベルB）．当センターで使用している長時間作用性抗コリン薬は運動耐容能が改善するが（エビデンスレベルA），その効果はリハビリテーションの併用により増強する（エビデンスレベルB）[14]と報告されている．われわれは，術前の呼吸機能検査で低肺機能と診断された患者に対し，術前より抗コリン薬やβ2刺激薬などの気管支拡張剤と呼吸理学療法を積極的に導入し，その効果について検討した．対象は2007年9月1日〜2012年3月31日で当センターにて原発性肺がんと診断された1,004名のうち，1秒率（FEV1.0%）70%未満の患者245名に対して術前より気管支拡張剤および呼吸理学療法を実施し，外来時と手術直前の努力性肺活量（FVC：Forced Vital Capacity）とFEV1.0の変化を比較した．その結果，FVC，FEV1.0ともに改善がみられ（**図6**），FEV1.0%は4人に1人が正常化した．中でも，GOLD（Global Initiative for Chronic Obstructive Lung Disease）の分類でステージ3の患者は，ステージ1の患者と比較しFVC（$p<0.01$），FEV1.0（$p<0.05$）ともに有意に改善を示した．また，術

後の合併症発症率は肺炎2.8%,無気肺0.4%,ミニトラックを留置した患者は3.7%であった.

2)術後の理学療法

術後の理学療法は,医師や看護師との連携と術後評価で患者の状態を把握し,十分なリスク管理のもと介入する.

a.術後評価

術後の介入にあたっては,患者の意識レベル,心拍数,血圧,心電図,呼吸(数・様式),体温,経皮的動脈血酸素飽和度(SpO_2:Percutaneous Arterial Oxygen Saturation),疼痛コントロール,胸部X線画像,血液ガス,エアリークや皮下気腫の有無,胸腔ドレーン排液量など術後の状態を評価したうえで理学療法を開始する.疼痛は視覚的アナログスケール(VAS:Visual Analogue Scale)や数値的評価スケール(NRS:Numerical Rating Scale),フェイス・スケールなどを用いて評価する.ドレーン抜去後に理学療法室でのリハビリテーションが可能となれば,運動耐容能や筋力,ADL評価を実施する.さらに,理学療法の進行とともに定期的に評価を実施し,効果判定を行う.

b.術後呼吸理学療法

中村ら[15]は,開胸・開腹術が施行された患者に呼吸理学療法を導入した効果を導入前と導入後の症例間で比較しており,合併症の発生率と平均在院日数のいずれにおいても良好な成績が得られたとしている.また,『がんのリハビリテーションガイドライン』[9]では,開胸・開腹術を施行された患者に対して肺を拡張させる手技を含めた呼吸リハビリテーションを行うと,呼吸器合併症が減少するので行うよう強く推奨している(推奨グレードA).さらに米国呼吸療法学会(AARC:American Association for Respiratory Care)のClinical Practice Guideline 2013[16]において,早期離床と歩行は術後合併症を減少させ,気道クリアランスを保つことが可能なため行うよう勧められている.

術後は早期より介入し,術前指導した呼吸理学療法を積極的に行い,離床を進めていく.さらに胸郭の拡張制限や開胸創の痛みによる肩関節の可動域制限が生じる場合があることから,胸郭に加えて肩甲帯や肩関節の可動域訓練を追加する.なお,実施にあたっては肩関節の屈曲・外転時に創部の伸張痛を伴うため,愛護的に行う.また,自主トレーニングとして深呼吸と同調させて行うシルベスター法を指導する.

患者は手術翌日にはICUから一般病棟に転棟するため,病棟でのコンディショニングとともに起居動作から介助下での立位・歩行練習を開始する.その際,自覚症状とパルスオキシメーターでSpO_2をモニタリングし,酸素投与量を調整しながら進めていく.術後3病日以降に胸腔ドレーンや硬膜外麻酔が抜去されるため,理学療法室でのトレーニングを開始する.術後日数の経過とともに,コンディショニング中心のプログラムからADLトレーニングや筋力・持久力トレーニング主体へと移行する(図7).持久力トレーニングはトレッドミルやエルゴメーター,階段昇降や屋外歩行などを取り入れ退院に向けて進めていく.なお,コンディショニングは呼吸理学療法として実施する身体的介入だけでなく,モチベーションの向上やアドヒアランスの向上,運動に対する不安感の軽減を目的としたメンタル面への介入,さらに薬物療法の介入も含まれる概念である[17].

特に問題となる合併症などなければ約1~2週間程度で自宅退院となるが,その際に自宅でのトレーニング方法やADLでの注意点などについて指導する.肺がん患者は,退院後も筋力や体力が低下しているものも多く,さらに,術後に補助化学療法や放射線治療など追加治療を受ける場合もあることから,体

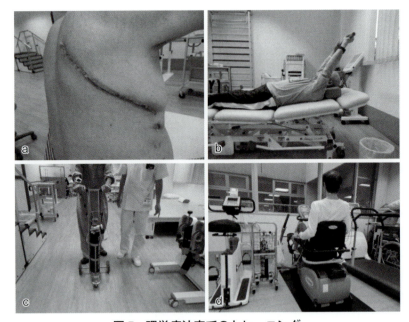

図7 理学療法室でのトレーニング
a．開胸創，b．肩関節可動域訓練，c．歩行訓練，d．全身持久力トレーニング

力の維持・改善は重要である．日頃から外出を心がけ，ウォーキングなどの有酸素運動を行うよう勧めている．

2．リスク管理

術後の理学療法を実施するにあたっては，酸素化の低下や呼吸数変動などの呼吸状態への影響だけでなく，血圧の変動，不整脈など循環動態への影響，胸腔ドレーンや硬膜外麻酔などのチューブ類が多数存在するため，その管理に十分注意が必要である．また，術後は創部痛が強い患者も多く，理学療法の進行の妨げになるため，疼痛管理が重要である．硬膜外麻酔が用いられるが，理学療法介入時にあわせて鎮痛剤を併用し鎮痛を図るよう調整する．低肺機能の患者は，切離断端からの肺瘻が生じることがある．排痰目的の強い咳嗽で増悪する可能性もあることから特に留意が必要である．

3．多職種連携の重要性

術前，術後の多職種連携は重要である．術前についてはすでに述べたとおりであるが，術後は理学療法士と病棟看護師による腹式呼吸やIS，病棟歩行などを協力して行い，合併症予防と早期退院に向けて取り組むことが重要である．呼吸理学療法を進めるうえで病棟看護師の役割はきわめて大きい．理学療法士が介入する回数や時間はかぎられているため，その時間以外での継続的な対応を担っている．一方，当センターでは，医師，看護師，理学療法士，作業療法士，言語聴覚士などの専門職によるリハビリテーションチームを構成し，毎週回診を実施している．リハビリテーション介入予定および介入中の全患者の治療方針や目標，問題点，ADLレベルなど情報を共有し，さらに病棟で行ってもらう訓練内容を伝え，病棟看護師の協力を得るようにしている．患者の状態把握や治療方針，リスクの確認，目標の統一など多職種が連携することで安全で質の高いリハビリテーションが提供

表3 『がんのリハビリテーションガイドライン』推奨内容と推奨グレード (文献9)より引用)

推奨内容	推奨グレード
開胸・開腹術を施行される予定の患者に対して，術前から呼吸リハビリテーションを行うと，術後の呼吸器合併症が減るので勧められる	B
術後の入院期間の短縮のためには，開胸・開腹術を施行される患者に術前から呼吸リハビリテーションの指導を行うことが勧められる	B
開胸・開腹術を施行された患者に対して肺を拡張させる手技を含めた呼吸リハビリテーションを行うと，呼吸器合併症が減少するので，行うよう強く勧められる	A
術後低酸素血症に対して，肺機能の改善のために術後体位ドレナージを行うよう勧められる	B
排痰困難な患者に対しては，術後の無気肺発症の予防のため気管支鏡による排痰を行うことを考慮してもよいが，十分な科学的根拠はない	C1
術後の呼吸器合併症の予防のために早期離床を行うことを考慮してもよいが，十分な科学的根拠はない	C1

できる．また周術期の栄養管理も重要であり，栄養士との連携や社会サービスを利用する場合には医療ソーシャルワーカーと情報を共有し，必要なサービスや環境整備を行うことも必要である．質の高いリハビリテーション医療の提供と治療効果を最大限に発揮するために，多職種連携は必要不可欠といえる．

肺がん手術患者における理学療法のエビデンス，トピックス

1．臨床においてのエビデンス

2013年，日本リハビリテーション医学会およびがんのリハビリテーションガイドライン策定委員会から，『がんのリハビリテーションガイドライン』[9]が作成された．このガイドラインは，臨床において利用可能なエビデンスに基づいて作成された診療の指針である．このガイドラインから，開胸・開復術施行前後に関連する内容を抜粋した(表3)．呼吸リハビリテーションが呼吸器合併症の予防に有用であることから，実施するよう勧められている．

2．近年の動向

さて，近年では高齢者医療の領域で「フレイル」が注目されている．フレイルとは，「筋力，持久力，生理機能の減衰を特徴とする複数要因からなる症候群で，身体的障害や死亡に対する脆弱性が増大した状態」と定義される[18]．わが国では以前，「虚弱」「老衰」などの言葉が用いられていたが，2014年5月に日本老年医学会が「フレイル」を使用することを声明として発表した．フレイルの評価の基本とされているFriedら[19]の定義では，①動作の緩慢さ（歩行速度の低下），②筋力の低下，③活動性の低下，④倦怠感・疲労感，⑤体重減少の5つに集約され，このうち3つ以上を有する場合に「フレイル」，1つまたは2つに該当する場合を「プレフレイル」と定めている．フレイルを呈する高齢者は，軽度の感染症や事故，手術侵襲などによる外的ストレスによって要介護状態に陥るリスクが高くなるため，高齢者の生命・機能予後の推定ならびに包括的な高齢者医療を行ううえでも重要な概念であるとされる[20]．

高齢化と治療技術の進歩により高齢肺がん患者への外科的治療が広く行われるようになったが，治療前にフレイルがあると周術期の合併症の増加，生存期間や化学療法の完遂率の低下[21]が報告されていることから，フレイルを早期に評価して医療介入に生かす姿勢

が重要である．現在，老年医学の分野において総合的高齢者機能評価（CGA：Comprehensive Geriatric Assessment）が行われ，医療や介護の分野でその有用性が確認されている．これを高齢肺がん患者に対して利用し，治療前評価を行い暦年齢によらない治療やケアに利用しようと検討が進められている[22]．

一方，高齢肺がん患者治療の外科研究における最近の傾向として，術前のリハビリテーションが手術の安全性向上と術後の質の高い生活様式を実現できる[23]との報告や，術後の無気肺やほかの呼吸器合併症のリスクを低下させる[24]と報告されており，高齢肺がん患者に対する術前介入の重要性が述べられている．さらに，フレイルを呈する高齢がん患者の在宅への理学療法介入が身体機能低下を減少させた[25]との報告もあり，今後，治療前にフレイルの評価を適切に行い，フレイルを呈する高齢肺がん患者に対して積極的な術前介入を実施し，身体機能とADLの改善を図ることが術後の合併症予防とさらなる延命につながると期待される．

Conclusion

肺がん手術患者に対する理学療法の最大の目的は，術後呼吸器合併症を予防しADLの改善と早期退院を図ることにある．そのためには術前からの介入と術後早期離床が重要であり，多職種連携によるチーム医療が必要不可欠である．さらに今後，高齢肺がん患者の増加が見込まれるため，治療前の適切な評価と理学療法介入で，身体機能とADLの改善を図る取り組みをさらに進めることで，術後の治療効果や生命予後の向上につながっていくと考えられる．

文献

1) 池田直樹：低肺機能患者における肺切除術の術式と術後ケア・術後管理．呼吸ケア　8：603-606，2010
2) 宮島邦治：肺がんの治療法を知る：手術—光線力学療法を含む．がん看護　20：596-597，2015
3) 西尾　渉：胸腔鏡下手術の概要と術後ケア．呼吸ケア　8：607-610，2010
4) 藤井善敬，他：術後管理と術後合併症．正岡　昭（監）：呼吸器外科学．南山堂，2009，pp97-103
5) 中村綾子，他：周術期肺がん患者の呼吸理学療法とモニタリングの要点．理学療法　29：882-889，2012
6) 関根康雄：低肺機能患者の周術期管理と呼吸ケア．呼吸器内科　22：399-405，2012
7) Sekine Y, et al：Evaluation of pulmonary gas exchange after lobectomy and simple thoracotomy. *Scand cardiovasc J*　34：339-344, 1999
8) Halpern MT, et al：Patterns of absolute risk of lung cancer mortality in former smokers. *J Natl Cancer Inst*　85：457-464, 1993
9) 日本リハビリテーション医学会　がんのリハビリテーションガイドライン策定委員会：がんのリハビリテーションガイドライン．金原出版，2013，pp18-24
10) 幸田　剣，他：ICUにおける超急性期リハビリテーションの実際．臨床リハ　23：736-743，2014
11) Sebio Garcia R, et al：Functional and postoperative outcomes after preoperative exercise training in patients with lung cancer：a systematic review and meta-analysis. *Interact Cardiovasc Thorac Surg*　23：486-497, 2016
12) do Nascimento Junior P, et al：Incentive spirometry for prevention of postoperative pulmonary complications in upper abdominal surgery. *Cochrane Database Syst Rev*　2：CD006058, 2014
13) Lawrence VA, et al：Strategies to reduce postoperative pulmonary complications after noncardiothoracic surgery：systematic review for the American College of Physicians. *Ann Intern Med*　144：596-608, 2006
14) 日本呼吸器学会COPDガイドライン第4版作成委員会：COPD（慢性閉塞性肺疾患）診断と治療のためのガイドライン　第4版．メディカルレビュー，2013，pp68-69
15) 中村拓人，他：当院における周術期呼吸リハビリテーションの有効性と課題．みんなの理学療法　21：17-20，2009
16) Strickland SL, et al：AARC clinical practice guideline：effectiveness of nonpharmacologic airway clearance

therapies in hospitalized patients. *Respir Care* **58**：2187-2193, 2013
17) 日本呼吸ケア・リハビリテーション学会　呼吸リハビリテーション委員会ワーキンググループ，他（編）：呼吸リハビリテーションマニュアル運動療法　第2版．照林社，2012，pp35-36
18) Morley JE, et al：Frailty consensus：a call to action. *J Am Med Dir Assoc* **14**：392-397, 2013
19) Fried LP, et al：Frailty in older adults：evidence for a phenotype. *J Gerontol A Biol Sci Med Sci* **56**：M146-156, 2001
20) 荒井秀典：フレイル―概念，定義と高齢者診療における意義．日医雑誌　**144**：2231-2234, 2016
21) Hamaker ME, et al：The value of geriatric assessments in predicting treatment tolerance and all-cause mortality in older patients with cancer. *The Oncologist* **17**：1439-1449, 2012
22) 木村達郎，他：肺癌：診断と治療の進歩―治療，高齢者，ハイリスク．日内会誌　**103**：1346-1354, 2014
23) Armstrong KW, et al：Recent trends in surgical research of cancer treatment in the elderly, with a primary focus on lung cancer：presentation at the 2015 annual meeting of SIOG. *J Geriatr Oncol* **7**：368-374, 2016
24) Jack S, et al：Perioperative exercise training in elderly subjects. *Best Prac Res Clin Anaethesiol* **25**：461-472, 2011
25) Gill TM, et al：A program to prevent functional decline in physically frail, elderly persons who live at home. *N Engl J Med* **347**：1068-1074, 2002

8 消化器がん手術患者に対する理学療法

牧浦大祐[*1]

🔒 Key Questions

1. 消化器がんにおける障害像，理学療法の介入目的・目標は何か？
2. 理学療法の進め方，評価・効果判定，リスク管理はどのように行うか？
3. 消化器がんにおける理学療法のエビデンス，トピックスは何か？

消化器がん患者の障害像

　消化器とは食物の消化や代謝に関係する臓器であり，消化器がんは，主に食道・胃・大腸・肝臓・胆のう・膵臓などに発生した悪性腫瘍を指す．消化器に発生した腫瘍では，消化や代謝機能の障害を伴い，進行すると狭窄や閉塞を起こして十分な食事摂取ができないため，栄養状態が不良である患者が非常に多い．腫瘍そのものによる症状は，初期には無症状であることも多いが，進行すると周辺組織にも影響を与える．根治療法は外科的切除であり，その前後で補助療法として化学療法や放射線療法を実施することも多く，それらによる有害事象，特に悪心・嘔吐などの消化器症状や，食欲不振や倦怠感などの症状に配慮する必要がある．このように，腫瘍そのものや治療による二次的な影響を受けて，低栄養状態に陥ることが多いのが特徴である．
　また，消化器がん患者の大半は，高齢者である点にも注意が必要である．近年，周術期管理の進歩により高齢患者にも手術適応が拡大しているが，年齢は必ずしも術後の予後不良因子とはならない[1]．しかし，機能障害や老年症候群を抱えた高齢者の予後は不良であり[2]，高齢者の診療にあたっては，包括的な評価を行い多様な患者背景を理解することが必要である．加齢性変化に前述した低栄養状態が加わり，サルコペニアやフレイルといった生理的予備力が低下した状態にある消化器がん患者も少なくなく，これらは術後合併症や生存率低下のリスク因子であることが近年報告されている[3,4]（第4章第1節参照）．
　消化器がん手術患者に理学療法を行うにあたっては，低栄養と高齢による機能低下に配慮が必要である．

何を目標に理学療法介入を行うか？

　消化器がん手術患者に対する理学療法の目標として，①術後合併症の予防，②廃用症候群の予防と術後回復の促進，③早期退院と早期社会復帰の3点があげられる．術後合併症の中でも特に呼吸器合併症とせん妄の予防に

[*1] Daisuke Makiura／神戸大学医学部附属病院リハビリテーション部

は，理学療法介入が非常に重要である．

1．術後呼吸器合併症

術後呼吸器合併症は，なんらかの治療介入を必要とする術後の呼吸器系疾患と定義されることが多く，米国胸部外科学会のガイドラインには，肺炎，術後48時間以上の人工呼吸器の使用，呼吸不全による再挿管が含まれる[5]．リスク因子として，高齢や慢性閉塞性肺疾患の併存，全身状態や栄養状態の不良，日常生活活動（ADL：Activities of Daily Living）障害が報告されており[6]，手術因子では，長時間の胸腹部手術で発生リスクが高く，食道がんでは18.1〜27％と高い発生率にある[7,8]．術後呼吸器合併症は，患者に苦痛を与えるだけでなく，術後死亡原因の約半数を占める主要因であり[7,9]，消化器がん手術においてその予防が非常に重要である．

胸腹部外科手術では，横隔膜への手術侵襲や麻酔・人工呼吸器の使用により，術後に肺胞が虚脱して無気肺に陥り，肺活量や機能的残気量が低下する[10,11]．この生理的変化は腹腔鏡のような低侵襲手術の場合も同様に発生し，術後に呼吸機能の低下が起こることが報告されている[12]．術後の肺炎や呼吸不全は無気肺が誘引となると考えられており[10]，無気肺の予防と呼吸機能の維持を目的とした介入が必要である．

術後呼吸器合併症の予防や，抑制に対する術前および術後呼吸リハビリテーションの有効性は，高いエビデンスレベルにあり，実施が強く勧められる[13]．呼吸リハビリテーションの内容には，深呼吸訓練，体位ドレナージ，排痰介助，早期離床などが含まれる．術前は簡便さからインセンティブスパイロメトリーが用いられることが多いが，インセンティブスパイロメトリー単独による呼吸器合併症の抑制効果には否定的な報告もある[14]．術前の全身体力も術後呼吸器合併症のリスク因子で

あり[15]，術前リハビリテーションには呼吸訓練と運動療法を組み合わせることが必要である．われわれも，インセンティブスパイロメトリーや排痰方法の指導，運動療法を組み合わせた複合的な術前呼吸リハビリテーションを実施することで，術後呼吸器合併症の発生を4分の1に抑制できることを報告している[16]．

2．せん妄

せん妄は，急性に発症する意識レベルの低下や変動，または注意力の散漫を呈する病態と定義される．入院を契機に高齢者で発生しやすく，特に手術やICUなどの環境では高率に発生し[17]，消化器がん患者では，15〜24％の患者が術後せん妄を発症することが報告されている[18〜20]．せん妄は，一時的な脳機能障害をもたらすだけでなく，身体機能や認知機能の低下，入院期間の延長や死亡率の増加など長期的に患者の予後に悪影響を与える[17]．せん妄には2つの因子があり，準備因子が素因となり，誘発因子がせん妄を誘発し，悪化・遷延させる（表1）．せん妄の予防や治療において現時点で現在唯一エビデンスが認められているのは早期リハビリテーションであり[21]，準備因子をもつ患者では，せん妄ハイリスク群であることを術前から認識し，早期からの理学療法介入で身体拘束や膀胱カテーテルなどの誘発因子の除去に努めることが重要である．

せん妄は変動性の脳機能障害であるため，理学療法場面においても常にモニタリングを行い，せん妄の早期発見・早期治療につなげることが重要である．せん妄のモニタリングツールとしてCAM-ICU（Confusion Assessment Method for the Intensive Care Unit）[22]やICDSC（Intensive Care Delirium Screening Checklist）[23]があり，それぞれ高い妥当性と信頼性を有することが報告されている．これら

表1 せん妄の準備因子と誘発因子 (文献17)より引用)

準備因子	誘発因子
認知症	複数の薬剤の使用
認知機能障害	向精神薬，鎮静剤，睡眠薬の使用
せん妄の既往	身体拘束
日常生活機能障害	膀胱カテーテル
視覚・聴覚障害，重症な併存疾患，うつ病	生化学データの異常（血清尿素やBUN/Crの増加，血清アルブミンや血清ナトリウム，血糖値や血清カリウムの異常，代謝性アシドーシス）
一過性脳虚血や脳卒中の既往	感染症
アルコール多飲歴	医学的イベント
高齢（≧75歳）	外科手術
	外傷による入院
	緊急入院
	昏睡

BUN/Cr；尿素窒素・クレアチニン比

表2 HELPの骨子 (文献24)より引用)

1. 毎日ベッドサイドにボランティアを派遣し，ごく普通の世間話を行ったり，患者の要望を伺って実行する．医療行為は行わない
2. 適度な刺激のある毎日の活動を行う
3. 適度な運動療法を行う
4. 薬に頼らない睡眠プロトコールを実施する
5. 視覚・聴覚の評価を行う
6. 食事アシスト（直接の食事介助は行わない）
7. 高齢者ケア専門チームの関与
8. 介護者への教育を行う
9. 地域との連携を図る

HELP：Hospital Elder Life Program

のツールの使用は，理学療法を実施する際の自己抜去リスクや介助量の確認にも有用である．

入院中の高齢者のせん妄予防プログラムとしてHELP（Hospital Elder Life Program, 表2）が提唱されており，せん妄発生率の減少や医療費の削減，入院期間の短縮につながることが報告されている[24]．HELPはせん妄の予防に非常に有効であるが，実際に臨床現場で運用するには困難な部分も多く，早期離床（歩行，あるいは自動関節可動域運動を1日3回）と栄養サポート（毎日の口腔ケアと栄養指導，必要最低限の食事介助），認知活動（見当識を意識した会話や最近の出来事に対する会話，言葉遊びなどの認知的刺激のある活動を1日3回）に焦点を絞って，より実現可能性を高めた介入も報告されており，消化器がん患者でのせん妄発生率や機能障害の減少に対する有効性が示されている[25]．せん妄の予防・治療に早期リハビリテーションが重要であることは前述したが，単純に運動療法を行うだけでなく，会話の中に見当識を意識した内容を含めたり，日中の離床を増やして睡眠環境を整えたり，家族や介護者にもせん妄予防に参加してもらうなどHELPで示されているように多面的な介入を意識することが重要である．

3．廃用症候群

高齢者の約3分の1が入院によって機能障害が発症することが報告されており[26]，特に80歳以上，入院前2週間の手段的日常生活活動（IADL：Instrumental Activities of Daily Living）の低下，歩行能力の低下，入院時のADL低下，がんの転移や脳卒中，認知機能障害，アルブミン<3.0 g/dlなどのリスク因子がある場合は注意が必要である[27]．安静臥床がさまざまな廃用症候群を引き起こすことは

表3 高齢手術患者において推奨される術前評価 (文献30)より引用)

認知機能	手術を受けることを理解しているか？など患者の認知機能を評価する
精神機能	抑うつのスクリーニングを行い，術後にせん妄を引き起こすリスク因子がないかも確認する
心機能	ACC/AHAのアルゴリズムに準じて術前の心機能評価を行う
肺機能	術後呼吸器合併症のリスク因子を確認し，適切な予防策を実行する
身体機能	身体機能と転倒歴を記録する
老年症候群	術前のフレイルを評価する
栄養状態	栄養状態を評価し，重度の栄養障害があれば術前からの介入を考慮する
多剤併用	薬剤使用歴の詳細を確認し，周術期に適正な調整を行う．多剤併用による弊害を注意深く観察する
社会的支援	家族の介護力や社会的支援を評価する
その他	治療ゴールと治療結果から得られる見込みを判断する
	アルコールや薬物への依存がないかを確認する
	高齢患者に必要な診断・検査を依頼する

米国心臓病学会（ACC：American College of Cardiology），米国心臓協会（AHA：American Heart Association）

よく知られているが，臥床に至らない2週間の身体活動量の低下でさえ，下肢の除脂肪量やインスリン抵抗性，蛋白同化に影響を与えることが示されている[28]．入院生活ではさまざまな身体的要因や環境要因により活動性が低下しやすく，医原性の廃用症候群の予防が重要である．米国がん協会のガイドラインでは，不活動を避けて可能なかぎり早期に普段の身体活動へ復帰することを推奨しており[29]，理学療法開始時にADL・IADLと合わせて普段の身体活動の状況を確認し，入院中の身体活動の維持・促進を働きかけ，医原性の廃用症候群を予防することが重要である．

どのように理学療法を進めるか？

術前および術後回復期の理学療法を中心に解説する．

1. 評　価

米国外科学会と米国老年医学会は，高齢手術患者の術前評価における合同ガイドラインを発表している[30]（**表3**）．消化器がん手術患者の理学療法においては，身体機能と心肺機能，栄養状態，社会的支援の評価が特に重要であると考える．

1）身体機能

筋力と運動耐容能，ADLと運動器疾患の有無を評価する．筋力は徒手筋力テスト，または握力計や筋力測定機を用いて評価する．運動耐容能は，6分間歩行テストやシャトルウォーキングテストで評価し，可能であれば呼気ガス分析装置を用いた心肺運動負荷試験を行う．Barthel IndexやFunctional Independent MeasureによりADLを評価し，四肢・体幹各関節の疼痛や可動性を確認し，ADLへの影響を確認する．

2）心肺機能

心肺機能については，病歴と生理機能検査を確認する．心機能は心電図所見より不整脈の有無を確認し，心臓超音波検査により心肥大や左室駆出率の低下，弁の形状や動き，壁運動の異常がないかを確認する．肺機能は呼吸生理機能検査より％肺活量，一秒率を確認し，拘束性・閉塞性換気障害の有無と重症度を把握する．喫煙歴を確認し，胸部単純X線

画像やCT所見から肺の気腫性変化や線維化などの器質的変化の有無を確認する．呼吸音や打診音より副雑音や換気音の低下，気道内分泌物の貯留がないかを確認する．普段の喀痰量や色・性状を確認し，排痰能力を評価する．心肺機能については，安静時評価だけでなく，ADLや運動などの労作時の評価が重要であり，動悸や息切れ，呼吸困難感などの自覚症状の確認と運動強度との関連を評価する．

3）栄養状態

低栄養は創傷治癒の障害，呼吸筋力の低下，免疫機能の障害による易感染性，臓器機能障害などの合併症を誘発して死亡リスクを高めるため，術前の評価と栄養管理が重要である．欧州臨床栄養代謝学会のガイドライン[31]では，栄養摂取状況と体重減少，体格指数（BMI：Body Mass Index）を定期的に評価することを推奨しており，①BMI＜18.5 kg/m^2，②意図しない体重減少（普段の体重からの10％以上の減少，または過去3カ月での5％以上の減少）とBMIの低下（70歳未満ではBMI＜20.0 kg/m^2，70歳以上ではBMI＜22.0 kg/m^2）または除脂肪体重の低下（男性では17 kg/m^{2}未満，女性では15 kg/m^{2}未満），①②のどちらかがあれば低栄養と判断する[32]．生化学検査データがあれば，血清アルブミン値だけでなく総リンパ球数やCRP（C反応性蛋白），白血球の上昇なども確認し，免疫機能や炎症も合わせて評価する．

4）社会的支援

介護保険や介護ヘルパーなどの社会福祉サービスの利用の有無，家族の介護力などの患者背景を把握する．日常生活の生活様式や活動範囲を確認し，自宅および周辺環境の情報を収集することも必要である．

術後にも同様の評価を実施して術前からの低下を把握し，特にADLと活動制限に影響を与えている要因の改善を目指すことが重要である．

2．リスク管理

理学療法を実施する際は，バイタルサインや自覚症状，Borgスケールによる自覚的運動強度を確認し，運動中の生体反応や運動強度をモニタリングする．理学療法中の転倒や筋骨格系障害の受傷，留置ドレーンなどの事故抜去に注意を払うのは当然であるが，消化器がん手術患者では以下の特有のリスク管理が必要となる．

1）栄養状態

a．供給エネルギーと消費エネルギー

消化器がん患者に対して理学療法を実施する際には，飢餓と侵襲の影響を考慮する必要がある．特に術前や術後回復期では，供給エネルギーと消費エネルギーのバランスを確認し，飢餓の影響を考慮する．飢餓を回避するためには生体の消費エネルギー量と過不足のないエネルギー投与が必要であり，これは安静時エネルギー消費量と身体活動によるエネルギー消費量，食事摂取に伴うエネルギー消費量の総和からなる総エネルギー消費量に相当する．総エネルギー消費量は，Harris-Benedictの式で求めた基礎エネルギー消費量にストレス係数と活動係数を掛けて推算されることが多いと思われるが，ストレス係数や活動係数には科学的根拠がないことが指摘されており[33]，総エネルギー消費量を正確に判定する方法が存在しないのが現状である．現在25〜30 kcal/kg/日を基本的投与量として推奨する傾向があり[31,33]，この基準に満たない場合はエネルギーバランスが負である可能性を念頭におき，慎重に栄養状態を観察することが重要である．

b．理学療法とエネルギー消費量

身体活動によるエネルギー消費量は，次の式で計算することが可能である．

表4 侵襲に対する生体反応 (文献46)より引用)

術後経過	臨床像	内分泌	代謝と生化学
第Ⅰ相(傷害期) 術後2〜4日	患者は傾眠傾向で、頻脈や体温上昇、腸管運動の減弱がみられる	副腎髄質(皮質)ホルモン分泌 好酸球減少 アルドステロン分泌増加	内因性エネルギーの供給、蛋白異化の亢進 尿中窒素排泄の増加 尿量減少、細胞外液量の増加 尿中K増加、Na減少
第Ⅱ相(変換期) 術後3〜7日後より1〜2日間	疼痛は軽減し、解熱する。体動、腸蠕動が活発になり周囲への関心も出る。感染が持続すると第Ⅱ相の発現が遅れる	副腎機能の正常化 好酸球正常化	蛋白合成の開始 尿中窒素排泄の減少 尿中K減少、Na増加 細胞内K平衡の正常化
第Ⅲ相(筋力回復期) 術後2〜5週	筋組織の再合成、筋力の回復が得られる	ホルモンの影響が消失	正の窒素バランス 骨格筋増加(体重70 kgで90〜120 g/日)
第Ⅳ相(脂肪回復期) 術後数カ月	脂肪による体重増加がみられる	内分泌バランスの変化なし	脂肪合成(75〜150 g/日)

身体活動のエネルギー消費量 (kcal) =
　1.05×体重 (kg)×METs×運動時間 (h)

　供給と消費のエネルギーバランスが負の場合は生体が飢餓状態であり，体脂肪と骨格筋を分解してエネルギー産生を行うため，エネルギー消費量の多いレジスタンストレーニングや持久力トレーニングなどの訓練は禁忌とされる．しかし，総エネルギー消費量の80%の栄養供給による仮想飢餓状態であっても，離床や歩行を実施すると安静臥床に比べて除脂肪体重の減少が抑制されることが報告されており[34]，離床や3 METs以下の強度の訓練であれば廃用性筋萎縮を予防するために行うべきであり，呼吸訓練や柔軟性トレーニングの実施も可能であると考える．

　前述したように正確なエネルギーバランスの判定は不可能であり，レジスタンストレーニングと持久力トレーニングの実施が絶対禁忌とは捉えず，理学療法の実施によって低栄養が進行していないか，①身体組成(体重や筋肉量，脂肪量)や②身体機能〔PS (Performance Status)や筋力〕，③生化学検査(血清アルブミン値やCRP)，④自覚症状など(疲労感や活気・活動性の低下)を数日〜1週間程度の期間で繰り返し確認しながら総合的にエネルギーバランスを判断し，理学療法の内容や強度を適宜調整することが最も重要である．

c．術後急性期の理学療法

　術後急性期から回復期にかけて理学療法を実施する際には，手術侵襲の影響を考慮する必要がある．手術侵襲が加わるとさまざまな生体反応が惹起され(表4)，ストレスホルモンと炎症性サイトカインの産生が増加し，筋蛋白と脂肪組織が分解されてエネルギー供給が行われる．異化反応が亢進した状態での積極的なレジスタンストレーニングと持久力トレーニングは，異化反応を助長することが想定されるため，飢餓の状態と同様に離床や呼吸訓練などの強度を抑えた訓練が推奨される．術後理学療法を推進するうえで，表4の第Ⅱ〜Ⅲ相における異化期から同化期への移行のタイミングを推測することがポイントであり，その指標として窒素バランスやCRPが有効とされる．窒素バランスは窒素供給量と尿中窒素排泄量との差であり，窒素バランスが正のとき蛋白同化優位と判定する．CRPでは3.0〜5.0 mg/dlまで低下すると肝臓でのアルブミン合成が優位となり，同化期に移

行したと判断する向きがあり，積極的なレジスタンストレーニングと持久力トレーニングを開始する目安となる．自験例でもCRP 3未満で身体機能が改善してくることを経験している．肝胆膵領域の外科手術では，代謝臓器に侵襲が加わることやドレーン留置が長期化しやすいことにより炎症反応が遷延しやすい印象があり，同化期への移行が遅延する可能性に注意が必要である．

また，高齢者の積極的なレジスタンストレーニングや持久力トレーニングの実施には1.2 g/kg/日以上の蛋白摂取が推奨されており[35]，がん患者でも1 g/kg/日以上，可能であれば1.5 g/kg/日の蛋白摂取が推奨されている[31]．蛋白摂取量が少ない場合は運動療法の効果が得られにくいことが予想されるが，入院中の運動療法と蛋白摂取量との関係はまだ不明な部分も多い．

以上より，消化器がん患者に対して理学療法を実施する際は，供給エネルギーと炎症を確認し，供給エネルギーが不足している場合や高度の炎症が存在する場合は離床や3 METs以下の訓練から開始し，栄養状態を繰り返し評価しながら理学療法を実施することが望ましい．

2）補助化学療法・放射線療法

ほかの疾患の外科治療と異なる点に，術前や術後に補助療法として化学療法や放射線療法を実施する点がある．化学療法施行時には，大量輸液による心臓前負荷の増加や，悪心・食欲不振などの消化器症状の出現，放射線療法施行時には，放射線宿酔や粘膜炎の出現など運動療法の施行を阻害する有害事象の出現に留意する．また，化学療法施行中は，漏出性皮膚障害の危険があるため点滴刺入部は動かさないような運動プログラムを作成するなどの配慮が必要である．

3）嚥下障害

嚥下は5相に大別され，消化器がん手術では主に咽頭期の障害が発生することが予想される．咽頭期では，食塊が嚥下反射によって咽頭を通過し食道に運ばれる．その際，食道開口部が開大するとともに鼻腔と気道への通路が閉鎖されて誤嚥を防止するが，これらの運動において喉頭挙上と声帯の閉鎖が重要な役割を担っている．頸部筋群への手術侵襲や反回神経麻痺，ミニトラック留置や気管切開によって頸部の可動性や喉頭・声帯の運動機能が低下すると，咽頭通過において誤嚥や咽頭残留が生じやすくなる．呼吸機能や体幹機能が低下するとさらに誤嚥リスクが高まり，実用的な摂食は困難となる．嚥下機能の維持や回復のために，頸部の可動性や喉頭挙上運動，呼吸機能や体幹機能の改善を図ることが重要である．

理学療法介入時には，①摂食の際のむせや湿性の咳嗽，②摂食開始に伴う気道内分泌物の増加や呼吸音の変化，発熱，炎症症状の悪化，③胸部単純X線画像や胸部CTでの浸潤影の所見，などの嚥下障害を疑う徴候がないかを確認し，徴候があれば全身状態の変化に注意し，必要であれば嚥下機能評価の実施を依頼する．

4）ダンピング症候群

胃切除後の食事に関連して各種の血管運動性症状，腹部症状などをきたす症候群であり，食後30分以内に起こる早期ダンピング症候群と食後2～3時間に起こる晩期ダンピング症候群に分けられる．早期ダンピング症候群は，食物が急速に小腸に入ることにより小腸に水分移動が生じ，急激な循環血漿量の減少が起こる．主な症状は，冷汗，動悸，めまい，顔面紅潮，腹痛，下痢である．晩期ダンピング症候群は，小腸で短時間に糖分が吸収されて高血糖をきたすことで，反応性に膵臓からインスリンの過剰分泌が生じ，これに拮抗する反応が間に合わずに低血糖が起こる．理学療法実施時には前述の症状の確認が必要であ

り，特に食後や栄養剤の投与速度変更時には注意を要する．また，経口摂取を行っている患者では，早食いになっていないかの確認や指導も重要である．

5）リフィーディング症候群

急性病態により電解質や微量元素，ビタミンが不足した状態で栄養素が多量に投与された時に生じる代謝性合併症であり，電解質異常や不整脈，代謝性アシドーシス，心不全などを起こしうる．ICUでは意外と多いとされており，術後急性期には動脈血ガス分析や生化学データを確認し，運動時のバイタルサインや自覚症状の変化に注意が必要である．

3．理学療法プログラム

1）レジスタンストレーニング・持久力トレーニング・バランストレーニング・柔軟性トレーニング

米国スポーツ医学会（ACSM：American College of Sports Medicine）のガイドラインでは，週150分の中等度または週75分の高強度の有酸素運動を実施すること，主要筋群を中心としたレジスタンストレーニングを週2～3日取り入れることを推奨している[36]．運動処方の際はFITTの原則〔Frequency（頻度），Intensity（強度），Time（時間），Type of exercise（運動の種類）〕を考慮し，頻度・時間は前述を参考に，運動強度はBorgスケール11～13程度，レジスタンストレーニングの場合は運動後に筋疲労を自覚する強度で1セット8～15回，持久力トレーニングの場合は目標心拍数が最大心拍数の50～70％となるような低強度～中等度の強度で5～20分を目安に設定する．がん患者の筋萎縮や筋力低下は，不活動による廃用性変化だけでなく，低栄養や悪液質による飢餓や蛋白異化を特徴として全身に生じるため，下肢の抗重力筋群だけでなく全身の筋群を対象にレジスタンストレーニングを行うことが必要である．低栄養状態にある患者や虚弱高齢者，術後急性期においては低強度から開始し，回数や時間を増加しても耐えられるようになったら回数や時間を減らして強度をあげる，というように慎重に進めていくことが賢明である．運動の効果には量反応関係があり，患者の栄養状態や身体機能，併存疾患，各種身体症状や運動意欲を確認し，許容される状態にあればより高強度の運動を考慮する．

前述したように消化器がん患者には高齢者が多く，高齢者のADLを規定する運動機能としては，筋力や歩行能力だけでなくバランス能力も重要であり[37]，訓練にバランストレーニングを取り入れることも有効である．ACSMのガイドラインでは，運動時に主要筋群や腱のストレッチングを行うことを推奨しており[36]，柔軟性トレーニングは運動時の傷害を予防するだけでなく，手術関連の運動器症状の予防にも有効であると考える．手術中は上肢挙上や側臥位などで長時間同一肢位の保持を余儀なくされるため，術後に腰背部や肩関節の疼痛を経験することがある．術前より同部位の運動器疾患や不定愁訴を有する高齢者も少なくなく，そのような患者では術後に症状を呈しやすい印象がある．理学療法開始時に運動器障害の有無を確認し，術前から運動器障害に対する理学療法を行い，術後のリスク低減を図ることが必要である．

2）呼吸訓練

呼吸器合併症の抑制には，肺を拡張させる介入が推奨されるため[38]，インセンティブスパイロメトリーは流速型ではなく，コーチ2®（スミスメディカル）やトリフロー®（フィリップス・レスピロニクス）などの容量型を使用する．方法は，最大呼気位付近まで十分に呼気を行った後にマウスピースをくわえ，ゆっくりと長く深く吸気を行う．最大吸気位に達したところでマウスピースを口から離して5秒間程度息を止め，ゆっくりと呼気を行う．

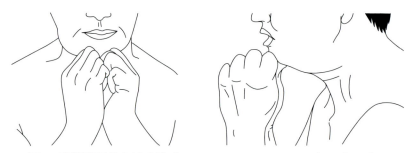

図1 頸部等尺性収縮手技（chin push-pull maneuver）による嚥下訓練（文献40）より作図）
下顎先端に指をかけ，力一杯顎引きを指示し，上肢は顎に抗するように抵抗をかける．食前に4～6秒間を3回ずつ実施する

術前は1日100回（10回1セットを1日10セット），術後は1時間ごとに10回を目標に行う．息止めは，胸腔内圧を高めることで強い咳嗽を発生させたり，息こらえ嚥下により嚥下中の誤嚥を予防したりするのに有効であり，訓練時に積極的に意識させるべきである．理解力に乏しい場合や嘔気や肺活量の低下によりインセンティブスパイロメトリーがうまく使用できない場合には，無理に使用を固執せず，安静呼吸の中にときどき深呼吸を取り入れるなど別の方法を用いればよい．

術後は創部痛で有効な咳嗽が得にくいため，鎮痛剤の適切な使用が必要である．また，咳嗽力の低下だけでなく線毛運動の低下により気道内分泌物の移動も制限され，自己排痰が困難となる．自己排痰を得るためには，体位ドレナージと深呼吸，ハッフィングの併用が有効である．体位ドレナージと深呼吸により末梢気道の閉塞が解除され，肺胞換気の改善により気道内分泌物の中枢気道への移動が促進される．ハッフィングで鼻からゆっくりと大きな吸気を行い，口を開いて発声練習のように「ハッ，ハッ」と強く速い呼気を行い，痰を喀出する．この時，創部を手で軽く圧迫することは疼痛の緩和に有効である．

術後の呼吸訓練は非常に重要ではあるが，少なからず患者の努力やコツを必要とする．早期離床は，横隔膜の下降により肺の拡張を助け，換気血流比を是正し，換気量の増加と気管支の拡張により排痰も促進する．これらは努力やコツを必要としない自然な生理応答である．術後の気道クリアランスの獲得のためには，積極的に早期離床を行うこと，呼吸訓練はルーチンに行わずに適用を見極めることを米国呼吸療法学会のガイドラインでも推奨している[39]．術前に呼吸訓練の理論や方法を指導することも大事であるが，早期離床の必要性と進め方を繰り返し指導することを重要視すべきであると考える．

3）嚥下訓練

理学療法士が嚥下評価や直接訓練に関与する場面は少ないと思われるが，絶食管理中の嚥下機能の維持や術後嚥下機能の回復に向けた間接訓練による支援は重要である．間接訓練の目的として，嚥下運動の促通・強化，嚥下運動阻害因子の軽減・除去，不顕性誤嚥のコントロール，誤嚥物および貯留する気道分泌物の排出除去があげられる．

嚥下運動の促通・強化には，喉頭挙上運動や食道入口部の開大に関わる舌骨上筋群の機能向上が重要であり，シャキア運動とも呼ばれる頭部挙上練習や頸部等尺性収縮手技（chin push-pull maneuver[40]，図1）を実施する．前者は，背臥位で肩甲帯を床面につけたまま足趾がみえるように頭部のみを挙上する運動であり，1分間の挙上持続と1分間の休憩を

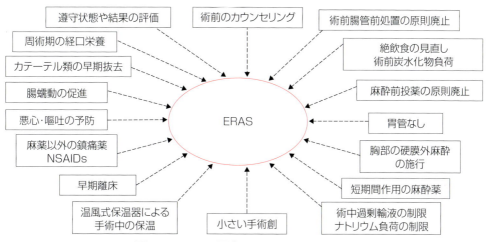

図2　ERASの要素（文献41）をもとに作成）
ERAS：術後回復力強化，NSAID：非ステロイド性抗炎症薬

3回繰り返し，その後1秒間隔で挙上を30回実施する．これらを1クールとして1日3クール行うことが提案されており，実際の臨床においては適用しにくい．後者はより簡便に舌骨・喉頭周囲の筋力増強が可能であり，さらに誤嚥抑制の即時効果も期待できる．

嚥下運動阻害因子の軽減・除去には，頸部の可動域確保と筋緊張改善，呼吸状態の安定が重要である．頸部の各運動方向に対して他動運動を行い，頸部の筋緊張や可動性を改善する．特に前屈や回旋の可動域は嚥下運動において重要であり，重点的に可動域改善に取り組む必要がある．呼吸状態が不安定だと息こらえができずに嚥下圧を十分に高められなくなるため，呼吸状態の改善が必要である．

不顕性誤嚥のコントロールと誤嚥物および貯留する気道分泌物の排出除去には，体位管理と咳嗽能力が重要である．30°以上のギャッジアップ位での食事や食後2時間程度の座位は，誤嚥予防に有効である．また，万が一誤嚥した場合は咳嗽にて排出する必要があり，深呼吸やハッフィングの練習が効果的である．

トピックス

近年，術後回復力強化（ERAS：Enhanced Recovery After Surgery）プログラムが注目されている．ERASプログラム（図2）は，手術後の回復促進に役立つ各種のケアをエビデンスに基づき統合的に導入することで，安全性と回復促進効果を強化した「集学的リハビリテーションプログラム」[41]のことであり，ほかにもfast-track rehabilitationやfast-track surgeryなどさまざまな名称があるが，これらはERASとほぼ同義語である．ERASは2001年に欧州静脈経腸栄養学会で大腸手術を対象に提唱され，手術侵襲と生体反応の軽減，術後合併症の予防と回復促進により，在院日数の短縮と早期の社会復帰の実現を目的としている．十分な鎮痛，早期離床，絶飲食の見直しを一貫したコンセプトとし，最近では大腸手術以外にも導入が検討され，術後合併症の減少や在院日数の短縮効果が報告されている[42〜44]．

実際に理学療法士がERASに関わるのは早期離床である．早期離床はERASプログラムの重要な構成要素であり，大腸手術では術当日2時間，翌日以降は1日6時間のベッド

からの離床が，食道手術では術当日からの離床とインセンティブスパイロメトリーが実践されている[41〜44]．早期離床を実践するうえでは，術前の患者指導が最も重要であり，早期離床への理解を得ることで術後スムーズに離床が開始でき，術後の離床目標を共有しておくことで患者自身のモチベーションの向上にもつながる．われわれは，食道がん手術患者に術前指導を行い，術前チェックシートを用いて患者情報を多職種で共有し，術後にリハビリテーション表を作成して理学療法士の不在時や日中の空き時間に看護師や患者に実施してもらう集学的アプローチを行うことで，術後呼吸器合併症を抑制できることを報告している[45]．理学療法士は，早期離床の中心的役割を担っているが，理学療法士だけで術後の離床を十分に達成することは不可能であり，患者や患者家族，他職種を巻き込んで早期離床を実践していくことが必要である．

Conclusion

　消化器がん患者は，高齢かつ栄養障害を抱えた患者が多く，術後合併症発症リスクが高い．消化器がん手術患者に対する理学療法は，呼吸器合併症とせん妄の予防，廃用症候群の予防と術後回復の促進が目的であり，術前からの介入が推奨される．

　理学療法を実施する際は，身体機能や心肺機能，栄養状態，社会的支援などを包括的に評価し，患者背景と障害像を把握することが必要である．特に栄養状態は，運動療法を実施するうえでのリスク管理として重要であり，定期的に評価し，栄養状態に合わせて運動療法の内容や強度を適宜調整することが重要である．

　近年，手術後の回復促進に役立つ各種のケアを統合的に導入した術後回復力強化プログラムが注目されている．このプログラムの中で，理学療法は早期離床の促進という役割を担っており，他職種と連携して実践することが重要である．

文　献

1) Pultrum BB, et al：Extended esophagectomy in elderly patients with esophageal cancer：minor effect of age alone in determining the postoperative course and survival. *Ann Surg Oncol* **17**：1572-1580, 2010
2) Tan HJ, et al：Burden of geriatric events among older adults undergoing major cancer surgery. *J Clin Oncol* **34**：1231-1238, 2016
3) Makiura D, et al：Preoperative sarcopenia is a predictor of postoperative pulmonary complications in esophageal cancer following esophagectomy：a retrospective cohort study. *J Geriatr Oncol* **7**：430-436, 2016
4) Reisinger KW, et al：Functional compromise reflected by sarcopenia, frailty, and nutritional depletion predicts adverse postoperative outcome after colorectal cancer surgery. *Annals of Surgery* **261**：345-352, 2015
5) The Society of Thoracic Surgeons：Risk-adjusted morbidity and mortality for esophagectomy for cancer. (http://www.sts.org/quality-research-patient-safety/quality/quality-performance-measures)
6) Qaseem A, et al：Risk assessment for and strategies to reduce perioperative pulmonary complications for patients undergoing noncardiothoracic surgery：a guideline from the American College of Physicians. *Ann Intern Med* **144**：575-580, 2006
7) Ferguson MK, et al：Preoperative prediction of the risk of pulmonary complications after esophagectomy for cancer. *J Thorac Cardiovasc Surg* **123**：661-669, 2002
8) Yoshida N, et al：Original scoring system for predicting postoperative morbidity after esophagectomy for esophageal cancer. *Surgery Today* **45**：346-354, 2015
9) Whooley BP, et al：Analysis of reduced death and complication rates after esophageal resection. *Ann Surg* **233**：338-344, 2001

10) Warner DO : Preventing postoperative pulmonary complications. *Anesthesiology* **92** : 1467-1472, 2000
11) Ali J, et al : Consequences of postoperative alterations in respiratory mechanics. *Am J Surg* **128** : 376-382, 1974
12) Sharma RR, et al : Diaphragmatic activity after laparoscopic cholecystectomy. *Anesthesiology* **91** : 406-413, 1999
13) がんのリハビリテーションガイドライン策定委員会：がんのリハビリテーションガイドライン．金原出版，2013，pp18-21
14) do Nascimento P, et al : Incentive spirometry for prevention of postoperative pulmonary complications in upper abdominal surgery. *Cochrane Database of Syst Rev* **8** : CD006058, 2014
15) Feeney C, et al : Assessment of physical fitness for esophageal surgery, and targeting interventions to optimize outcomes. *Dis Esophagus* **23** : 529-539, 2010
16) Inoue J, et al : Prevention of postoperative pulmonary complications through intensive preoperative respiratory rehabilitation in patients with esophageal cancer. *Dis Esophagus* **26** : 68-74, 2013
17) Inouye SK, et al : Delirium in elderly people. *Lancet* **383** : 911-922, 2014
18) Raats JW, et al : Risk Factors and Outcomes for Postoperative Delirium after Major Surgery in Elderly Patients. *PLoS One* **10** : e0136071, 2015
19) Maekawa Y, et al : Comprehensive Geriatric Assessment is a useful predictive tool for postoperative delirium after gastrointestinal surgery in old-old adults. *Geriatr Gerontol Int* **16** : 1036-1042, 2016
20) 米倉　寛，他：食道切除術における術後せん妄の発生頻度と関連因子の検討．麻酔　**64**：597-602，2015
21) 日本集中治療医学会 J-PAD ガイドライン作成委員会：日本版・集中治療室における成人重症患者に対する痛み・不穏・せん妄管理のための臨床ガイドライン．日集中医誌　**21**：539-579，2014
22) Ely EW, et al : Delirium in mechanically ventilated patients : validity and reliability of the confusion assessment method for the intensive care unit (CAM-ICU). *JAMA* **286** : 2703-2710, 2001
23) Bergeron N, et al : Intensive Care Delirium Screening Checklist : evaluation of a new screening tool. *Intensive Care Med* **27** : 859-864, 2001
24) Rubin FH, et al : Sustainability and scalability of the hospital elder life program at a community hospital. *J Am Geriatr Soc* **59** : 359-365, 2011
25) Chen CC, et al : Modified hospital elder life program : effects on abdominal surgery patients. *J Am Coll Surg* **213** : 245-252, 2011
26) Covinsky KE, et al : Loss of independence in activities of daily living in older adults hospitalized with medical illnesses : Increased vulnerability with age. *J Am Geriatr Soc* **51** : 451-458, 2003
27) Mehta KM, et al : A Clinical Index to Stratify Hospitalized Older Adults According to Risk for New-Onset Disability. *J Am Geriatr Soc* **59** : 1206-1216, 2011
28) Breen L, et al : Two weeks of reduced activity decreases leg lean mass and induces "anabolic resistance" of myofibrillar protein synthesis in healthy elderly. *J Clin Endocrinol Metab* **98** : 2604-2612, 2013
29) Rock CL, et al : Nutrition and physical activity guidelines for cancer survivors. *CA Cancer J Clin* **62** : 243-274, 2012
30) Chow WB, et al : Optimal preoperative assessment of the geriatric surgical patient : a best practices Guideline from the American College of Surgeons National Surgical Quality Improvement Program and the American Geriatrics Society. *J Am Coll Surg* **215** : 453-466, 2012
31) Arends J, et al : ESPEN guidelines on nutrition in cancer patients. *Clin Nutr* **36** : 11-48, 2017
32) Cederholm T, et al : Diagnostic criteria for malnutrition—An ESPEN Consensus Statement. *Clin Nutr* **34** : 335-340, 2015
33) 井上善文：必要エネルギー量の算定—ストレス係数・活動係数は考慮すべきか？　静脈経腸栄養　**25**：573-579，2010
34) Biolo G, et al : Calorie restriction accelerates the catabolism of lean body mass during 2 wk of bed rest. *Am J Clin Nutr* **86** : 366-372, 2007
35) Bauer J, et al : Evidence-Based Recommendations for Optimal Dietary Protein Intake in Older People : a position paper from the PROT-AGE Study Group. *J Am Med Dir Assoc* **14** : 542-559, 2013
36) Schmitz KH, et al : American College of Sports Medicine roundtable on exercise guidelines for cancer survivors. *Med Sci Sports Exerc* **42** : 1409-1426, 2010
37) Guralnik JM, et al : Lower-extremity function in persons over the age of 70 years as a predictor of subsequent disability. *N Engl J Med* **332** : 556-561, 1995
38) Lawrence VA, et al : Strategies to reduce postoperative pulmonary complications after noncardiothoracic surgery : Systematic review for the American College of Physicians. *Ann Intern Med* **144** : 596-608, 2006
39) Strickland SL, et al : AARC clinical practice guideline : effectiveness of nonpharmacologic airway clearance therapies in hospitalized patients. *Respir Care* **58** : 2187-2193, 2013
40) 岩田義弘，他：高齢者に対する頸部等尺性収縮手技（chin push-pull maneuver）による嚥下訓練―自己実施訓練の効果．耳鼻と臨床　**56**：S195-201，2010

41) Fearon KC, et al：Enhanced recovery after surgery：a consensus review of clinical care for patients undergoing colonic resection. *Clin Nutr* **24**：466-477, 2005
42) Shewale JB, et al：Impact of a fast-track esophagectomy protocol on esophageal cancer patient outcomes and hospital charges. *Ann Surg* **261**：1114-1123, 2015
43) Cao SQ, et al：Fast-track rehabilitation program and conventional care after esophagectomy：a retrospective controlled cohort study. *Support Care Cancer* **21**：707-714, 2013
44) Li C, et al：An enhanced recovery pathway decreases duration of stay after esophagectomy. *Surgery* **152**：606-614, 2012
45) Inoue J, et al：Effect of Multidisciplinary Team Approach on Prevention of Postoperative Pulmonary Complications in Patients with Esophageal Cancer. *J Gastroenterol Hepatol Res* **3**：1227-1232, 2014
46) 長谷部正晴：古典的な生体反応の推移の分類．大熊利忠，他（編）：キーワードでわかる臨床栄養．羊土社，2011

9 骨軟部腫瘍・転移性骨腫瘍・脊髄腫瘍患者に対する理学療法

鈴木昌幸[*1]

Key Questions

1. 各領域における障害像，理学療法の介入目的・目標は何か？
2. 理学療法の進め方，評価・効果判定，リスク管理はどのように行うか？
3. 各領域における理学療法のエビデンス，トピックスは何か？

原発性骨軟部腫瘍

1. 障害像，理学療法の介入目的・目標は何か？

原発性骨軟部腫瘍のうち，悪性腫瘍は骨腫瘍全体の約21%[1]，軟部腫瘍では全体の約30%[2]を占め，発生率は10万人あたり6例未満の希少がんに分類されている．悪性骨腫瘍の中では骨髄腫を除いた場合，骨肉腫，軟骨肉腫，Ewing肉腫が多く，悪性骨腫瘍の中では脂肪肉腫，悪性線維性組織球腫（MFH：Malignant Fibrous Histiocytoma）が多い[1,2]．腫瘍によって好発年齢に特徴がみられ，骨肉腫，Ewing肉腫は10〜20代[1]，軟骨肉腫は30〜50代で多く[3]，軟部腫瘍では60代に多い[2]．好発部位は下肢が多く，特に骨肉腫では大腿骨遠位，脛骨近位の膝関節周囲の発生が多く，Ewing肉腫では長管骨の骨幹部で発生が多い[1〜3]．そのような悪性骨軟部腫瘍に対する治療は，広範切除を伴う患肢温存手術が中心となる．ここでは下肢の悪性骨軟部腫瘍患者における患肢温存手術後に対象を絞り，他部位については成書に譲る．

骨軟部腫瘍患者の障害像は，腫瘍の発生部位，手術による欠損および再建の程度（骨，筋，神経，血管など）によって大きく変わる．術後の主な機能障害としては，神経や筋切除による運動麻痺，筋力低下，関節可動域（ROM：Range of Motion）制限があげられるが，特に大腿骨遠位部・脛骨近位では膝関節伸展筋力と膝関節屈曲可動域[4]，大腿骨近位部では股関節外転筋力[5]が術後機能と関連が認められ重要となる．理学療法の介入目的は，残存機能を維持向上させ日常生活活動（ADL：Activites of Daily Living）および，生活の質（QOL：Quality of Life）を向上させることであり，介入目標は発生部位，侵襲よって機能障害，生活環境は異なるが，長期的には可及的に病前レベルまでの再建であり，短期的には実用歩行の獲得である．術後の歩行は正常パターンではなく，荷重応答期における生理的膝屈曲が消失した患側膝関節・股関節伸展筋力を必要としないパターンをとることが多い[6]．

[*1]Masayuki Suzuki/神戸低侵襲がん医療センター

2. 理学療法の進め方，評価・効果判定，リスク管理はどのように行うか？

術後はまず創部および再建部保護が優先され，術式，欠損部，再建方法によって創部の安静度や禁忌肢位，機能障害が症例ごとに異なるため医師に確認する．そのリスク管理のもと，深部下肢静脈血栓予防目的の足関節自動底背屈運動や等尺性筋収縮を用いた筋力トレーニングなどから始め，創部が安定し人工関節や再建筋に対する負荷も段階的に許可されれば，離床，立位，歩行練習と進めていく．大腿骨遠位人工膝関節置換術や脛骨近位部人工膝関節置換術では，膝関節の不安定化を伴うため膝装具を着用し，大腿骨近位人工骨頭置換術では股関節の不安定化を伴うため外転装具の着用する．また，足関節の運動機能に合わせて短下肢装具を着用する．ルーチンは存在しないので，荷重やROM練習，筋力トレーニングの開始時期について医師との十分な意見交換が必要となる．

術後2～3週後，創部が安定してくると悪性度，がん腫に応じて化学療法や放射線治療による補助療法が開始となる．理学療法を進めるにあたり，化学療法では消化器毒性および血液毒性，皮膚線量が50 Gyを超える放射線治療では皮膚炎と術後の創部治癒の遷延が問題となる[7]．特に化学療法では，有害事象により活動量が落ちやすく，継続的なリハビリテーションが困難になる場合が多い．治療スケジュールと患者の状態を考慮し，ベッドサイドでも行っていく．

化学療法中は状態が不安定になりやすいため，この時期は正常な歩容を目指すのではなく，代償歩行を早期に獲得することが重要となる．膝関節伸展筋力低下に対して，荷重位での運動連鎖を使用した大殿筋，ハムストリングス，下腿三頭筋による膝関節伸展運動を学習させる．また，股関節外転筋力低下に対しては，Duchenne歩行を行わせることで，患側下肢への荷重を増加させることが可能となる．化学療法が終了し状態が安定してきた期間に集中的な介入を行い，正常歩行へ近づけていく[8]．悪性骨腫瘍患者は若年者が多いため，就学や就業のために活動範囲が広い．実用歩行の獲得以外にも，年齢に合わせた階段昇降や応用動作も練習していく．

骨軟部腫瘍治療後の機能評価法は，2つの方法が一般的に用いられている．医療者側が評価するMSTS（Musculoskeletal Tumor Society）Score[9]と自記式の評価尺度であるTESS（Toronto Extremity Salvage Score）[10]である．MSTS Scoreは各項目5点満点で総合スコアを求め，最高得点で除した％表示で評価する（表1）．たとえば，自己満足度を省略する場合は5項目で評価し，最高得点が25点となる．大腿骨近位人工骨頭（関節）置換術後では60～80％，大腿骨遠位人工関節置換術後では70～80％，下肢悪性軟部腫瘍切除後では平均84.9％と報告している[11]．現在，日本語版TESSはなく，日本語版TESSは小倉ら[12]が現在開発中である．

3. 理学療法のエビデンス，トピックスは何か？

骨軟部腫瘍術後は，機能障害が必発するためリハビリテーションは臨床上必要であるが，その内容においては，対象者の希少性，機能障害の多様性，評価方法が統一されていないことから，明確なエビデンスは得られていない．今後は標準化された定義や信頼性，妥当性のある評価尺度による系統的な評価方法の構築が必要である．MSTS scoreおよびTESSは代表的な評価方法であるが，主観的な評価で構成されており，機能について客観的な数値を用いた評価はない．Marcheseら[13]は，術後の下肢骨軟部腫瘍患者（切断，rotationplastyも含む）を対象に，客観的評価を含む疼痛，機能，支持性，満足度，社会参加，

表1 MSTS（Musculoskeletal Tumor Society）(文献9)より改変引用)

score	疼痛	機能	自己満足度	支持性	歩行能力	歩容
5	疼痛なし	制限なし	非常に満足	問題なし補装具の使用なし	制限なし術前と同様である	正常跛行なし
4	intermediate	intermediate	intermediate	intermediate	intermediate	intermediate
3	軽度，断続的に非麻薬性鎮痛薬使用	レクリエーションに制限，生活にわずかに影響あり	満足	装具の使用	制限あり	軽度の跛行
2	intermediate	intermediate	intermediate	intermediate	intermediate	intermediate
1	中等度，断続的に麻薬性鎮痛薬使用	仕事に部分的制限，生活に重大な影響あり	許容できる	1本の松葉杖または杖の使用	屋内のみ屋外は歩行不可	重大な跛行軽度の機能障害
0	持続的な疼痛，継続的に麻薬性鎮痛薬使用	仕事に全面的制限，自活の喪失	不満足	2本の松葉杖または杖の使用	介助歩行車いすが必要	重度なハンディキャップ，機能障害

※intermediate：上下の中間的な状態
※※各項目5点満点で総合スコアを求め，％表示で評価する

耐久性の項目から構成されたFMA（The Functional Mobility Assessment）を開発した（**表2**）．信頼性，妥当性とも検証されており，米国の10〜21歳の基準値を報告している[13,14]．現在，わが国においてFMAを使用した報告はないが，臨床で使用可能と思われる．

転移性骨腫瘍

1．障害像，理学療法の介入目的・目標は何か？

治療法の進歩によりがん患者の生命予後の延長や，その他の疾患の救命率向上によるがんの罹患率の上昇，画像診断機器の発達により[15]，がんに関わる理学療法士が転移性骨腫瘍に遭遇する機会は増えてきている．発生頻度の高いがん腫として，多発性骨髄腫（95〜100％），乳がん（65〜75％），前立腺がん（65〜75％），甲状腺がん（60％），肺がん（30〜40％），腎がん（20〜25％），悪性黒色腫（14〜45％）が知られている[16]．そのようながん腫の患者では，リハビリテーション処方が出された後に転移性骨腫瘍が発見されることも少なくない．

転移性骨腫瘍患者の症状は，転移部位および神経圧迫による疼痛や，感覚障害や運動麻痺から始まることが多い．一般的に転移部位は脊椎，肋骨，骨盤，大腿骨，上腕骨に多いが，脊椎転移では脊髄圧迫による運動麻痺や，臼蓋骨折・大腿骨転移では病的骨折による歩行障害など急激なADL低下をきたす．臨床上，重要性の高い脊椎転移および骨盤転移・大腿骨転移における理学療法について述べていく．

転移性骨腫瘍患者の障害像は転移部位の機能障害だけでなく，生命予後，骨折や麻痺のリスク，全身状態，患者・家族のニーズおよび社会的背景などによって複雑に構成される．血液がんを除いて転移性骨腫瘍を合併しているため根治治療は困難であり，維持的・緩和的リハビリテーションの対象となる．一般的にはADL・QOLの維持向上が介入目的となるが，ADLの向上が望める症例から，予後が短く環境調整や症状緩和が中心となる症例まで幅広く，介入目標は個々に設定する必要がある．

表2 Functional Mobility Assessment (文献13)より引用)

score	pain 0〜10 scale (0=none, 10=worst)	function					
		TUDS			TUG		
		time (sec)	HR (beats per minute)	RPE (6〜20 scale)	time (sec)	HR (b.p.m.)	RPE (6〜20 scale)
5	0	≤8	≤127	≤7	≤4	≤127	≤7
4	1〜2	9〜12	128〜137	8〜9	5	128〜137	8〜9
3	3〜4	13〜16	138〜147	10〜11	6	138〜147	10〜11
2	5〜6	17〜20	148〜157	12〜13	7	148〜157	12〜13
1	7〜8	21〜24	158〜167	14〜15	8	158〜167	14〜15
0	9〜10	>24	>167	>15	>8	>167	>15

subtotal score

	supports	satisfaction with my walking quality	participation	endurance (9-min run-walk)			
				distance (feet)	PCI	HR	RPE
5	none	very satisfied	participate in work or school and sports	≥4,000	≤0.20	<115	≤7
4	1 crutch or cane <5 hr a day	happy with my walking quality	participate in all activities including work/school, but limited in sports	3,000〜3,999	0.21〜0.41	115〜134	8〜9
3	1 crutch or cane all day	happy but hope it improves	limited in work or school and sports	2,250〜2,999	0.42〜0.62	135〜154	10〜11
2	2 crutches or canes <5 hr a day	disappointed and want to improve	limited in work or school and do not participate in sports	1,500〜2,249	0.63〜0.83	155〜174	12〜13
1	2 crutches or canes >5 hr a day	disappointed and afraid it will not improve	limited in work or school and activities of daily living	1,000〜1,499	0.84〜1.09	175〜194	14〜15
0	wheel chair	very unhappy and rarely leave the house	unable to go to work or school	<1,000	≥1.10	≥195	>15

subtotal score

TUDS: Timed Up and Down Stairs, TUG: Timed Up and Go, HR: Heart Rate, RPE: Rate of Perceived Exertion, PCI: Physiological Cost Index (PCI)

2．理学療法の進め方，評価・効果判定，リスク管理はどのように行うか？

一般的にリハビリテーション処方医が診察を行い，リハビリテーションの目標，リスク管理の方針を立て，プログラムを処方する．その目標，リスク管理下で病的骨折や運動麻痺を回避しながら理学療法を行っていくわけであるが，障害像を把握するために，治療方針，生命予後，骨折リスク，全身状態，患者・家族のニーズおよび社会的背景の概況を理学療法士自身も評価する必要がある．生命予後に関しては，Katagiriら[17]の骨転移患者の予後予測(表3，4)，骨折リスクに関しては，脊椎では spine oncology study group のコンセンサスをもとに作成された SINS (The Spine Instability Neoplastic Score) (表5)[18]，長管骨で

はMirelsの病的骨折リスクスコア(**表6**)[19]が使用されている．また大腿骨では，Van der Linden ら[20]は大腿骨長軸方向の長さが30 mm以上と，骨皮質の50%以上の破壊がある場合は骨折リスクが高いと報告している．骨盤では臼蓋や仙腸関節部は荷重部位になるが，リスク評価は現在のところ確立されていない．社会的背景に関しては，主介護者の存在とその介護力，家屋環境の情報を評価しておく．前述の情報をもとに，疼痛(安静時，動作時)，神経症状，動作能力を評価し理学療法を進め

ていく．

転移性骨腫瘍に対する非外科的治療(薬物治療，放射線治療)と外科的治療と並行して理学療法は行われる．基本的なアプローチとしては，①骨折リスクや疼痛増悪を避けた動作指導，②補装具・歩行補助具を使用した動作(起居，歩行，ADL)練習，③廃用(筋力，ROM，耐久性)予防，④環境調整である．

動作指導では，転移部位に応じて脊椎：過度の前屈，後屈，回旋，下肢：患側下肢の荷重，病巣部に回旋力が働く動作，骨盤：患側

表3 片桐らの骨転移患者の予後予測 (文献17)より改変引用)

予後因子			score
原発巣	slow growth	ホルモン依存性乳がん ホルモン依存性前立腺がん 甲状腺がん 多発性骨髄腫 悪性リンパ腫	0
	moderate growth	分子標的薬で治療可能な肺がん ホルモン不応性乳がん ホルモン不応性前立腺がん 腎細胞がん 子宮体がん 卵巣がん 肉腫 その他	2
	rapid growth	分子標的薬で治療できない肺がん 大腸がん 胃がん 膵がん 頭頸部がん 食道がん その他泌尿器がん 悪性黒色腫 肝がん 胆嚢がん 子宮頸がん 原発不明がん	3
内臓転移	結節性の内臓転移または脳転移		1
	播種性転移(胸膜，腹膜または軟膜)		2
検査データ	CRP≧0.4 mg/dl，LDH≧250 IU/l，または血清Alb＜3.7 g/dl		1
	Plt＜10万/μl，血清Ca≧10.3 mg/dl，または総Bil≧1.4 mg/dl		2
ECOG PS	3 or 4		1
化学療法歴	あり		1
多発骨転移	あり		1
合　計			10

CRP：C反応性蛋白，LDH：乳酸脱水素酵素，Alb：アルブミン，Plt：血小板

表4 予後因子と生存率 (文献17)より改変引用)

score	生存率（%）		
	6カ月	12カ月	24カ月
0～3	98.1	91.4	77.8
4～6	74.0	49.3	27.6
7～10	26.9	6.0	2.1

下肢の荷重を避けるように，実際のADLと合わせて説明する．脊椎転移では寝返りはログロール（図1）で行うこと，起居動作は臥位でコルセットを装着しておくこと，電動ベッドのヘッドアップ利用，側臥位から行うなど，極力前屈，回旋動作を伴わないように行う．免荷が必要な大腿骨転移では，両松葉杖で行

表5 SINS（The Spine Instablility Neoplastic Score）(文献18)より改変引用)

臨床所見・画像所見		点数
1．病変部位	後頭部～C2，C7～T2，T11～L1，L5～S1	3
	C3～C6，L2～L4	2
	T3～T10	1
	S2～S5	0
2．疼痛 （臥位で疼痛軽減または運動時痛や荷重時痛）	あり	3
	ときに疼痛がある	1
	痛みなし	0
3．骨病変	溶骨性	2
	混合性	1
	造骨性	0
4．脊椎のアライメント	亜脱臼・転位あり	4
	新しい変形（円背・側弯）	2
	正常なアライメント	0
5．椎体破壊	>50%	3
	<50%	2
	>50%の椎体浸潤（圧潰なし）	1
	上記以外	0
6．後側方浸潤 （椎間関節，椎弓根，肋椎関節の骨折や腫瘍浸潤）	両側	3
	片側	1
	上記以外	0

合計スコア　0～6：脊椎安定，7～12：中等度の不安定性，13～18：脊椎不安定，7点以上は外科的処置を検討

表6 長管骨病的骨折リスク (文献19)より改変引用)

評価項目	点数		
	1	2	3
部位	上肢	下肢	転子部
大きさ（直径に対する）	<1/3	1/3～2/3	>2/3
骨病変	造骨性	混合性	溶骨性
疼痛	軽度	中等度	重度

9点以上：骨折リスク高い　（予防的固定必要）
　8点：骨折リスク境界域　（固定を考慮）
7点以下：骨折リスク低い　（非外科的治療）

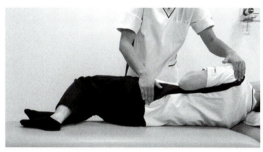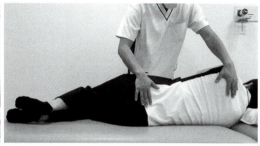

図1 ログロール
身体を丸太（log）に見立て，脊椎に回旋を加えずに回す（roll）

うのが一般的であるが，上肢筋力や健側下肢筋力，バランス能力が求められ高齢患者では困難な場合がある．その際は固定式歩行器を使用して免荷する．環境調整では，自宅退院を目指す際は，介護保険の申請，介護用品のレンタル（ベッド，ポータブルトイレ，シャワーチェアなど），手すりの設置などを多職種で連携し退院に向けて整えておく．

放射線治療開始3週以内に疼痛緩和の効果発現してくることが多いが[15]，放射線治療で病的骨折の予防ができるというエビデンスはなく，脊椎転移では照射後4カ月以内に圧迫骨折を起こす可能性が高いと報告されている[21]．放射線治療や鎮痛薬の使用による疼痛緩和に伴い，安静指示や補装具装着へのコンプライアンスが落ちやすく，ADL向上と活動量増加しやすい．そのため疼痛緩和が得られても，画像所見で骨硬化が得られるまでは病的骨折に注意が必要であり，患者教育が重要となる．

術後は，部位を問わず深部静脈血栓症（DVT：Deep Vein Thrombosis）のリスクが高くなるため，弾性ストッキングや足関節底背屈運動で予防に努め主治医の安静度の指示に従い離床，ADL向上を進めていく．また，検査データやエコー検査でDVTを否定されていない場合，理学療法士の視触診や形態計測にて，3cm以上の下腿直径差や，患肢の圧痕浮腫・表面静脈拡張の有無などに注意を払う必要がある[22]．

3．理学療法のエビデンス，トピックスは何か？

転移性骨腫瘍患者に対してADLとQOLの向上，廃用症候群の予防の点で有効であるとコンセンサスが得られているが，エビデンスレベルは高くないのが現状である[15]．転移性骨腫瘍を有する患者に対する運動療法は，骨折リスクがあるため相対的禁忌となり研究対象から除外されやすい背景がある．現在，オーストラリアで転移性骨腫瘍を有する前立腺がん患者に対して運動療法の効果と安全性を検証するランダム化比較試験（ACTRN12611001158954）が進行中である[23]．運動療法は転移部位を考慮した，レジスタンストレーニング，有酸素運動，ストレッチングから構成され，週3回，3カ月間実施される．各群10例集積された中間報告において，運動療法は83％で実施でき，93％が継続できており，有害事象は認められなかった．運動療法の効果については，対照群（usual care）と比較し，身体機能，身体活動量，除脂肪量の改善が得られたと報告されている[24]．

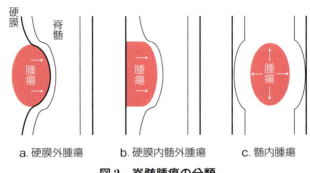

図2　脊髄腫瘍の分類
a. 硬膜外腫瘍　　b. 硬膜内髄外腫瘍　　c. 髄内腫瘍

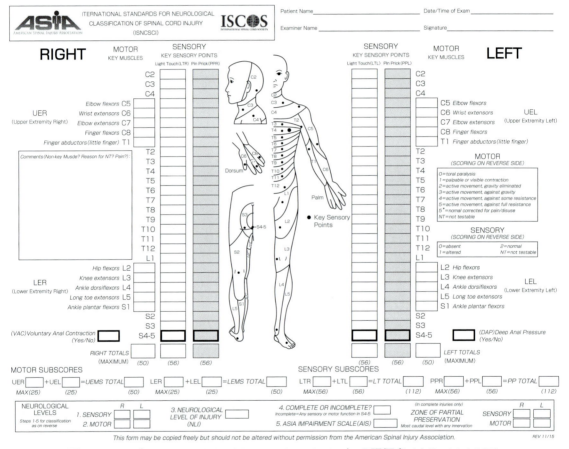

図3　ASIA（American Spinal Injury Association）の評価表 （文献29）より引用）

脊髄腫瘍

1. 障害像，理学療法の介入目的・目標は何か？

わが国における脊髄腫瘍の発生率は，10万人あたり1～2人であり[25]，非外傷性脊髄障害の19%が腫瘍によるものと報告されている[26]．脊髄腫瘍は，発生部位により硬膜外腫瘍・硬膜内髄外腫瘍・髄内腫瘍のいずれかに分類される（図2）．

硬膜外腫瘍で頻度が高いものは転移性腫瘍であり，硬膜内髄外腫瘍では神経鞘腫と髄膜腫，髄内腫瘍では上衣腫と星細胞腫が多くを占める．硬膜内髄外腫瘍および髄内腫瘍は良

性なものが多く，比較的予後がよい．外傷性脊髄損傷と同様に発生部位により症状が異なるが，一般的に運動麻痺，感覚障害，疼痛，膀胱直腸障害が出現し，残存機能に合わせたADLの拡大が介入目的となる．しかし，転移性硬膜外腫瘍では脊髄圧迫症状の出現後48時間以内に手術を行った場合や，術後放射線治療を行った場合は機能予後がよく[27]，髄内腫瘍では術後の機能回復は緩徐に長期間継続することが多い[28]．そのため，介入目標は外傷性脊髄損傷後の患者と異なることを考慮する．

2．理学療法の進め方，評価・効果判定，リスク管理はどのように行うか？

わが国における脊髄腫瘍の患者に対するリハビリテーションのガイドラインはなく，外傷性脊髄損傷後のリハビリテーションプログラムが代用されている．評価についても同様で，米国脊髄損傷協会（ASIA：American Spinal Injury Association）の評価表（図3）[29]が用いられる．

3．理学療法のエビデンス，トピックスは何か？

Ruffら[30]は，転移性腫瘍による脊髄障害を呈した患者に対するリハビリテーションの効果について，ヒストリカルコホート研究にて報告している．腫瘍による対麻痺を呈した12名に対し，移乗，排泄ケア，呼吸リハビリテーション，栄養療法，皮膚ケアを強化するリハビリテーションプログラムを2週間実施した．対照群（リハビリテーションなし）と比べ，年齢，原発巣，障害レベルは同様であるものの，有意差をもって生存期間の延長，合併症による死亡の減少，疼痛・抑うつの減少し，移乗の自立と自宅退院が多い傾向がみられた．リハビリテーションの効果に関する対照群を用いた研究は，Ruffら[30]の報告のみであり，さらなる報告が待たれるところである．

🔓 Conclusion

骨軟部腫瘍・転移性骨腫瘍・脊髄腫瘍は，運動器に直接影響を及ぼしADLに重大な低下を生じることが多いため，理学療法の必要性は高い．原発および転移部位への治療による合併症やリスク，機能障害は多様であり，患者の状態に合わせた個別の対応が求められる．特に，発生頻度が高い転移性骨腫瘍患者では，生命予後や家族の介護力などの社会的背景まで含めた広い視点から評価し，理学療法を行っていくことが重要である．この領域における理学療法の必要性は，臨床的に高いもののエビデンスレベルは高くなく，今後とも効果の検証を行っていくことが大切である．

文 献

1) 別府保男：骨腫瘍の分類・疫学．越智隆弘，他（編）：最新整形外科学体系 第20巻 骨・軟部腫瘍および関連疾患．中山書店，2007，pp2-7
2) 日本整形外科学会診療ガイドライン委員会/軟部腫瘍診療ガイドライン策定委員会（編）：軟部腫瘍診療ガイドライン2012．南江堂，2012，pp19-28
3) 生越章：通常型軟骨肉腫．越智隆弘，他（編）：最新整形外科学体系 第20巻 骨・軟部腫瘍および関連疾患．中山書店，2007，pp292-298
4) Carty CP, et al：Impairment and disability following limb salvage procedures for bone sarcoma. *Knee* **16**：405-408, 2009
5) Kawai A, et al：Gait characteristics of patients after proximal femoral replacement for malignant bone tumour. *J Bone Joint Surg Br* **82**：666-669, 2000

6) Carty CP, et al：Assessment of kinematic and kinetic patterns following limb salvage procedures for bone sarcoma. *Gait Posture* **30**：547-551, 2009
7) 小泉雅彦：骨・軟部腫瘍. 井上俊彦, 他（編）：放射線治療学　第4版. 南山堂, 2010, pp293-303
8) 高木啓至：骨・軟部腫瘍. 松尾善美（編）：歩行を診る―観察から始める理学療法実践. 文光堂, 2011, pp128-142
9) Enneking WF, et al：A system for the functional evaluation of reconstructive procedures after surgical treatment of tumors of the musculoskeletal system. *Clin Orthop Relat Res* **286**：241-246, 1993
10) Davis AM, et al：Development of a measure of physical function for patients with bone and soft tissue sarcoma. *Qual Life Res* **5**：508-516, 1996
11) 川井　章：術後患肢評価. 越智隆弘, 他（編）：最新整形外科学体系　第20巻　骨・軟部腫瘍および関連疾患. 中山書店, 2007, pp161-167
12) 小倉浩一, 他：日本語版 Toronto Extremity Salvage Score（TESS）下肢の開発―言語的妥当性を担保した翻訳版の作成. 整形外科　**90**：S168, 2016
13) Marchese VG, et al：Assessing functional mobility in survivors of lower-extremity sarcoma：Reliability and validity of a new assessment tool. *Pediatr Blood Cancer* **49**：183-191, 2007
14) Marchese VG, et al：Development of reference values for the Functional Mobility Assessment. *Pediatr Phys Ther* **24**：224-230, 2012
15) 日本臨床腫瘍学会（編）：骨転移診療ガイドライン. 南江堂, 2015, pp2-7, 24, 52
16) Coleman RE：Skeletal complications of malignancy. *Cancer* **80**（8 Suppl）：1588-1594, 1997
17) Katagiri H, et al：New prognostic factors and scoring system for patients with skeletal metastasis. *Cancer Med* **3**：1359-1367, 2014
18) Fisher CG, et al：A novel classification system for spinal instability in neoplastic disease：an evidence-based approach and expert consensus from the Spine Oncology Study Group. *Spine* **35**：E1221-1229, 2010
19) Mirels H：Metastatic disease in long bones：a proposed scoring system for diagnosing impending pathologic fractures. *Clin Orthop Relat Res* **249**：256-264, 1989
20) Van der Linden YM, et al：Comparative analysis of risk factors for pathological fracture with femoral metastases. *J Bone Jt Surg Br* **86**：566-573, 2004
21) Sahgal A, et al：Vertebral compression fracture after spine stereotactic body radiotherapy：a multi-institutional analysis with a focus on radiation dose and the spinal instability neoplastic score. *J Clin Oncol* **31**：3426-3431, 2013
22) Wells PS, et al：Does this patient have deep vein thrombosis? *JAMA* **295**：199-207, 2006
23) Galvão D A, et al：Efficacy and safety of a modular multi-modal exercise program in prostate cancer patients with bone metastases：a randomized controlled trial. *BMC Cancer* **11**：517-523, 2011
24) Cormie P, et al：Safety and efficacy of resistance exercise in prostate cancer patients with bone metastases. *Prostate Cancer Prostatic Dis* **16**：328-35, 2013
25) 冨永悌二：脊髄・脊椎疾患. 峯浦一喜, 他（編）：標準脳神経外科学　第13版. 医学書院, 2014, pp353-359
26) New PW, et al：Global maps of non-traumatic spinal cord injury epidemiology：towards a living data repository. *Spinal Cord* **52**：97-109, 2014
27) Chaichana KL, et al：Function After Decompressive Surgery for Metastatic. *Neurosurgery* **62**：683-692, 2008
28) Sandalcioglu IE, et al：Functional outcome after surgical treatment of intramedullary spinal cord tumors：experience with 78 patients. *Spinal Cord* **43**：34-41, 2005
29) Maynard F, et al：International standards for neurological and functional classification of spinal cord injury. *Spinal Cord* **35**：266-274, 1997
30) Ruff RL, et al：Directed rehabilitation reduces pain and depression while increasing independence and satisfaction with life for patients with paraplegia due to epidural metastatic spinal cord compression. *J Rehabil Res Dev* **44**：1-10, 2007

10 小児・AYA世代がん患者に対する理学療法

岡山太郎[*1]

> 🔒 **Key Questions**
> 1. 小児・AYA世代がん患者の障害像，理学療法の介入目的，目標は何か？
> 2. 理学療法の進め方，リスク管理はどのように行うか？
> 3. 小児・AYA世代がん患者に対する理学療法のエビデンス，トピックスは何か？

はじめに

小児がんは，子どもに起こる悪性腫瘍の総称である．わが国において小児科の範囲は0～15歳までとされ，それ以上の年齢，すなわち15～29歳までの対象はAYA（Adolescent and Young Adult）世代と呼ばれ，小児と同じようにライフステージごとに異なった身体的・精神心理的・社会的問題を抱える対象としてさまざまな点に注意して診療を行う必要があるといわれている[1]．小児がんは，年間2,000～2,500人が新たに診断されるが，悪性リンパ腫や胚細胞腫瘍などAYA世代に多く発症するがん腫もあり，本稿では小児からAYA世代までを対象として述べる．

小児がんが成人のがんと異なる点は，「がん（上皮性腫瘍）」が少なく「肉腫」が多いこと，化学療法の有効性が高いことなど腫瘍学としての違いがあるだけでなく，健常な子どもが正常に発達していく一方で，小児がん患児はがんによる影響，がん治療による影響を受けることによって両者の身体および知的機能の差が広がりやすい点にある．がんに罹患したことで生じる不利益を少しでも少なくするために，小児がん治療を行う施設には多職種で包括的なケアを提供することが求められている．理学療法士は，身体面だけでなく心理的サポートの観点からも重要な役割を担う．年齢，がん腫，病期が異なる小児・AYA世代がん患者に対して，その時々で適切な理学療法を行うためには機能予後，生命予後を含めた各疾患の特徴，治療の強度やスケジュールを理解してリハビリテーションにあたることが重要である．

小児がん患者の障害像，理学療法の介入目的

1．身体活動量の減少

患者は入院によって遊びや通学，クラブ活動などの機会を失ううえに，治療による侵襲や生活空間の制限が生じる．疼痛，倦怠感，嘔気なども加わり，身体活動は著しく低下す

[*1] Taro Okayama／静岡県立静岡がんセンターリハビリテーション科

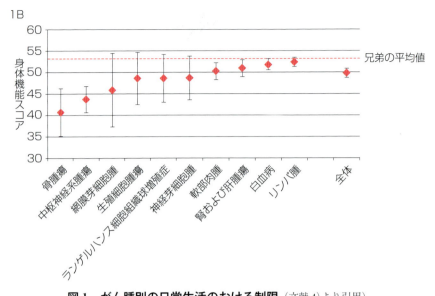

図1 がん腫別の日常生活のおける制限（文献4)より引用）

る．先行研究では，治療中の小児およびAYA世代の約8割が1日の歩数が1km未満であり，治療中であっても入院時に比べ自宅で過ごす時のほうが身体活動は高いことが報告されている．また，骨軟部腫瘍患者は血液腫瘍患者に比べ，身体活動量および活動強度が低いことがわかっている[2]．

2．運動機能の低下，がん腫別の日常生活動作制限

小児がん患者は，がんによる影響（麻痺，失調など），がん治療の影響（化学療法による身体活動の減少，腫瘍切除や再建術など）により運動能力が低下する．Götte ら[3]は，小児がん患者47人に対し，治療開始後約7カ月の時点で運動機能評価を行った．結果，同年代の健常者に比べ上肢筋力，握力，下肢の筋持久力，手と目の協調運動，バランス，反射神経，柔軟性が有意に低下していることを報告している．

がん腫別では，骨腫瘍，中枢神経系，網膜芽細胞腫の順に日常生活活動（ADL：Activities of Daily Living）の制限が大きく，白血病，リンパ腫は長期的には制限は少ない[4]（**図1**）．

3．身体機能の制限が与える長期的な影響

Ness ら[5]は，運動制限のある小児がん経験者は，制限のない小児がん経験者に比べアルコールの摂取量が1.3倍高く，高校を卒業する割合，正規雇用の割合，結婚に至る割合がそれぞれ43％，60％，18％低いと報告している．

小児がんに罹患し治療を行った結果生じた身体的な制限は，その後の生活における身体不活動や肥満，喫煙やアルコールの摂取，二次的な心臓や肺の疾患などさまざまな慢性疾患の発生につながるリスクが高くなると警告している．

4．PTG（Post Traumatic Growth）

前述の1～3は小児がんに罹患したことによる「負」の側面であるが，一方では，小児がんに罹患したことによる危機的体験を自らの成長に変化させようとする「正」の部分に目を向けたPTG（Post Traumatic Growth）に関する研究が進んでいる．小児がん経験者の94％がなんらかの前向きな実感を得ており，治療中における心理社会的支援，治療後に新

しい可能性を見いだすことなどがPTGを促進する重要な因子といわれている[6〜8]．また，診断時の年齢が高いほどPTGを得やすいとの報告がある．AYA世代のがん患者にとっては，理学療法士が心理的に近しい存在となることが多く，治療経過に寄り添いながらリハビリテーションを行う意義は大きい．

5．理学療法の介入目的

小児・AYA世代がん患者に対する理学療法の目的は，治療中の身体活動を維持し，機能障害がある場合は障害の軽減を図り，治療完遂後のスムーズな社会復帰（多くは復学）を支援することである．また，定期的なフォローアップによって，治療後の生活で生じる新たな問題に対応し，長期的な不利益を減ずることも重要な役割である．

理学療法の進め方，リスク管理はどのように行うか

1．年齢，発達に応じた対応

1）乳幼児（0〜5歳）

小児がんに罹患する乳幼児は，度重なる受診や検査によって母親への依存が強くなり，診断・治療開始時には身体活動量が激減していることが多い．そのため，リハビリテーションでは抗重力位や歩行など，罹患前に行っていた動作の再獲得や身体活動の向上が第一の目標になる．しかし，乳幼児へのリハビリテーションの導入は難しく，拒否や母親に抱っこをせがむことが少なくない．その場合であっても辛抱強くリハビリテーションを継続することが大切である．親への依存が強く，それが一時的に円滑なリハビリテーションの実施を妨げることはよく経験することであるが，母子分離を図るのではなく，親とともに実施していくほうが結果的にはメリットが大きいと考える．親が児とともに参加することによって，障害の程度や現在の問題点，進捗が理解できるために，病棟や自宅でリハビリテーションの要素を含んだ動作やADLが提供できるなど利点が多いためである．

2）学童期（6歳以上）以降

リハビリテーションの必要性が理解可能であり，機能障害に対する選択的なアプローチを遂行できることが多い．リハビリテーションの時間内に，必要なプログラム（機能障害に対するアプローチ，持久力運動など）とお楽しみのプログラム（ボールを使用した遊びやゲーム性のあるもの）を混ぜて行うとよい．対象が小児であるため，ときには気分がのらないこともある．その場合は，気分転換（遊びの要素）を多くし，それでも運動が行えない場合はリハビリテーションを休みにするなど毅然とした対応が必要な時もある．学童期以降は，個人の性格や精神的な発達によりリハビリテーション場面での反応はさまざまであるが，「リハビリテーションは，今後の自分のために必要なこと」であることを認識できるように関わることが重要である．

2．リスク管理

基本的には成人のがんのリハビリテーションと同様のリスク管理を行う．よかれと思って行ったリハビリテーションが，結果として不利益を生じることがないように細心の注意を払う必要がある．対象が小児であるために，安静度が守られない，突発的な行動をすることがあり，転倒や骨折には十分注意する．

小児がん患者に対するリハビリテーションのリスク管理で頻発するのが，骨髄抑制時の対応である．小児がん患者に対する化学療法の多くはシビアな骨髄抑制をきたすため，リハビリテーション実施の可否，実施場所の選択，運動プログラムの選択など判断に悩むことは多い．骨髄抑制に伴うリスクが好中球減少時の感染なのか，血小板減少時の出血傾向

なのか，ヘモグロビン減少による貧血症状なのかを分けて考える必要がある．発熱性好中球減少は，好中球の絶対数，好中球減少の持続期間が感染症に関係し，リスクの高い疾患・病態は，急性骨髄性白血病，造血幹細胞移植後である[9,10]．また，患者の状況だけでなく，リハビリテーション室の状況，すなわち室内の他患者の数や自施設が一般の風邪を診療する施設か否かでも対応は異なる．血小板減少は，20,000/μl以下が1つの目安となる．転倒リスクが少なく，主に全身運動を行う場合は許容できるが，失調など転倒リスクが高い場合や運動強度の強いプログラムは控えたほうがよいであろう．

　ヘモグロビン減少は，運動前後の心拍数や自覚症状で負荷量を調整する．一般的には，貧血時はエルゴメーターや階段昇降など心拍数が上がる全身運動は避け，歩行練習の距離を短く設定する，筋力強化運動など静的な運動を選択するほうがよい．

3．復学支援

　小児がん患児が治療を完遂し，それぞれの場所に戻る際には復学支援が必要である．多くの場合，前籍校に復学するが，知的・精神機能の低下，重度の身体機能障害がある場合は特別支援学級へ進学・復学することもある．患児・家族の希望，知的・運動機能の程度，前籍校の教員の考えや特別支援教育支援員の有無などを総合的に鑑みて，どのような環境がその後の患児にとってふさわしいか十分に検討し決定される．前籍校の教員と患児，家族，医療スタッフ間で情報共有の場が設定される場合は，理学療法士も参加して現状の説明や注意点などの情報提供をするとよい．

　復学支援については，『がん専門相談員のための小児がん就学の相談対応の手引き』（独立行政法人国立がん研究センターがん対策情報センター）[11]を参考にされたい．

病期と理学療法

1．根治を目的とした治療を受ける患者を担当する場合

　根治を目的とした治療を受ける患者を担当する場合は，治療完遂の時期，認知機能や運動機能障害の程度を想定しつつ，どの環境へ戻るのかを念頭におきながら理学療法を行っていくことが肝要である．しかし，小児がん患者の治療は長期に及ぶため，術前化学療法を完遂させる，放射線治療を完遂させるなど，まずは短期目標を設定しながらリハビリテーションを進め，治療後半になったら復学に向けた具体的な方策を立て，特に問題となる動作を重点的に行っていく．小児がん患者は復学後も進級や就職に伴い新たな課題に直面することが多いため，長期フォローアップは特に重要である．自施設で定期的な診察を行っていく症例に対しては，退院後もフォローアップは継続し，特に困ったことがないか，体力的にも十分に回復したかを確認してからリハビリテーションを終了するとよい．

2．緩和的治療，終末期の患者を担当する場合

　成人のがんのリハビリテーションと同じく，小児がんにおいても再発治療や終末期の患者を担当することがある．再発治療が手術であれば周術期の対応，内科治療であれば身体活動の維持改善など，継続して理学療法を行えるシステムを構築することが重要である．緩和的治療は，患児のADL，生活の質（QOL：Quality of Life）を天秤にかけて選択され，負担が少なく入院期間が短い治療が選択されることが多い．心理支持に努め，その都度目標を共有しながら経過に寄り添うことが重要である．積極的な治療が可能な時期は，スポーツやレクリエーションなど患児の興味があるもの，楽しめるものを選択しながら体

力の維持改善に努め，予後が非常に限られている場合には，外出・外泊支援，車椅子散歩やポジショニング，患児・家族への心理支持が主な対応となる．

緩和的治療期は，初回治療時に比べリハビリテーションは短期的な関わりとなりやすく，ときとして介入できないことも少なくない．その場合であっても，患児の経過を見守り家族とコミュニケーションをとりながら，何かできることはないかを考え続けることが大事である．

3．死別後の対応，グリーフケア

子どもを亡くすことは，想像もつかない悲しみを家族にもたらす．理学療法士にとっても特別につらい経験である．樋口[12]は，家族にとって病院は亡くした子どもの大切な軌跡であり，その気持ちを医療者と共有することは死別後の悲嘆を支えることにもなると述べている．また，発病時からのサポートの提供者は死別後まで継続的に親を支えており，死別後からのサポート提供者はそれが精神科の専門家であっても信頼関係の構築は困難であったとの報告がある[13]．患児と多くの時間を共有した者として，また，家族が経験した葛藤や頑張りを知る者として「気持ちを伝える」ことが大切である．ただし，死別後は家族と日常的に会うことができなくなるため，小児科主催のイベントや病院に挨拶にこられた時は十分に時間をとり，接することが重要である．

各疾患に対する治療と理学療法

1．骨軟部腫瘍

小児の骨軟部腫瘍は，血液がん，中枢神経系に比べると少数であるが，治療期間が長期にわたるために身体活動量の低下は必発であるうえ，腫瘍切除，再建によって機能障害，

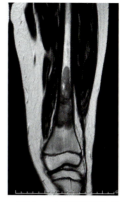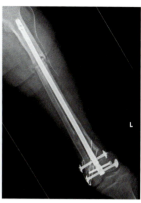

図2　大腿骨遠位骨肉腫　自家骨による再建

能力低下をきたしやすく，リハビリテーションの必要性の高い対象である．治療は化学療法と手術が基本であるが，骨盤や頭頸部などの手術が行えない場合は根治的放射線治療が行われる．

以下に，骨肉腫を例に手術前後のリハビリテーションについて解説する．

1）骨肉腫

骨肉腫の好発部位は膝周囲（大腿骨遠位，脛骨近位）と上腕骨近位である．遠隔転移のないstage 2の9割は患肢温存術が選択される[14]．手術は広範切除が基本であり，再建方法は腫瘍用人工関節置換または自家骨移植（熱処理骨，液体窒素処理骨など）が用いられる（**図2**）．回転形成術は施設によっては現在でも行われる術式であるが，前者に比べると少数であり，切離断術は主要な神経や血管を巻き込んでいる場合に選択される[15]．

a．術前化学療法中の理学療法

術前化学療法は，肺転移の抑止と局所の腫瘍縮小を目的に行うものである．多剤併用化学療法は3〜4カ月の間に，約3週の間隔で行われる．この時期の理学療法の目的は，身体活動と患肢の下肢筋力の維持改善である．術前リハビリテーションで最も気をつけなければいけないことは病的骨折であるが，膝周囲の骨肉腫は診断時においてすでに骨外に伸

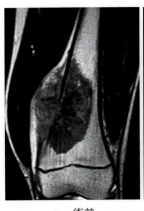
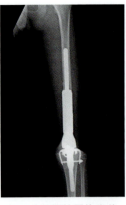

```
術前：荷重制限 10 kg
手術所見：内側広筋部分切除
術後経過：
 ①術後1週まで：患肢セッティング，移乗
           練習，平行棒内立位練習
 ②2週：松葉杖歩行練習開始
 ③3週：装具装着，関節可動域練習開始
 ④4週：1/3部分荷重
 ⑤8週：2/3部分荷重
 ⑥12週：全荷重可
退院時は，膝関節屈曲105°，伸展制限（+），
支柱つき膝装具装着，歩行は片ロフストラン
ド杖を使用し歩行安定して可
```

a．術前　　　b．人工関節置換術後　　　c．安静度や全体のリハビリテーションの進め方

図3　左大腿骨遠位骨肉腫

表1　再建方法による利点，不利点

	利　点	不利点
人工関節置換	・自家骨再建に比べ早期に荷重が開始できる	・感染，ステムの折損・緩みのリスクが高い ・人工関節の長期的な保護を念頭に置いた生活が必要
自家骨による再建	・良好な骨癒合が得られた場合は，人工関節に比べ強度の強い運動が可能になる ・人工関節置換に比べ，良好な関節可動域が期待できる	・骨癒合が遷延することがある

展し，骨の強度も低下していることが多い（**図3a**）．病的骨折予防のために荷重制限が設定され，ギプス固定を行うこともある．患部にストレスがかかる部位の筋力強化は等尺性に行うことが推奨される．骨髄抑制に注意しながら安静度範囲内での歩行練習，患肢の筋力を維持していく．

b．手術後の理学療法

骨肉腫に対する人工関節置換術は，骨および軟部組織を広範に切除するため，術後のリハビリテーションの進め方は膝関節症で行われる表面置換型に比べると慎重に行われる（**図3b**）．再建方法が人工関節置換か自家骨再建かによって術後のリハビリテーションの注意点は異なるため，それぞれの利点，不利点を念頭においてリハビリテーションを行う必要がある（**表1**）．原発巣が大腿骨遠位か脛骨近位かによっても注意点が異なり，大腿骨遠位の場合は腫瘍に接している中間広筋や内外側広筋を切除するため，術後の伸展筋力の低下は必発である．脛骨近位の場合は大腿四頭筋は切除されないが，広範切除に伴い膝蓋腱は切離，軟部組織に再縫合されるため，固定期間が長くなり，膝関節屈曲可動域練習を慎重に行う必要がある．当院での人工関節置換術後のリハビリテーションプログラムの一例を**図3c**に示す．術後は可及的速やかに車椅子乗車，平行棒内立位歩行練習へと進め，3週で装具装着，関節可動域練習開始，術後12週で全荷重を基本としている．

術後約3週で化学療法が開始となるが，小児・AYA世代にとって手術の影響は想像以上に大きく，熱発，疼痛，倦怠感，モチベーションの喪失などさまざまな症状がある中で

術後のリハビリテーションを進めなければならない．手術から術後化学療法開始までの期間は，すべてのリハビリテーション施行期間の中でも特に励ましが必要である．化学療法施行中や施行後は，体調や骨髄抑制に応じて柔軟に対応しつつも，筋力強化，関節可動域の改善，歩行練習を進め，治療完遂後の復学に向けてリハビリテーションを進めていく．歩行については，治療完遂後も人工関節保護のために片ロフストランド杖を使用することがある．

2．脳腫瘍

脳腫瘍は白血病に次いで多く，小児固形がんの中では最多である．小児がん全体の治療成績はこの20年で改善傾向にあるものの，小児脳腫瘍だけは改善が乏しく小児がん治療の最大の課題であるといわれている[16]．小児脳腫瘍は，運動機能障害だけでなく，知的精神機能の低下をたすリスクが高いことが特徴である[17,18]．進学や就職などの長期的なアウトカムにおいてもほかの小児がんに比べて，最も低い結果となっている[19,20]．小児がんの中でも特に長期フォローアップが必要な対象である．

1）小児脳腫瘍に対する理学療法

初回治療期においては，組織型の特徴，長期予後を念頭におきながら機能障害，能力障害の改善を図っていく．基本動作および安定した歩行の獲得を目指していくことは，一般的な脳血管疾患に対するリハビリテーションと同じである．

脳血管疾患と小児脳腫瘍のリハビリテーションが異なる点は，①放射線・化学療法の影響を受けること，②失調が多いこと，③きわめて予後不良な症例があることである．

a．放射線・化学療法施行時の注意点

小児脳腫瘍は集学的な治療が行われるため，放射線，化学療法それぞれの影響を受ける．化学療法による骨髄抑制によって，リハビリテーション実施の可否，運動を行う場所，負荷量の調整が必要となる．年齢の低い場合の放射線治療は鎮静をかけて行うことが多く，リハビリテーションを行う時間に配慮が必要である．また，放射線治療は年齢と線量によってその後の知能の低下に差があることが明らかとなっている[17,18]（**図4**）．長期的な知的機能や社会生活を予測するためにも，長期予後に対するリスク分類や放射線の線量は理解してリハビリテーションを行う必要がある．

b．失調への対応

髄芽腫，上衣腫，脳幹神経膠腫など，小児脳腫瘍が小脳の近くに好発するため，失調が多い[21]．失調によって転倒リスクが高くなると，病棟では車椅子レベルのADLが設定されるため，身体活動はきわめて低くなる．練習量の確保という意味でもリハビリテーションのもつ意味は大きい．体幹，股関節周囲の安定性を図りながら，座位，立位，歩行の安定を図っていく．リハビリテーション開始時に重度の失調がある場合でも，長期的には歩行の獲得が可能になることが多いが，先行研究では6年後でも約7割に失調症状が残存していたと報告している[22]．特に長期フォローアップが必要な対象である．

c．予後不良な患者を担当する時の注意点

予後不良な小児脳腫瘍として，脳幹神経膠腫があげられる．診断時の症状は歩行障害，眼球運動障害，顔面神経麻痺が多く，生存期間の中央値は10カ月である[23,24]．放射線治療により一時的に症状は改善するが，その後約8カ月で再増悪を認める[25]．再増悪の初期症状としては足関節の運動麻痺が多く，当院の経験ではその後約3カ月で歩行困難となる[26]．短下肢装具の作製によって安定性・安全性が改善することもあるが，症状の進行が早いため，装具を作製するメリットが限られ

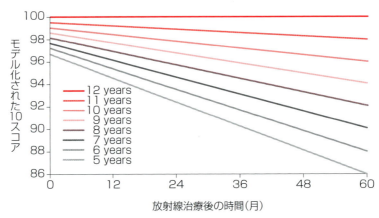

図4 5〜12歳までの脳への放射線照射とその後のIQとの関係（モデル図）（文献19）より引用）
低悪性度神経膠腫に対し54Gyの放射線治療を行った後のIQ変化を示したもの．年齢が低ければ低いほど影響が大きく，また，放射線治療直後ではなく，時間の経過と共にIQの低下は大きくなることを表している
CRT：化学放射線療法

た時間になってしまう可能性を十分に説明してから作製する必要がある．歩行が困難となってからは，座位の安定性に応じて普通型車椅子，リクライニング機能つきバギーなどを選定しながら状況に応じた介助方法を家族に指導していく．

脳幹神経膠腫に限らずハイリスクな対象に関しては，初回治療の時からリハビリテーションを行うことが信頼関係の構築や症状増悪後のスムーズな介入のためにも重要である．

小児がん児に対する理学療法のエビデンス

CochraneおよびPediatric RESEARCHのシステマティックレビューでは，小児・AYA世代がん患者に対する運動療法は安全に実現可能であり，有害事象は報告されていない[27,28]．ランダム化比較試験が行われた研究の対象はすべて急性骨髄性白血病であり，疲労，筋力，QOL，柔軟性，心肺機能に効果があるとしているが，研究デザインの評価としてはがん腫が単一，患者登録数が少ない，方法に問題が多いとの理由から「very low」となっている．小児がんは希少がんであるため症例を集めにくく，また機能障害がある骨腫瘍や脳腫瘍患児を介入群とコントロール群に分けることは難しいため，GRADEの高い研究デザインが組みにくいという問題はある．

最新のトピックス　AYA世代に対する理学療法士としての関わり

2015年6月のがん対策推進協議会において，今後のがん対策基本計画に重点的に取り組む課題として，新たに「小児期，AYA世代，壮年期，高齢期などのライフステージに応じたがん対策」があげられた[29]．AYA世代（15〜29歳）は年間約5,000人ががんと診断され，進学，就労，結婚，出産，子育てなどさまざまな問題を抱えている．がんは，一般的には60歳以降に罹患率が高くなり，AYA世代でがんに罹患することは確率としては低く，進学や就職，結婚，子育てなど人生にとって特

に重要な場面においてがんに罹患する苦悩は大きい．がん腫としては，婦人科がん，血液がん，泌尿器がん，中枢神経系と多岐にわたり，それぞれがんのリハビリテーションの対象となるが，十分なリハビリテーションを行えているとは言い難い．日頃の臨床においてAYA世代のがん患者を担当する際は，身体機能面の対応だけでなく，各患者が抱えるAYA世代特有の問題に対し気を配ることが必要である．今後，治療前後におけるAYA世代がん患者の身体機能の変化，リハビリテーションの効果を明らかにしていく必要がある．

Conclusion

　小児がんは，小児がかかるさまざまながんの総称である．一般的には小児がんは0～15歳までを指すが，15～29歳までをAYA世代といい，小児と同じようにライフステージごとに異なった支援が必要な対象である．小児がんに罹患することは，それまでに獲得された生活や機能を少なからず手放す衝撃的な出来事であり，理学療法士は身体機能面のみならず精神的な支援でも重要な役割を果たす．年齢，がん腫，病期が異なる幅の広い小児がん患児に対して，その時々で適切な理学療法を行うためには，機能予後，生命予後を含めた各疾患の理解，行われる治療の理解が重要である．

文　献

1) 小林良二：AYA（Adolescent and young adult）世代治療の問題点．JJPHO **52**：263-268，2015
2) Götte M, et al：Comparison of self-reported physical activity in children and adolescents before and during cancer treatment. Pediatr Blood Cancer **61**：1023-1028, 2014
3) Götte M, et al：Motor performance in children and adolescents with cancer at the end of acute treatment phase. Eur J Pediatr **174**：791-799, 2015
4) Rueegg CS, et al：Physical performance limitations in adolescent and adult survivors of childhood cancer and their siblings. PLoS One **7**：e47944, 2012
5) Ness KK, et al：Physical performance limitations in the Childhood Cancer Survivor Study cohort. J Clin Oncol **27**：2382-2389, 2009
6) Meyerson DA, et al：Posttraumatic growth among children and adolescents：A systematic review. Clin Psychol Rev **31**：949-964, 2011
7) Gunst DC, et al：Seeing the good in the bad：which factors are associated with posttraumatic growth in long-term survivors of adolescent cancer? Support Care Cancer **24**：4607-4615, 2016
8) Gianinazzi ME, et al：Cancer's positive flip side：posttraumatic growth after childhood cancer. Support Care Cancer **24**：195-203, 2016
9) Wolk JA, et al：Neutropenia, fever, and infection in children with acute lymphocytic leukemia. Am J Dis Child **131**：157-158, 1977
10) 日本がん治療学会：がん診療ガイドライン（http://www.jsco-cpg.jp/guideline/30.html#g01）2017年3月31日閲覧
11) 独立行政法人国立がん研究センターがん対策情報センター（編）：がん専門相談員のための小児がん就学の相談対応の手引き．2014
（http://ganjoho.jp/data/hospital/consultation/files/shugaku_guide01.pdf）2017年2月20日閲覧
12) 樋口明子：死別後の問題．小児看護 **32**：1251-1255, 2009
13) 石田　航：病気で子どもを亡くした親の心理的プロセス解明の試みとその支援．日小児看護会誌 **25**：101-107, 2016
14) 遠藤　誠，他：小児四肢悪性骨腫瘍に対する患肢・機能温存の試みと課題．JJPHO **52**：369-375, 2015
15) 米本　司，他：成長期小児の骨肉腫に対する外科的治療．小児外科 **39**：189-192, 2007
16) 柳澤隆昭：小児脳腫瘍：集学的治療における外科的治療の進化．小児の脳神経 **40**：451-459, 2015

17) Merchant TE, et al：Late effects of conformal radiation therapy for pediatric patients with low-grade glioma：prospective evaluation of cognitive, endocrine, and hearing deficits. *J Clin Oncol* **27**：3691-3697, 2009
18) Palmer SL, et al：Processing speed, attention, and working memory after treatment for medulloblastoma：an international, prospective, and longitudinal study. *J Clin Oncol* **31**：3494-3500, 2013
19) Lassaletta A, et al：Functional and neuropsychological late outcomes in posterior fossa tumors in children. *Childs Nerv Syst* **31**：1877-1890, 2015
20) Macartney G, et al：Quality of life and symptoms in pediatric brain tumor survivors：a systematic review. *J Pediatr Oncol Nurs* **31**：65-77, 2014
21) Philip PA, et al：Rehabilitation outcome in children after treatment of primary brain tumor. *Arch Phys Med Rehabil* **75**：36-39, 1994
22) Piscione PJ, et al：Physical functioning in pediatric survivors of childhood posterior fossa brain tumors. *Neuro Oncol* **16**：147-155, 2014
23) 室井　愛：脳幹神経膠腫患者の症状の推移と画像所見．第42回日本小児神経外科学会抄録集　O2-6，2014
24) Jansen MH, et al：Survival prediction model of children with diffuse intrinsic pontine glioma based on clinical and radiological criteria. *Neuro Oncol* **17**：160-166, 2015
25) Vallero SG, et al：Diffuse intrinsic pontine glioma in children and adolescents：a single-center experience. *Childs Nerv Syst* **30**：1061-1066, 2014
26) 岡山太郎，他：当院で経験した，脳幹神経膠腫に対するリハビリテーションについて．第23回　日本小児がん学会抄録集　OP18-8，2007，p400
27) Braam KI, et al：Physical exercise training interventions for children and young adults during and after treatment for childhood cancer. *Cochrane Database Syst Rev* **31**：CD008796, 2016
28) Baumann FT, et al：Clinical exercise interventions in pediatric oncology：a systematic review. *Pediatr Res* **74**：366-374, 2013
29) 厚生労働省がん対策推進協議会：今後のがん対策の方向性について―これまで取り組まれていない対策に集点を当てて．（http://www.mhlw.go.jp/file/05-Shingikai-10904750-Kenkoukyoku-Gantaisakukenkouzoushinka/0000089284.pdf）2017年2月20日閲覧

11 緩和ケアにおける理学療法

立松典篤[*1]

🔒 Key Questions

1. 緩和ケアにおける障害像，理学療法の目的は何か？
2. 理学療法の進め方，評価・効果判定，リスク管理はどのように行うか？
3. 緩和ケアにおける理学療法のエビデンス，トピックスは何か？

はじめに

緩和ケアの目標は，患者とその家族にとってできるかぎり可能な最高の生活の質（QOL：Quality of Life）を実現することである．そのためには，患者を「がんの患者」と病気側面からとらえるのではなく，「その人らしさ」を大切にし，身体的・精神的・社会的・スピリチュアル（霊的）な苦痛に対し，つらさを和らげる医療やケアを早期から積極的に行っていくことが重要である（図1）．したがって，緩和ケアはさまざまな職種のメンバーが連携し，できるかぎり可能な最高のケアを提供する．一般に，緩和ケアは多職種から成るチームによって提供され，理学療法士も必要なメンバーの1人である．多職種でディスカッションを行い，その中で理学療法の専門性をどのように活かしていくのかを考え，実践していく能力が求められる．

緩和ケアにおける理学療法の目的

緩和ケアにおける理学療法の目的は，①疼痛や呼吸困難などの苦痛症状を緩和すること（症状緩和），②日常生活活動（ADL：Activities of Daily Living）の維持および向上を図ること，③精神的な援助を行うこと，の3つに集約される．

1. 症状緩和を目的とした理学療法

治療の副作用，またはがんの進行によって，患者には苦痛を伴ったさまざまな症状が起こる．代表的な症状としては，疼痛や呼吸困難感，倦怠感などがあり，緩和ケアにおいてはこれらの症状を緩和するために支持療法を行っていく．支持療法の中心は薬物療法であるが，物理療法やポジショニング，動作指導や呼吸指導，リラクセーションなどを実施することでも症状緩和につながる．

2. 日常生活活動の維持および向上を目的とした理学療法

進行がん患者においては，疼痛や呼吸困難

[*1] Noriatsu Tatematsu／国立研究開発法人国立がん研究センター東病院骨軟部腫瘍・リハビリテーション科

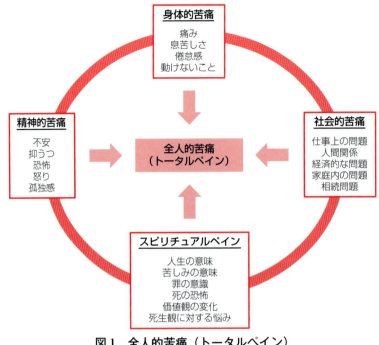

図1　全人的苦痛（トータルペイン）

感，倦怠感などの症状により活動量が制限され，ADLが低下してしまう患者が少なくない．しかしながら，どのような全身状態であっても「自分の足で歩きたい」「排泄動作は必ずトイレでしたい」といった思いをもつことは人間として当然のことといえる．したがって，疼痛や呼吸困難感などの症状が出現しにくい動作方法や呼吸方法を指導すること，さらに補助具や杖などの利用を勧めることなどで，少しでもADLを維持・向上できるようにサポートすることが求められる．

3．精神的な援助としての理学療法

どんな些細なことであっても目標を設定し，そこに向かってリハビリテーションを行うというプロセスが特に終末期の患者にとっては精神的な援助となることがある．また，リハビリテーションを継続することが患者のモチベーションの維持につながることもある．したがって，患者との間に良好な信頼関係を築き関わり続けることで，精神的な援助

を提供することも理学療法の重要な役割の1つであると考える．

緩和ケアにおける理学療法の実際

がん患者は，がんそのものによる影響や治療の副作用などにより痛みや呼吸困難感，倦怠感などのつらい症状をしばしば経験している．これらは単にがん患者につらい思いをさせるだけでなく，ADLやQOLの低下にもつながることが知られている．理学療法では，これらの症状を緩和することで少しでも患者の苦痛を軽減し，ADLおよびQOLの向上に寄与することが期待されている．以下に，苦痛を伴う代表的な症状を有する患者に対する理学療法の実際を示す．

1．痛み

「痛み」は，がん患者の多くが一度は経験する，苦痛症状の1つである．進行期のがん患

表1　がん患者にみられる痛みの原因別分類

①がんによる痛み	・腫瘍の増大や浸潤，転移などによる痛み
②がん治療による痛み	・術後の創部痛や手術瘢痕の慢性疼痛 ・化学療法による神経障害・口内炎などによる痛み ・放射線療法による皮膚炎などによる痛みなど…
③がん・がん治療と直接関連のない痛み	・長期臥床に伴う腰背部痛，褥瘡などによる痛み ・帯状疱疹，蜂窩織炎などによる痛み ・変形性関節炎などによる痛みなど…

者においては，その約7～9割がなんらかの「痛み」を経験しており，QOLの低下を招く大きな原因となっている．がん患者にみられる「痛み」には，①がんによる痛み，②がん治療による痛み，③がん・がん治療と直接関連のない痛みがある（**表1**）．痛みを訴えるがん患者に関わる場合には，その痛みの場所や種類，原因などに関してしっかりと評価したうえで，理学療法を提供していくことが重要となる．

1）評価

患者の主観的な訴えに耳を傾け，①痛みの部位，②痛みの強さ・性質，③痛みの増悪・軽減因子，④痛みがADLに及ぼしている影響を評価する．

a．痛みの部位

痛みのある部位を確認し，痛みを引き起こしている原因の有無を確認する．痛みがある部位に限局しているような場合は，骨転移などのようにがんそのものによる痛みの可能性が高く，痛みの原因を特定しやすい．一方で痛みが広範囲に及んでいる場合には，がんの浸潤からくる神経障害性疼痛や関連痛などの可能性があり，痛みの原因の特定に難渋することがある．

b．痛みの強さ・性質

痛みは患者の主観的な感覚であるため，その強さや性質（例：鋭い痛み・鈍い痛み，ズキズキ，ピリピリ，ジンジンなど）は患者ごとに異なる場合が多く，客観的な評価が難しい．しかしながら，理学療法を進めていくうえでは，経時的に痛みの強さや性質を評価し，経過を観察することが重要となる．痛みの強さを評価するツールとしては，NRS（Numerical Rating Scale）やフェイススケール（Wong-Baker Faces Pain Rating Scale），VAS（Visual Analogue Scale）などがしばしば用いられる（**図2**）．

c．痛みの増悪・軽減因子

痛みが出現するパターンや痛みが増強または軽減するパターンを問診・評価することは，痛みの原因の特定や理学療法を提供するうえで重要な情報となる．体動や姿勢変化による痛み（安静時痛・動作時痛）の有無，痛みの日内変動の有無，鎮痛剤の効果の有無などを評価する．

d．痛みが日常生活活動に及ぼしている影響

痛みがADLにどのような影響を及ぼしているのかを評価する．特に動作時痛を訴える患者の場合には，痛みが原因でどのような動作が制限されているのかを把握し，可能なかぎりADLの低下を引き起こさないように理学療法アプローチを行っていく必要がある．

2）理学療法アプローチ

痛みを訴える患者に対する理学療法アプローチの基本は，①安静時の痛みの軽減・消失，②動作時の痛みの軽減・消失，③ADLの維持・向上である．痛みの原因に対する治療や鎮痛剤投与と並行して，理学療法を行っていくこと大切である．

a．安静時の痛みの軽減・消失

安静時から痛みを有している状態では，患

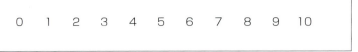

a. Numerical Rating Scale(NRS)

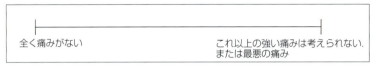

b. Visual Analogue Scale(VAS)10cm

(Whaloy L, et al. Nursing Care of Infants and Children, 3rd ed, St. Louis Moeby. 1987)

c. Faces Pain Scale(FPS)

図2 痛みの強さ・程度を評価するスケール

者は睡眠や休息を十分にとることが難しくなる．したがって，まずは安静時の痛みを軽減，または消失することを第一段階の目標とする．痛みの原因にもよるが，基本的には薬物療法にて疼痛コントロールを図るとともに，理学療法ではポジショニングなどを行いながら，患者にとって安楽な姿勢を指導していく．

b．動作時の痛みの軽減・消失

安静時の痛みがコントロールできた後は，動作時の痛みの軽減，または消失することを第二段階の目標とする．たとえば，胸椎や腰椎などの骨転移による痛みを有する患者の場合には，起居動作時などに痛みが増強する場合が多い．このような時には，痛みが出現しにくい，もしくは増強しにくい動作方法を指導する．また，立位や歩行などの荷重時に痛みが増強するような場合には，杖や松葉杖などで荷重量を減少（免荷）させながら，移動手段を確保することが重要である．

c．日常生活活動の維持・向上

安静時かつ動作時ともに痛みのコントロールができたものの，患者のADLが低下したままといった状況は決して少なくない．患者は痛みの再発や増強を警戒し，しばしば安静にすることが多くなる．このような状態が続くと，廃用症候群が進行し，がん治療そのものが中止となることや，自宅退院が困難となる場合も少なくない．こういった状況を予防するためにも，動作方法の指導や歩行補助具（杖や松葉杖など）の処方および指導を積極的に行い，患者のADLの維持・向上に努めることが重要である．

2．呼吸困難感

呼吸困難感は，多くのがん患者や終末期患者において生命の危機を意識させ，生きる意欲やQOLを低下させる大きな要因となる．とりわけ進行期・終末期がん患者の呼吸困難感は多くが不可逆的であるため，患者の全身状態，予後，治療による症状緩和効果などを検討しつつ治療やケアを行うことが重要であると考えられる．

1）評　価

がん患者に生じる呼吸困難感の原因はさまざまであるため（**表2**），患者が訴える症状をしっかりと評価し対処することが重要である．呼吸困難感の評価には主観的なものと客観的なものとがあるが，どちらか一方で評価

表2 呼吸困難の原因（緩和ケアの立場からの分類）（文献1）より引用）

	局所における原因	全身状態による原因
がんに関連した原因	・肺実質への浸潤 　肺がん，肺転移 ・胸壁への浸潤 　胸壁の腫瘍，中皮腫 　悪性胸水 ・心嚢 　悪性心嚢水 ・主要気道閉塞（MAO） 　気管の圧迫 　上気道（咽頭，喉頭，鼻腔，口腔） 　　での圧迫 ・血管性 　上大静脈症候群（SVCO） 　腫瘍塞栓 ・リンパ管性 　がん性リンパ管症 ・気胸 ・肺炎 　閉塞性肺炎 　気管食道瘻による肺炎 　日和見感染	・全身衰弱に伴う呼吸筋疲労 　がん悪液質症候群 　腫瘍随伴症候群 ・血液 　貧血 　過粘稠症候群 ・横隔膜の挙上 　横隔膜麻痺 　大量腹水 　肝腫大 ・発熱
がん治療に関連した原因	・外科治療 　片肺切除 　肺葉切除 ・化学療法 　薬剤性肺障害 　心毒性 ・放射線治療 　放射線性肺臓炎 　放射線性心膜炎	・貧血 ・ステロイドミオパチー（筋症）
がんとは関連しない原因	・基礎肺疾患 　慢性閉塞性肺疾患（COPD） 　気管支喘息 　間質性肺炎 ・心疾患 　うっ血性心不全 　不整脈 　肺塞栓	・不安，抑うつ，精神的ストレス ・パニック発作 ・神経筋疾患

するのではなく両側面から評価することが重要である．酸素飽和度などの値は正常値でも，患者が「息が苦しい」と訴えることもある．このような場合は，「息が苦しい」という主観的な訴えを重視して対応することが望ましい．

a．主観的評価

痛みと同様に呼吸困難感も主観的な症状であるため，患者の「息が苦しい」という訴えをNRSや修正Borgスケールなどで10段階に置き換えて評価することは有用である．さらに，「呼吸困難感が誘発されやすい動作」の有無や「呼吸困難感によって制限されているADL」の有無などに関しても，評価しておくことが重要である．

b．客観的評価

呼吸数や酸素飽和度，聴診などの一般的な身体所見を評価する．これらに加えて，血液検査や動脈血液ガス分析，胸部単純X線画像，心臓超音波検査なども必要に応じて評価しておく．

2）理学療法アプローチ

呼吸困難感を訴える患者に対する理学療法アプローチの基本は，痛みに対するアプローチと同様に，①安静時の呼吸困難感の軽減・消失，②動作時の呼吸困難感の軽減・消失，③ADLの維持・向上である．これらに加えて，④呼吸困難感を生じた際の対処法（パニックコントロール）を患者自身に指導することも重要である．

a．安静時の呼吸困難感の軽減・消失

安楽な姿勢・体位がとれるようにポジショニングを工夫したり，呼吸筋のリラクセーション（ストレッチング）などを行うことで，安静時の呼吸困難感をできるかぎり軽減させる．また，室温や換気などの環境調整を行うことも効果的である．

b．動作時の呼吸困難感の軽減・消失

一般に，いわゆる「息こらえ」を伴うような動作をした際に，呼吸困難感は増強することが多い．したがって，「息こらえ」をしないように，呼吸と合わせて動作を行う方法を指導する．また，閉塞性換気障害による呼吸困難感を有している患者においては「口すぼめ呼吸」が有効となる．

c．日常生活活動の維持・向上

呼吸困難感が強い患者においては，ADL・手段的日常生活活動（IADL：Instrumental Activities of Daily Living）が制限されていることが多い．しかしながら，動作時の呼吸法や生活活動パターンの工夫，環境調整などを行うことで，ADL・IADLを維持または向上させることも十分可能である．

d．パニックコントロール

呼吸困難感が増強した際に，患者自身が対処できるよう対処法を指導しておくことは重要である．具体的には，呼吸困難が軽減できる安楽なポジショニングを工夫することや，呼吸困難発生時または増強時に呼吸を落ち着かせる方法（口すぼめ呼吸や腹式呼吸など）を指導することなどである．安楽な姿勢に関しては，患者ごとに異なる場合が多いので，できるだけ早い段階で評価しておくとよい．

3．がん関連倦怠感

がん関連倦怠感（CRF：Cancer-related fatigue）は，がん患者特有の症状の1つであり，薬物療法や放射線治療を受けている患者の約80％が経験すると報告されている[2,3]．日常的な疲労感は一時的に休息すれば回復するのに対して，CRFは休息しても改善しにくいのが特徴である．患者のQOLを低下させるだけでなく治療の継続を困難にする場合もあることから，生命予後にも悪影響を及ぼす可能性が示唆されている．

1）評　価

CRFはさまざまな要因がからみ合った主観的な症状であるため，評価が難しい（**表3**）．また，患者自身が「治療をしているから仕方がない」と倦怠感を訴えることを躊躇してしまうことや，小児や終末期の患者は自ら訴えることが困難であることが多い．したがって，医療従事者側から定期的なスクリーニングや評価を行うことが重要である．実際のスクリーニングや評価は，「Brief Fatigue Inventory」（**図3**）や「Cancer Fatigue Scale」（**図4**）といった評価尺度（日本語版）を用いて，がん関連倦怠感の有無や程度を定期的に評価していく方法がある．小児や高齢者など，質問に対する理解が難しい患者の場合には，単に「疲れている」か「疲れていないか」を尋ねるだけでもよい．

2）理学療法アプローチ

進行期・終末期のがん患者においては，悪液質の進行による体力低下とともに安静臥床が廃用性の体力低下を悪化させ，さらに倦怠感を強めるといった悪循環をきたしていることが多い．運動療法によって活動の強化を図ることは体力低下の予防または改善につなが

表3 がん関連倦怠感を引き起こす要因

1. がん関連症状	・疼痛,悪心・嘔吐,呼吸困難など
2. がん治療	・化学療法,放射線療法,手術など
3. 貧血	
4. 栄養障害	
5. 代謝・内分泌異常	・高カルシウム血症,低ナトリウム血症,低カリウム血症 ・脱水 ・甲状腺機能低下症,副腎機能低下症,性腺機能低下症
6. 精神症状	・抑うつ,不安
7. 睡眠障害	
8. 活動レベルの低下	
9. 併存疾患	・感染症,心不全,肝不全,腎不全,呼吸不全など

るため,ADLでの消費エネルギーが軽減し,倦怠感を改善させることが可能である.また,運動によって感情的不快感が軽減し,それに伴い倦怠感が改善したという報告もある[6].一方で,終末期患者の倦怠感は不可逆的な症状である場合が多く,この場合はADL支援やストレッチング・マッサージなどの関わりが中心となる.

a. 運動療法

がん患者の全身状態の指標であるPS (Performance status) が2以下のレベルにある患者においては,運動療法を実施していくことが全身倦怠感の軽減につながる可能性がある.歩行や自転車エルゴメーターを用いた有酸素運動や筋力トレーニング,ストレッチングなどを組み合わせた20〜30分のプログラムを,週に3〜5日と定期的に実施する.運動強度は低強度から始め,可能であれば少しずつ強度を上げていってもかまわない.ただし,負荷をかけ過ぎると全身倦怠感をより強くしてしまう可能性があるため,理学療法士が患者の年齢,性別,がんの種類や治療および患者の運動能力レベルなどに基づいて,個々の患者に合わせた運動プログラムを行っていくことが重要である.

b. 日常生活活動支援

倦怠感に対しては,運動療法とともに患者自身が倦怠感を自己管理していけるような支援や指導が重要である.とりわけ,終末期の患者にとっては,日常生活におけるエネルギー管理をどのようにしていくかがポイントとなる.具体的には,優先順位の設定,重要性の低い活動の他者への委託,自分自身のペースの調整,余分な休息時間の設定などを患者に合わせて計画立案し指導していく.また,エネルギー消費を抑えた動作方法やポジショニングの指導を行うこと,自助具や補助具をうまく利用していくことも効果的である.欧米では,このような倦怠感に対するプログラムはECAM (Energy Conservation and Activity Management) と呼ばれ[4],NCCN (National Comprehensive Cancer Network) ガイドラインでも積極的に推奨されている.

図3 日本語版 Brief Fatigue Inventory（簡易倦怠感尺度）
（文献4）より引用）

緩和ケアにおける理学療法のポイント

1. 目標設定

　緩和ケアの対象となるがん患者は，診断後早期の患者から終末期の患者までと幅広く，治療も手術療法や放射線療法，化学療法などと多岐にわたる．したがって，理学療法の介入目標も単に患者ごとに異なるだけでなく，同一患者の中でも時期や状態によって目標設定を修正しなければならないといった難しさがある．とりわけ終末期に近づいている患者においては，必ずしも時間的猶予が十分にあるわけではない．このような場合には，患者および家族にとって最優先すべきことはなんであるのかを常に考え，2週間前後で達成可能な短期目標を設定し積み重ねていくことが重要である．

2. 多職種連携

　従来の医療では，1人の医師を中心とし，医師以外の医療従事者はいわば脇役的な存在として患者に関わってきた．しかしながら，近年では医学の進歩，高齢化の進行などに加えて患者の社会的・心理的な観点および生活への十分な配慮も求められ，目標を共有した

ID　　CFS

氏名　　　　　様　　記入日　　年　　月　　日　　時

この質問票ではだるさについておたずねします. 各々の質問について,
現在のあなたの状態に最も当てはまる番号に, ひとつだけ○をつけて下さい.
あまり深く考えずに, 第一印象でお答え下さい.

いま現在・・・	いいえ	すこし	まあまあ	かなり	とても
1 疲れやすいですか?	1	2	3	4	5
2 横になっていたいと感じますか?	1	2	3	4	5
3 ぐったりと感じますか?	1	2	3	4	5
4 不注意になったと感じますか?	1	2	3	4	5
5 活気はありますか?	1	2	3	4	5
6 身体がだるいと感じますか?	1	2	3	4	5
7 言い間違いが増えたように感じますか?	1	2	3	4	5
8 物事に興味をもてますか?	1	2	3	4	5
9 うんざりと感じますか?	1	2	3	4	5
10 忘れやすくなったと感じますか?	1	2	3	4	5
11 物事に集中することはできますか?	1	2	3	4	5
12 おっくうに感じますか?	1	2	3	4	5
13 考える早さは落ちたと感じますか?	1	2	3	4	5
14 がんばろうと思うことができますか?	1	2	3	4	5
15 身の置き所のないような だるさを感じますか?	1	2	3	4	5

国立がんセンター

図 4　Cancer Fatigue Scale 日本語版（文献 5）より引用）

多職種連携（チームアプローチ）が欠かせない. 特に緩和ケアの領域では, 医師以外の医療従事者が医師と平面的な立場に立ち, 的確な役割分担とスムーズな連携で主体的に患者に関わることによって, 各職種がそれぞれの専門性を発揮することが求められる. また, 医療従事者がチームワークを築いて患者の多様なニーズに応えることで患者の満足度も高まり, よりよい医療を実現することにもつながる.

チームアプローチの質を向上させるためには, 互いの専門性を尊重し, 目標を共有したうえで各専門的視点から評価を行い, 治療やケアを提供することが重要である. そのためには, 情報交換のみならず議論・調整を行えるよう定期的にカンファレンスを実施することが重要である.

3. コミュニケーション・スキル

がん領域全般にいえることではあるが, とりわけ緩和ケア領域においては患者とのコミュニケーション・スキルが理学療法士に求められる. 前述したように, 的確な目標設定や短期間での効果的な理学療法の実施のためには, 患者の身体的な状態からがん治療や理学療法に対するニーズまで幅広い情報の共有が必要になる. コミュニケーションはがん患者の理学療法を支える土台であり, 必要不可欠なスキルであると考える.

緩和ケアにおける最新のエビデンス・トピックス

従来の「緩和ケア＝終末期医療」といった

イメージとは異なり，近年では診断後早期より必要に応じて緩和ケアを導入することが望ましいとされている．Temel ら[8]が 2010 年に報告した先行研究では，診断後早期より肺がん治療に加えて緩和ケアを導入することで，QOL やうつ状態を改善させるだけでなく生存期間の延長に寄与したという報告もある．このような状況の中で，進行がん患者に対して診断後早期から治療と並行しながらリハビリテーション（運動療法）を行うことで，身体機能や QOL の維持・改善に寄与できるのではないかといった予防的介入の効果検証が行われ始めている．欧州では，進行期肺がんおよび膵がん患者を対象に，運動療法と栄養療法を組み合わせた介入研究（MENAC study）が進行中である．

Conclusion

　緩和ケアの対象となるがん患者の背景はさまざまであり，受けているがん治療の目的や内容もさまざまである．したがって，理学療法も個々の患者に応じた目標設定および実施内容の選択が必要である．また，緩和ケアにおいては多職種連携が必要不可欠であり，理学療法士もチーム医療の一員として，その専門性を十分に発揮していくことが求められている．一方で，この領域における理学療法の効果に関するエビデンスは乏しく，今後はより一層エビデンス構築に向けた取り組みが必要となってくる．

文　献

1) 日本緩和医療学会　緩和医療ガイドライン作成委員会：がん患者の呼吸器症状の緩和に関するガイドライン 2016 年版．金原出版，2016，p24
2) Henry DH, et al：Symptoms and treatment burden associated with cancer treatment：results from a cross-sectional national survey in the U. S. *Support Care Cancer* **16**：791-801, 2008
3) Hofman M, et al：Cancer-related fatigue：the scale of the problem. *Oncologist* **12**（Suppl 1）：4-10, 2007
4) Okuyama T, et al：Validation study of the Japanese version of the brief fatigue inventory. *J Pain Symptom Manage* **25**：106-117, 2003
5) Okuyama T, et al：Development and validation of the Cancer Fatigue Scale：a brief, three-dimensional, self-rating scale for assessment of fatigue in cancer patients. *J Pain Symptom Manage* **19**：5-14, 2000
6) Dimeo FC：Effects of exercise on cancer-related fatigue. *Cancer* **92**（Suppl 6）：1689-1693, 2001
7) Barsevick AM, et al：A randomized clinical trial of energy conservation for patients with cancer-related fatigue. *Cancer* **100**：1302-1310, 2004
8) Temel JS, et al：Early palliative care for patients with metastatic non-small-cell lung cancer. *N Engl J Med* **363**：733-742, 2010

12 在宅がん患者に対する理学療法

柏　美由紀[*1]

> 🔒 **Key Questions**
> 1. 在宅がん患者における障害像，理学療法の介入目的・目標は何か？
> 2. 理学療法の進め方，評価・効果判定，リスク管理はどのように行うか？
> 3. 在宅がん患者に対する理学療法のエビデンス，トピックスは何か？

在宅がん患者における障害像，理学療法の介入目的・目標

1. 在宅がん患者の障害像

　在宅がん患者は，生命予後も含め，がんの進行度や日常生活活動（ADL：Activities of Daily Living）能力がさまざまである．発症から短期間でがんが進行し，十分な治療ができず末期がんに至った患者もいれば，発症から長期にわたり，手術，化学療法，放射線治療などのさまざまな治療を受けていたが，がんの進行や副作用により治療の継続が困難となった患者もいる．訪問リハビリテーションの対象はADLが低下している患者が多く，進行がんや末期がんの患者であることが多い．

　がんが進行すると，原発巣からのさまざまな臓器への転移により疼痛や病的骨折，脊髄・脊椎転移による運動麻痺，脳転移による認知機能の低下，腫瘍やリンパ節転移によるリンパ浮腫などが生じる．さらに食欲低下や食事摂取困難により低栄養状態となり，低アルブミン血症や腎機能低下などによる全身浮腫，がん悪液質，胸水・腹水の貯留，倦怠感などさまざまな問題が生じてくる．

　倦怠感は多くのがん患者でみられる症状で，進行・末期がん患者の74%，死亡する1～2週間前の患者で88%が生じている[1]と報告されており，患者の日常生活に影響を及ぼしている．

　疼痛については，末期がんの場合，死亡する2カ月前で約40%，2週間前で約70%の患者が痛みを体験している[2]と報告されている．呼吸困難の発生する頻度は19～59%[3,4]などの報告があり，呼吸困難の重症度が高いと生活の質（QOL：Quality of Life）が低下する[5]ことも報告されている．

　痛みや苦痛が強い患者はオピオイドを使用している場合が多いが，オピオイドによる副作用症状として，嘔気・嘔吐，便秘，眠気，せん妄・幻覚，呼吸抑制，口腔内乾燥，掻痒感，排尿障害，ミオクローヌス，痛覚過敏などがある．特に眠気やせん妄は臥床状態を招きやすく，筋力や運動機能的には問題のない場合でも，ADLがほぼ臥床状態で患者の全

[*1] Miyuki Kashiwa／神戸大学医学部附属病院リハビリテーション部

身状態（PS：Performance Status）が低下している患者も少なくない．せっかく自宅に戻ることができても，急激に病状が悪化し，数日で亡くなる場合もある．末期がん患者の急変の原因としては，出血（31％），呼吸不全（29％），消化管穿孔（8％），心不全（8％），脳血管障害（5％），敗血症（5％），脳浮腫（4％）などが報告されている[6]．在宅がん患者の多くの場合は，理学療法士が介入し，一時的にADLが改善したとしても，いずれ低下してしまうという現状がある．

また，がん患者は不眠やせん妄，適応障害など精神・心理面の問題も抱えている．がん患者の30〜75％に不眠をはじめとする睡眠覚醒リズムの障害が報告されている[7]．せん妄は終末期のがん患者の30〜40％に合併し，特に死亡直前においては患者の90％がせん妄の状態にあるといわれ，多くの患者が経験する精神症状である[8]．がん患者では，高カルシウム血症，脱水，呼吸不全，高アンモニア血症，腎機能障害，貧血，低ナトリウム血症感染症，中枢神経浸潤などがせん妄の原因となる[9]．

適応障害の中でもうつ病については，がん腫や病期に問わず，おおむね15〜25％の有病率であることが報告されている[10〜12]．在宅がん患者においても抑うつ状態やその症状に近い患者がおり，身体面だけでなく精神面の評価や配慮をする必要がある．

2．理学療法の介入目的・目標

在宅がん患者の病態はさまざまであり，患者の状態とニーズに応じてADLを維持・改善することや，苦痛を緩和することを目的とした介入を行う．患者の状態は日々変化するため，患者自身の気持ちや要望も変化する．それに応じて，経時的に患者の要望に沿った目標を立てることが必要である．また，在宅がん患者は，今後の生活や自分の予後や死に対する不安や恐怖だけでなく，病院から自宅に療養場所が変わったことで医療機関とは違う環境に戸惑いや急変時の不安などを抱えていることが多い．患者の思いを傾聴し，精神・心理面でのケアも必要である．

訪問リハビリテーションでは多くの場合，患者のみならず患者家族や介護者まで支援の対象となる．家族が患者に対し，過剰な介助や無意味な安静を強いてしまう状況を防いだり，無理な介助法や体位変換などで介護負担が増大しないよう介入していく必要もある．また，住宅環境の評価は必須であり，患者のADL能力や必要に応じて福祉用具の選定や導入を行い，患者にとって住みよい住宅環境の調整を行う．患者が少しの労力で活動できることが，家族の介護負担の軽減にもつながる．

訪問リハビリテーションでは，患者の気分転換を図ることも重要な目的である．無理のない範囲で身体活動を促し，目的に合わせて外出するなど自宅にいるからこそできることを可能な範囲で支援する．末期がんの場合，人生最期の時を住み慣れた自宅で過ごしたいと希望している患者もいるため，最期の時まで自然に過ごせるよう，また家族との関係を良い状態に保つためエンド・オブ・ライフケアの一環として理学療法介入を行う．

理学療法の進め方，評価・効果判定，リスク管理

1．理学療法を開始する前に確認すること（リスク管理）

患者の情報収集を行う際，医療機関と異なり，画像や血液データなどの詳細な医学的情報が乏しいことも少なくない．骨転移の詳細な部位や骨の脆弱性など，病的骨折のリスクについては十分に注意が必要である．

退院前カンファレンスでは，患者の身体状

況や治療経過，さらに予後などの詳細な情報を得ることが可能であり，実際に患者や家族が不安に感じていることや希望などを確認し在宅での医療面の管理や対応を検討していく．特に，ADLの状況を把握することは訪問開始前から環境調整を行ううえでも重要であり，患者の活動度やその耐久性について知ることで訪問リハビリテーションで必要な課題がみえてくる．また，リスク管理の面では特に骨転移のある患者の情報が重要であり，どのような動作や活動で疼痛や骨折のリスクが生じるのかなどを確認する．

実際に訪問リハビリテーションを開始するにあたり，患者の状態を日々把握することがリスク管理を行ううえで重要となる．在宅医や訪問看護師からの情報をもとに，訪問スタッフ全員でその日その日の患者の状態について情報共有を行う．理学療法を実施する前には，意識状態，バイタルサイン（血圧，脈拍，体温，呼吸数の測定），経皮的動脈血酸素飽和度（SpO2：Percutaneous Arterial Oxygen Saturation），疼痛の有無や状態，食事摂取状況，排尿や排泄の量・状態などを確認する．末期がん患者であれば，病状や全身状態は日単位で悪化するため，状態の変化があれば無理をせず，その日の体調に合わせた理学療法を検討する．

訪問中は自分以外に医療スタッフがいないため，患者の状況が変化する可能性を常に念頭におき，急変時にも対応できるよう心がまえが必要である．末期がんで予後が悪い患者や，在宅での看取りを希望している患者の場合，急変時にどのように対応するのか患者や家族と事前に話し合っておく必要がある．医療機関に救急搬送するのか，自宅で在宅医や看護師の到着を待つのか，選択肢によって看取りの状況がまったく異なってくる．患者や家族が望まない最期を迎えないよう慎重に対応しなければならない．

2．日常生活活動・performance statusの維持・改善が可能な時期

在宅がん患者は，病状の進行によりADLが低下することが考えられるため，なるべく現状の運動機能・ADLを維持し，今後どのくらいのペースでどのようなことが困難になってくるかを予測しながら介入していく．中には在宅医療を受けながら医療機関で治療を続けている患者もおり，通院が継続できるよう体力の維持を図っていくことも必要であるが，実際には臥床や座位で過ごすことが徐々に多くなるため，下肢や体幹の筋力低下をきたしてしまうこともある．この時期では廃用症候群の改善や予防も重要となる．

1）運動療法

患者の主訴をもとに，実際に自宅での生活で困難な動作や必要となる動作能力の改善を図るための運動プログラムを立案する．また，訪問リハビリテーション時のみならず，患者自身が日々実施できるよう自主トレーニングを指導する．患者の病状や身体機能に合わせたストレッチングや関節可動域（ROM：Range of Motion）練習，筋力増強練習などが中心となるが，がん患者は体力を消耗しやすいため，食事量などを把握したうえで摂取カロリーと運動のバランスを考慮する．運動後や翌日に過度の疲労や疼痛を生じない程度に，運動頻度・負荷量を設定する．

また，骨転移がある患者に対しては，病的骨折の予防や痛みが出現しない運動方法や動作指導を実施していく．ROM練習では，今後ADL能力が低下し更衣や排泄が困難になった場合を想定し，肩関節や股関節のROMを中心に改善・維持を図っていく．筋力増強練習においても起居動作や座位保持が維持できるよう体幹筋やトイレ動作に必要な移乗，歩行能力の維持を目的に下肢筋力を中心にトレーニングを実施する．臨床的には，下肢伸展挙上運動（SLR：Straight Leg Raising）

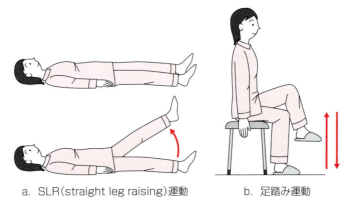

a. SLR(straight leg raising)運動　　b. 足踏み運動

c. 腰挙げ運動

図1　自主トレーニング指導項目

運動や腰挙げ運動，座位で足踏み運動（**図1**）などが簡便で患者も覚えやすく自主トレーニングとして指導することが多い．これらの運動は骨転移などで骨折のリスクがないことを確認したうえで実施する．

2）日常生活活動動作練習と福祉用具の利用

在宅生活を送るにあたり，重要なポイントとなるのが患者の移動能力である．移動能力の維持や患者に合わせた移動手段を確保していくことが重要となってくる．

起き上がりが困難，または臥床傾向にある患者に対しては疼痛や負担が少なくなるようベッドのギャッチアップを利用する方法や，ベッド柵の設置など物的介助を利用した安楽な方法を指導する．骨転移のある患者は，転移がある部位に負担がかからないよう注意し，脊椎転移のある患者は脊椎の捻転を防ぐため体幹が回旋しないよう動作指導と練習をしていく．

座位から立ち上がり動作を楽に行うためには，ベッドの高さを膝の高さよりも上に設定し，殿部をなるべく前方に移動させてから行う．下肢筋力低下や脊椎転移で体幹の前傾に制限がある場合にもこの方法だと負担が少なく介助も行いやすい．立ち上がりや立ち上がった際に不安定であれば，据え置き型の手すりや固定式の歩行器（セーフティアームウォーカーなど）を利用し，さらに立位練習や移乗練習を行っていく．立ち上がり動作が困難な場合，移乗時にトランスファーボードの利用も有効である．トイレ動作は患者がなるべく長く実施できるよう望む動作である．立ち上がり練習や，移乗動作練習を重点的に実施することが重要となってくる．トイレの便座を補高したり手すりの設置などで立ち座りが安楽で安全になる．患者の体調や能力に合わせ，ポータブルトイレの利用も検討していく．

歩行練習は，必要に応じて杖や歩行器などの歩行補助具を利用し，患者が自宅内で使用しやすいものを選択する．しかし，敷居や段差，廊下の幅，扉の形状などの関係で歩行器などの使用が困難な場合もあり，手すりやベストポジションバー（**図2**）を利用し，患者の生活動線上に設置することでトイレなど目的

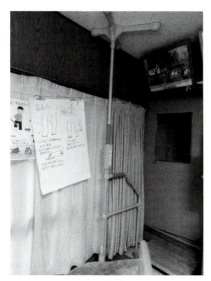

図2　ベストポジションバー

地への移動を行いやすくすることも可能である．歩行が自立している患者は，体調に合わせて屋外歩行なども実施する．

3）環境調整

訪問リハビリテーションを開始すると同時に家屋環境の評価を行い，患者のADL能力に合わせて住宅改修や環境調整を行っていく．住宅改修は，病院から在宅へ移行する期間が短く間に合わないことや，予後の問題，住宅環境により改修そのものが困難な場合もあるため，福祉用具のレンタルをうまく利用する．前述した据え置き型などの手すりやベストポジションバーなどは，適宜設置位置を調整でき，必要なくなった場合には撤去しやすい利点がある．一方で，既製品では使用が不向きの場合もあり，自宅内にある物（家具など）で代用したり，理学療法士が患者に合わせた福祉用具を作製することもある．患者の生活上での利便性と安全性を確保し，変化する患者の状態や能力に応じて，さらには予後を考慮したうえで環境調整や助言を行う．

3．苦痛を緩和することが主体となる時期

1）ポジショニング指導

がんが進行してくると，がん性疼痛や胸水・腹水，全身浮腫などさまざまな苦痛が出現し，増強してくる．苦痛が強いと安静時も労作時も関係なく患者は身体を休めることが困難となる．「身の置き所がない」と訴える患者もいる．安楽な姿勢を提案し，まずは患者が楽に休めるように配慮する．疼痛，息苦しさ，腹部膨満感，身体の重だるさなど苦痛の種類に応じてポジショニングを行っていく．

ポジショニングを行う前に褥瘡や脆弱な箇所がないか，皮膚の状態を確認する．るい痩が進んでいる患者の場合，骨の突出部位に体圧がかかりやすいため十分に注意し，新たな皮膚トラブルが生じないよう配慮する．必要に応じて除圧が可能なマットレスの導入や，変更調整なども行う．

ポジショニングは，まず患者が楽と感じる姿勢を確認し，その状態が安楽に保持できるよう支援していく．身体とベッド（または布団）の隙間をタオルやクッションなどで埋めるように設置し，支持基底面を増やし，姿勢が安定するよう調整していく（**図3**）．

浮腫がある場合は，浮腫が生じている部位を軽く挙上位にしたり，上肢であれば肩を軽く外転位にし脇と上腕の間に，下肢であれば両下肢の間にタオルやクッションなどを挟むようにし，皮膚と皮膚が長時間接触しないようにすることで摩擦や湿潤などの不快感の軽減を図る．

呼吸苦や腹部膨満感がある患者は，臥位よりも座位が安楽な姿勢となる場合がある．脊椎転移による疼痛や骨折のリスクなどの制限がなければ，体幹の前傾や後傾を補助するようなポジショニングを行う．

ポジショニングを行う際には，どの姿勢においてもある程度は患者自身が寝返りなどの

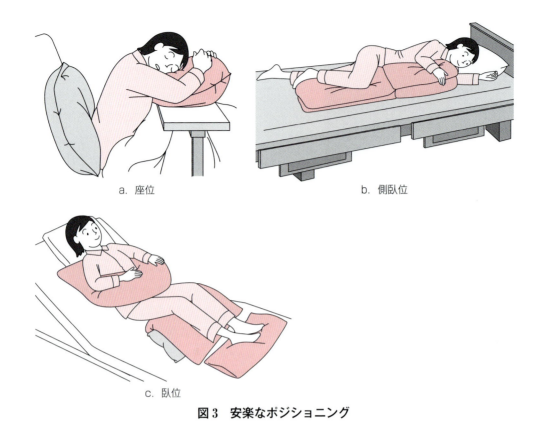

図3 安楽なポジショニング
a. 座位　b. 側臥位　c. 臥位

姿勢変換ができる余裕をもたせるよう配慮する．患者は常に同じ姿勢が安楽とも限らず，いったんは楽になっても数秒・数分以内で苦痛が出現することもあり，その時々の状態に合わせて調整していく．また，これらを患者家族にも指導していく．

2）マッサージやストレッチなどの徒手療法

マッサージはがん性疼痛の緩和に有効であるという報告は多く[13]，リラクセーション目的としても疼痛部位やその周囲をマッサージすることは臨床的によく行われる．疼痛部位が同定しにくい場合や，疼痛部位がその時々で変化する場合もあるため，患者の訴えや要望に合わせて適宜対応していく．また，患者の皮膚は脆弱な場合もあり，摩擦や圧迫に注意し，マッサージがかえって疼痛を増強してしまうこともあるため，マッサージやストレッチの必要性を十分に考慮したうえで実施する．

リンパ浮腫や全身浮腫を生じている患者に対しては，全身状態に合わせてリンパマッサージを実施する．バンテージを使用した圧迫療法や運動療法なども必要に応じて実施する場合もあるが，訪問中の限られた時間でドレナージを目的とするよりも，症状緩和を目的としたマッサージを実施することが多い．また，見た目を気にしている患者も多く，マッサージ後に浮腫みが軽減するだけでも喜ばれることがある．リンパ浮腫は，リンパ節郭清術後で生じたものや，リンパ節転移や腫瘍による静脈の圧排で生じている場合などがあるが，がん終末期でみられる浮腫では循環不全や低蛋白血症などによる全身性浮腫を合併しているため，患肢のみでなく体幹までに及ぶことも多い．この場合，積極的な浮腫の軽減ではなく，浮腫による皮膚の張りや圧迫感を緩和させることが中心となる．マッサージに

より痛みや不快感を伴う場合には，無理をして続けるのではなく，伸縮性ガーゼ包帯を用いた多重層包帯法やチューブ包帯などによる軽度の圧迫にとどめる[14]．

　病状の進行や意識レベルの低下により臥床状態が続いている患者は，不動により筋や皮膚の柔軟性が低下し，安楽な姿勢をとるための同一肢位が長時間続くことで拘縮を生じてしまうこともある．患者に負担がかからない範囲でストレッチングやROM運動を実施し，関節の拘縮や変形を予防することは患者の尊厳ある姿を最期の時まで保持するためにも重要であり，亡くなる直前まで継続することが可能である．

3）呼吸介助とリラクセーション

　がん患者において呼吸困難は苦痛度も高く，「息ができない＝死」という恐怖心も伴う．呼吸困難は，不安や抑うつなど精神的ストレスと関係する[15]ことも指摘されており，在宅酸素療法の利用やオピオイドを使用し，可能なかぎり苦痛の緩和が図られる．呼吸介助では換気量の増大や努力性呼吸を緩和する目的で，患者の呼吸に合わせて安楽に呼吸ができるよう介助していく．肋骨に転移がある場合は，無理に介助を行う必要はないが，安全性を医師に確認したうえで，疼痛が生じないよう手を当てる部位に注意し，胸郭の周囲にタオルを重ねるなどし，施術者の手の圧迫や摩擦を軽減するよう配慮する．また，可能であれば体位ドレナージと呼吸介助を組み合わせ，必要に応じて排痰を促す．

　努力性の呼吸をしている患者で，頸部や肩甲帯周囲筋の筋緊張の高まりや咳嗽が多い患者は，強制呼気筋を中心に広背筋や腰方形筋などが疲労を起こしていることも多く，それらの筋に対しマッサージやストレッチングをすることも呼吸筋疲労の軽減やリラクセーションとして有効な場合がある．

4．評価と効果判定

　在宅がん患者の評価で重要となってくるのは主にADLと苦痛である．

　ADLの評価には機能的自立度評価法（FIM：Functional Independence Measure），BI（Barthel Index），Katz Indexなどを用いることが多いが，点数だけが重要なのではなく，何が制限因子になっているのか，どうすれば改善するのかを考える必要がある．点数が変化しなくても，患者が主観的に楽にADLができることや家族の介護負担の軽減などが結果として望まれることもある．

　苦痛を評価する際には，患者の身体的・精神的負担の少ないよう，簡便で患者が答えやすいものを使用する．また，認知機能や精神状態が正常に保たれている状態であることが望まれるが，終末期の患者や脳腫瘍などで意識レベルの低下やせん妄，認知機能の低下などの疑いがある患者については正確な評価が困難な場合もあり，事前に意識状態や精神状態の確認を行う必要もある．

　疼痛の評価は，日常生活への影響，痛みのパターン，強さ，部位，経過，性状，増悪因子・軽快因子，現在行っている治療の反応，レスキュー・ドーズの効果と副作用に分けて行う[16]．疼痛の強さについては，臨床的には簡便に使用できるNRS（Numerical Rating Scale），VAS（Visual Analogue Scale），VRS（Verbal Rating Scale），FPS（Faces Pain Scale）などを用いることが多い．

　呼吸状態の評価として，呼吸回数やSpO2の測定，呼吸音の聴診，呼吸のリズム，胸郭の動き（呼吸の深さなど），呼吸筋・呼吸補助筋の状態，チアノーゼの有無などを確認する．息切れ・呼吸困難の評価としては，修正Borgスケール，VAS，NRSなどが簡便である．ある程度ADLが保たれている場合は，F-H-J（Fletcher-Hugh-Jones）分類，MRC息切れスケール（British Medical Research Council）など

を用いて評価を行う．意識レベルや認知機能の低下などにより，患者自身で疼痛を訴えることが困難な場合もあるため，患者の表情，声や話し方，身体の動き，様子や行動，他人との関わりの変化，日常生活パターンの変化，精神状態の変化などを参考にすることも重要である[16]．

理学療法の効果として，評価に用いたスケールの点数が変化することやオピオイドの使用量が減少するなどが望まれるが，患者に「楽になった」と感じてもらうことが重要である．しかし，何の反応・結果を得ることができない場合も多くあるため，医師や看護師に相談しながら理学療法の内容や実施を検討することも重要である．

在宅がん患者に対する理学療法のエビデンス，トピックスは何か？

訪問リハビリテーションや理学療法の効果について事例報告は多数あるが，がん患者のみを対象にした研究はわが国ではほとんど行われていない．がん患者を対象にした研究ではないが，訪問リハビリテーションによる運動プログラムの実施により死亡例やADL悪化例を減らし，生活機能向上（ADL遂行能力拡大）に効果的である[17,18]ことや筋力強化，ROM練習，バランス練習などの理学療法により身体機能だけでなく健康関連QOL（HRQOL：Health Related Quality of Life）が退院後早期に有意に改善するとの報告がある[19]．

訪問リハビリテーションは，医療機関での入院中の理学療法とは異なり介入頻度が低いため，ホームエクササイズやほかのサービスを活用しなければ効果的な運動機能向上は困難である[20]．特にがん患者では，さまざまな病態像や疾患の進行による影響により短期間でADLの低下が生じやすく，運動機能の向上を図るには限界がある．在宅進行がん・末期がん患者の運動機能に対する運動療法の効果について，労作時の息切れ，疼痛，運動時の倦怠感の改善，ADL，QOL改善などの効果が報告されており，サーキットトレーニングや筋力トレーニング，自転車エルゴメータなどの有酸素運動での運動療法が推奨されている[21]．しかし，在宅がん患者に対し，実施困難な運動内容も含まれているため，わが国の在宅がん患者に対する理学療法の効果については今後検証が必要である．

末期がん患者に対し，多職種によるチームでの関わりが健康関連のQOLだけでなく疼痛や生命予後の改善に効果があることが報告されている[22]．理学療法士が訪問スタッフの一員として多職種との連携を図る中で，運動機能の向上や，苦痛の緩和，患者のADL能力とそれに合わせた屋内環境などの評価・環境設定など，専門性を活かした介入が重要である．また，その具体的な効果を明らかにし，病院などの医療機関のみならず患者が自宅でも安心して療養できるよう支援していくことが求められる．

Conclusion

在宅がん患者は身体的にも精神・心理面においてもさまざまな問題を抱えている．在宅がん患者の理学療法は，多様な患者の病態や状態，要望に応じてADLを維持・改善することや苦痛を緩和することを目的に，家族に対する指導や住宅環境の調整も含めた介入を行う．効果判定には主にADLや苦痛の評価が重要となる．在宅がん患者に対する理学療法のエビデンスについては今後検証が必要であるが，多職種と連携しながら専門的に関わり，患者が在宅生活を安心して送れるよう支援することが重要である．

文献

1) Teunissen SC, et al：Symptom prevalence in patients with incurable cancer：a systematic review. *J Pain Symptom Manage* **34**：94-104, 2007
2) 恒藤 暁：末期がん患者の現状に関する研究．ターミナルケア **6**：482-490, 1996
3) Morita T, et al：Palliative care team：the first year audit in Japan. *J Pain Symptom Manage* **29**：458-465, 2005
4) 山本和男，他：がん患者と呼吸リハビリテーション―非周術期を中心に．癌と化療 **47**：787-790, 2015
5) Smith EL, et al：Dyspnea, anxiety, body consciousness, and quality of life in patients with lung cancer. *J Pain Symptom Manage* **21**：323-329, 2001
6) 恒藤 暁：がんの緩和ケア．綜合臨牀 **52**：3258-3264, 2003
7) Page MS, et al：Putting evidence into practice：evidence-based interventions for sleep-wake disturbances. *Clin J Oncol Nur* **10**：753-767, 2006
8) Minagawa H, et al：Psychiatric morbidity in terminally ill cancer patients. A prospective study. *Cancer* **78**：1131-1137, 1996
9) 冨田裕一郎：がん患者の精神症状の評価法と治療法．心身医学 **52**：1102-1109, 2012
10) Akechi T, et al：Major depression, adjustment disorders, and posttraumatic stress disorder in terminally ill cancer patients：associated and predictive factors. *J Clin Oncol* **22**：1957-1965, 2004
11) Uchitomi Y, et al：Depression and psychological distress in patients during the year after curative resection of nonsmall-cell lung cancer. *J Clin Oncol* **21**：69-77, 2003
12) Okamura H, et al：Psychological distress following first recurrence of disease in patients with breast cancer：prevalence and risk factors. *Breast Cancer Res Treat* **61**：131-137, 2000
13) 辻 哲也：進行がん・末期がん患者におけるリハビリテーションの概要．辻 哲也（編）：がんのリハビリテーションマニュアル―周術期から緩和ケアまで．医学書院，2011，pp261-262
14) 佐藤佳代子（編）：リンパ浮腫の治療とケア 第2版．医学書院，2010，p107
15) Tanaka K, et al：Factors correlated with dyspnea in advanced lung cancer patients：organic causes and what else? *J Pain Symptom Manage* **23**：490-500, 2002
16) 足立誠司，他：痛みの包括的評価．日本緩和医療学会 緩和医療ガイドライン作成委員会（編）：がん疼痛の薬物療法に関するガイドライン 2014年版．金原出版，2014，pp31-35
17) Zidén L, et al：Home rehabilitation after hip fracture. A randomized controlled study on balance confidence, physical function and everyday activities. *Clin Rehabil* **22**：1019-1033, 2008
18) Outpatient Service Trialists：Therapy-based rehabilitation services for stroke patients at home. Cochrane Database Syst Rev, 2003, CD002925
19) Tsauo JY, et al：Effects on function and quality of life of postoperative home-based-physical therapy for patients with hip fracture. *Arch Phys Med Rehabil* **86**：1953-1957, 2005
20) 金谷さとみ：地域理学療法ガイドライン．理学療法学 **43**：196-203, 2016
21) 水落和也：運動機能低下に対する理学療法の効果．日本がんリハビリテーション研究会（編）：がんのリハビリテーションベストプラクティス．金原出版，2015，pp204-208
22) 西澤芳男，他：拡大学際的医療チームと単独医療チームによる末期癌患者種慢性疼痛，健康関連QOL，生命予後改善効果の比較検討．慢性疼痛 **23**：145-156, 2004

13 がん患者に対する物理療法
―電気刺激療法を中心に

庄本康治[*1]

> **Key Questions**
> 1. がん性疼痛に対する TENS の適応,禁忌,実施方法はどのようなものか?
> 2. がん患者の筋力低下に対する NMES の適応,禁忌,実施方法はどのようなものか?
> 3. がん患者に対する物理療法(電気刺激療法)のエビデンス,トピックスは何か?

はじめに

さまざまな電気治療があるが,がん患者に対しては経皮的電気刺激(TENS:Transcutaneous Electrical Nerve Stimulation)と神経筋電気刺激(NMES:Neuromuscular Electrical Stimulation)が近年使用されつつある.TENS は直訳すると経皮的電気刺激であるが,ほとんどの電気治療は経皮的に実施するので,治療目的を反映していない用語である.そこで本稿では,米国国立衛生研究所(National Institute of Health),米国理学療法士協会,英国国民保険サービス(National Health Service),カナダ理学療法士協会,国際疼痛学会(IASP:International Association for the Study of Pain)と同じく,鎮痛目的の電気治療を TENS と定義づけることにする.

NMES は電気刺激による筋力増強を目的としている.TENS,NMES の双方は運動療法の補完的治療であり,適切に使用することで効果的に作用できると考えている.本稿では TENS,NMES の理論,実際の方法,研究報告,禁忌などについて論述する.

経皮的電気刺激について

1. 経皮的電気刺激の分類

1)感覚レベルの経皮的電気刺激

IASP では,50~100 Hz 前後の高周波数,低強度(疼痛と筋収縮を伴わない,感覚レベルの刺激),パルス幅が 50~200 μsec の TENS として位置づけている[1].筋収縮を引き起こさせずに鎮痛させたい場合に使用するが,運動療法との同時実施も可能である(**図1**).

2)運動レベルの経皮的電気刺激

IASP では,2~4 Hz 前後の低周波数,高強度(不快でない範囲での最大電流強度で筋収縮が起こる),パルス幅が 100~400 μsec の TENS として位置づけている[1](**図2**).

[*1] Koji Shomoto/畿央大学健康科学部理学療法学科

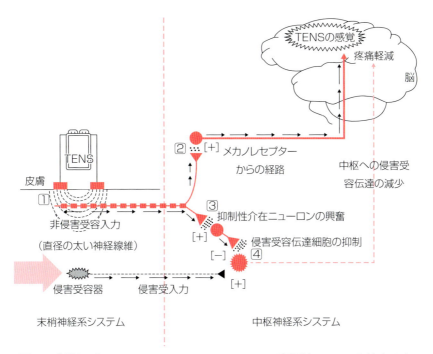

図1　感覚レベル TENS, conventional TENS, 高周波 TENS の鎮痛メカニズム（文献 2）より改変引用）

TENS：経皮的電気刺激

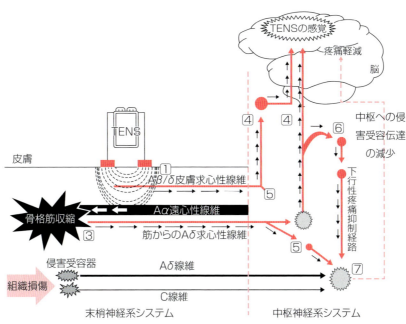

図2　運動レベル TENS, acupuncture-like TENS, 低周波 TENS の鎮痛メカニズム（文献 2）より改変引用）

TENS：経皮的電気刺激

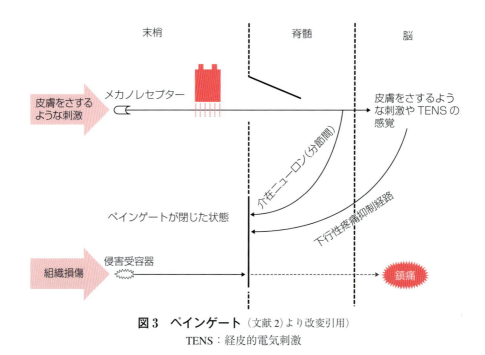

図3 ペインゲート (文献2)より改変引用)
TENS：経皮的電気刺激

2．経皮的電気刺激による鎮痛メカニズム

1）ペインゲート

　Melzackら[2]は，1965年にゲートコントロール理論を発表し，TENSの鎮痛メカニズムとした．ゲートコントロール理論は，疼痛と関係しない直径の太い神経線維をTENSで同時に刺激することで，細い神経線維によって伝導される侵害受容刺激の上位中枢への伝達が減少するという考え方である（図3）．その後，ゲートコントロール理論の解剖学的，生理学的問題点が明らかになったが，末梢から脊髄へさまざまな刺激を入力することで鎮痛できることは明らかである[2]．

2）下行性疼痛抑制経路と神経薬理学的効果

　臨床場面ではTENS終了後でも鎮痛効果が持続し，通電時のみに成立するゲートコントロール理論以外の鎮痛メカニズムがあると考えられていたが，ほかの鎮痛メカニズムが作用することが多くの研究[3〜12]から報告されている．高周波TENSでは，脳脊髄液内のベータエンドルフィンとダイノルフィンの濃度を上昇させる[8]．高周波TENSではオピオイド受容体（特にδオピオイド受容体），ムスカリン受容体，GABAA受容体などを含めた内因性抑制メカニズムを活性化して鎮痛させると考えられている[10〜12]（図1）．低周波TENSでは，下行性疼痛抑制経路によるセロトニン放出増大，中脳水道周囲灰白質（PAG：Periaqueductal Grey）や吻側延髄腹内側部（RVM：Rostral Ventromedial Medulla）経路によって鎮痛していて，オピオイド（特にμオピオイド受容体），GABA，セロトニン，ムスカリン受容体を活性化する[5〜7,10〜12]（図2）．また，動物実験レベルであるが，低周波・高周波TENSの双方が健常動物や慢性痛モデルの脊髄後角ニューロンの活動を抑制し，痛覚過敏の減少を引き起こす[13〜17]（表1）．

3．経皮的電気刺激の適応と実際

1）術後急性期に対する経皮的電気刺激

　TENSはさまざまな術後急性痛に対して使用されているが，急性痛に対しては特に鎮痛

表1 TENSに関与している神経化学物質（文献2）より改変引用）

神経化学物質	低周波TENS（5 Hz前後まで）	高周波TENS（80～200 Hz前後まで）
オピオイド	μオピオイド受容体（脊髄と脊髄上位）	δ, κオピオイド受容体（脊髄と脊髄上位）
GABA（ガンマアミノ酪酸）	GABAの濃度上昇	GABAの濃度上昇．GABA（A）受容体（脊髄）
グリシン	影響なし	影響なし
セロトニン	セロトニン濃度（5-HT）上昇．5-HT（2），5-HT（3）受容体（脊髄）	
ノルアドレナリン	alpha 2受容体（末梢神経）	alpha 2受容体（末梢神経）
アセチルコリン	ムスカリン（1），ムスカリン（3）受容体（脊髄）	ムスカリン（1），ムスカリン（3）受容体（脊髄）
アスパラギン酸，グルタミン酸		グルタミン酸とアスパラギン酸の減少．高周波と低周波TENSを同時に実施すると濃度上昇

TENS：経皮的電気刺激

効果が高いと考えられている[18]．本稿では，腹部外科手術後症例に対するTENSの実際について論述する．手術直後からTENSを実施するが，感覚レベルTENSから開始し，痛みの増悪が起こらなければ電流強度を可能なかぎり上昇させ，軽い筋収縮を引き起こす運動レベルTENSを実施する．一定した見解はないが，刺激波形は皮膚への悪影響が少ない二相性対称性パルス波，周波数は1～250 Hzで変調，パルス幅100～300 μsec，不快感を伴わないレベルでの最大電流強度で実施している[19]．周波数変調が機器側で困難であれば，低周波刺激と高周波刺激の機器をおのおの1台ずつ使用してもよい．

オピオイドを投与されている症例が多いが，オピオイドの多くがμオピオイド受容体に結合する．オピオイドローテーションを実施している症例では，μオピオイド受容体に耐性が生じていることが予測される．低周波TENSでもμオピオイド受容体を介して鎮痛することが報告[20,21]されているので，オピオイドローテーションを実施している症例では100～250 Hz前後の高周波TENSを実施して，δオピオイド受容体を介して鎮痛させることが望ましいと考えている．

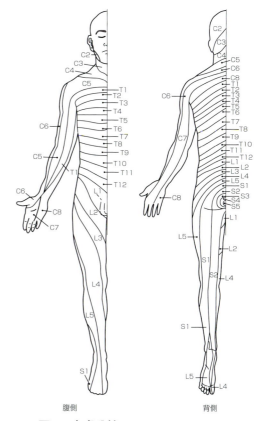

図4 皮膚分節（文献22)より改変引用）

電極貼付部位は先行研究によってさまざまであるが，図4の皮膚分節を参考に術創部の同一皮膚分節に平行に貼付し，創傷をまたが

ないようにして2チャンネルで刺激する（**図5**）．感染のリスクを低下させ，電極を除去する時の皮膚損傷を予防するために術創部と最低でも5cm離して電極貼付すればよいが，チャンネル数を増加したほうが提供する総電荷量が増大し，結果として鎮痛しやすいと考えられている[2]．治療時間は24時間実施している先行研究もあるが，われわれは術直後から術後48時間前後は1〜2時間のTENSを数セット実施している．また，ポータブル型のTENS機器を使用して，起居，歩行時，呼吸理学療法時（特に咳嗽時）に実施している．鎮痛効果はTENS開始直後から認められるが，治療開始後30分〜1時間程度でほとんどの症例で鎮痛が認められる．自己調節鎮痛法（PCA：Patient Controlled Analgesia）を実施している場合は，最初にTENSを実施し鎮痛効果をさらに獲得しようとする場合に補完的に鎮痛薬を投与するように指導すれば，鎮痛薬使用量を減少でき，結果的に副作用を減少させることも可能である．ノセボ効果[23]と心理的悪影響を最小にするための事前のインフォームドコンセントは必須であるが，術前の予備的実施ができれば望ましい．

2）骨転移性がん性疼痛に対する経皮的電気刺激

コクラン・システマティックレビュー[24]では，ランダム化比較試験（RCT：Randomized

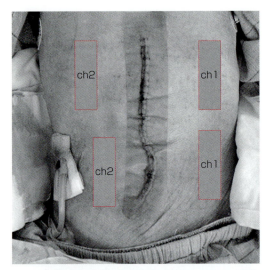

図5　腹部外科手術後症例に対するTENS電極貼付方法
TENS：経皮的電気刺激

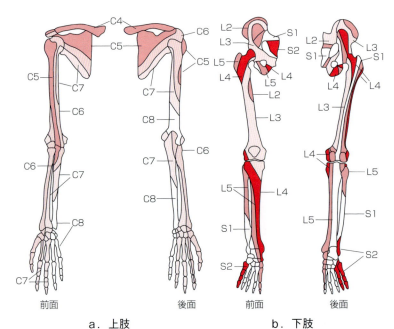

a．上肢　　　　　　　b．下肢
図6　スクレロトーム（文献26)より引用）

Controlled Trial）が少なく，質的問題も多く，TENS の鎮痛効果は不明と報告されている．実現可能性研究（feasibility study）であるが，TENS が骨転移性がん性疼痛を軽減するかもしれないとの報告[25]もある．TENS の刺激パラメーターは，腹部外科手術後と同一であるが，スクレロトーム（硬節，図6）を考慮して電極貼付部位を決定している．スクレロトームは，1944 年に Inman ら[26]の健常人での実験から報告されているが，McCredie ら[27]は，サリドマイド症例の 378 肢中，279 肢（73.5％）で四肢欠損領域がスクレロトームと一致したと報告している．また，メロレオストーシスの診断基準としても使用されている[28]．疼痛刺激が入力される脊髄髄節レベルを図6のスクレロトームで判断し，同一皮膚分節上に電極貼付するのがよいと考えている．電流強度は強いほど鎮痛効果があるが，骨強度に問題がある場合の運動レベル TENS は禁忌である．皮膚やその他の問題で電極貼付できない場合は，反対側肢の同一部位，傍脊柱部位に電極貼付（図7）して TENS を実施することで鎮痛する場合も多い．前述したが，オピオイドに耐性のある症例では，オピオイドと同様の鎮痛メカニズムを呈する低周波 TENS が無効であると報告[20,21]されているので，高周波 TENS の実施が望ましい．

3）神経障害性疼痛

神経障害疼痛（neuropathic pain）に対する TENS は RCT も少なく，システマティックレビューもされていない状況である．末梢性神経障害性疼痛のほうが中枢性神経障害性疼痛よりも鎮痛効果があるという報告[29]が多い．電極貼付部位としては，疼痛部位周辺の主要な末梢神経が皮膚表層を走行している部位（図8）や，反対側肢，傍脊柱部位周辺（図7）などに複数チャンネルで組み合わせて患者の反応を評価しながら貼付することが重要である．強い電流強度で実施すると疼痛が増悪する場合もあるので，感覚レベル TENS から開始し，漸増的に電流強度を上昇させることが重要である．

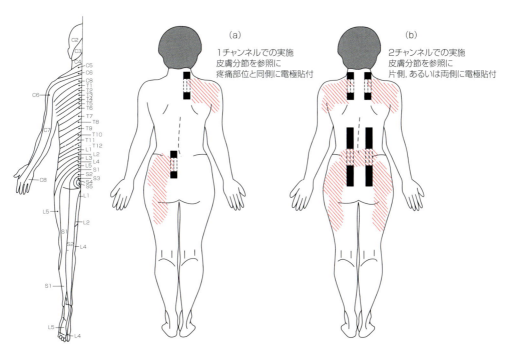

図7　傍脊柱部位への電極貼付（文献2）より改変引用）

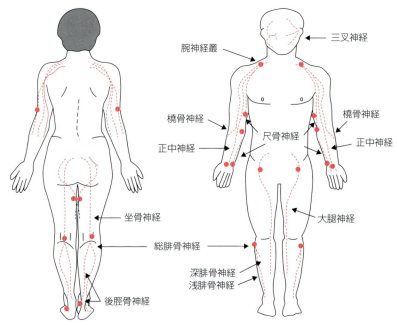

図8 主要な末梢神経（文献3)より改変引用）
🔴は神経が皮膚表面を走行している場所を示している

神経筋電気刺激について

1. 神経筋電気刺激による筋力増強メカニズム

神経筋電気刺激による筋力増強メカニズムとしては，随意的筋力増強運動と同様に過負荷の原理が関係している[30]．随意的筋力増強運動では，負荷をかけることによって初期刺激要因を通して骨格筋内での蛋白合成増大，蛋白分解の抑制が起こり，筋線維が肥大する[31]．初期刺激要因である成長ホルモンが産生を促進するIGF-1（インスリン様成長因子1)は筋蛋白合成増大作用があり，骨格筋の増大と修復に重要であるが，NMESによってもIGF-1が増大する[31]．また，NMESは筋蛋白分解を促進するユビキチン-プロテアソーム系の活動を抑制し[32]，サテライト細胞を活性化させる[33]．これらによってNMESも筋肥大が起こることがわかっているが，ほかにもNMESによる中枢神経系への感覚入力増大による中枢性効果が報告[35]されている．しかし，がん患者に限定したNMESによる筋力増強に関する研究はまだ少なく，効果も明らかでない．

2. 神経筋電気刺激の適応と実際

1) 神経筋電気刺激の刺激パラメーター

一般的には，二相性対称性パルス波，周波数50〜100 Hz，パルス幅200〜500 μsec，オンオフ比1：3〜5（5〜10 sec オン/10〜50 sec オフ），刺激強度は耐えられる最大強度で実施する[35]．脱神経筋に対する刺激であれば，パルス幅を最低でも1 msec（1000 μsec）に設定しないと筋収縮が起こらず，不快感が強くなるが，可能なかぎりパルス幅を長くしたほうがよいと思われる[35]．電流強度が強いと筋力増強効果が大きいと考えられるが，運動閾値以下でも筋力増強効果があるとの報告[36]もあり，症例によって使い分けるべきである．一般的治療時間は20〜60分/日で，3〜6日/週程度の頻度で実施している[35]．必要に応じて，重錘，セラバンドなどで抵抗をかけるが，下

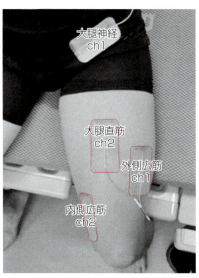

図9 大腿四頭筋への正しい電極貼付
大腿神経の電極サイズは5×5 cmでもよい

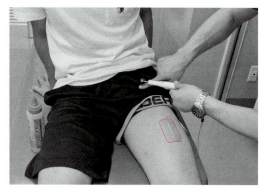

図10 大腿神経とモーターポイントの探索について
大腿神経を刺激すると筋出力が顕著に増大する

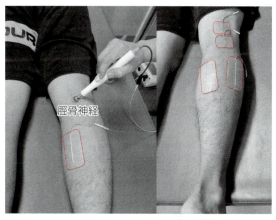

図11 下腿三頭筋への電極貼付方法

腿三頭筋では過度な底屈位による痙攣を予防するために底背屈中間位で固定するように抵抗をかける[35]．大腿四頭筋での実施肢位は背臥位か座位でよいが，背臥位では膝窩部に枕などを入れ，膝関節屈曲位とする．NMES開始と同時に随意的筋収縮を同期させてもよい[35]．

2）電極貼付部位と探索方法について

大腿四頭筋では，**図9**のように大腿三角内の大腿神経が最も表層を走行する場所，大腿直筋，内側広筋，外側広筋のモーターポイントに電極貼付するが，電極サイズは一般的には5×9 cmの自着性電極を使用する．最初に大腿直筋の任意部位に1枚の電極を貼付し，**図10**のような小さい電極に超音波ジェルを塗布し，1 Hzの周波数で大腿三角内の大腿神経を探索する．この時に最も強く筋収縮が起こる部位に大腿神経が走行していて，ここに電極の中央が位置するように貼付し，同様に大腿直筋，内側広筋，外側広筋のモーターポイントを同定する．下腿三頭筋では**図11**のように膝窩部の脛骨神経が最も表層を走行する場所，腓腹筋内側・外側頭のモーターポイントに電極貼付する．大腿神経と同じ方法で脛骨神経を同定してから，腓腹筋に電極を貼付する．電極サイズは5×9 cm，あるいは5×5 cmの自着性電極を使用する場合が多い．

経皮的電気刺激と神経筋電気刺激の禁忌，注意事項

心臓ペースメーカーなどの生体内電気刺激装置装着者，妊婦，てんかん症例は絶対的禁忌となる[2]．しかし，腰部，頸部，ペースメーカー埋め込み側の左下肢，左上肢にTENSを実施しても影響がなかったとの報告[37]もある．また，心疾患症例に対する胸部への電極

貼付，胸郭前後への電極貼付，治療可能な活動的悪性腫瘍周囲への電極貼付，出血傾向の強い部位，脳室腹腔シャント術後（バルブへの影響が不明），深部静脈血栓症，頸動脈洞上への電極貼付，重度認知症や精神障害患者も禁忌に準ずる[2]．筋腱修復術後急性期，重度な骨粗鬆症や骨折のリスクが高い症例に対する強い筋収縮を伴う運動レベルTENSとNMESも禁忌となる[2]．また，皮膚が過敏な症例，知覚障害，開放創を呈する症例では注意が必要である[2]．人工関節置換術ではさまざまな金属，セラミックなどを使用しているが，基本的には禁忌とはならない[2]．しかし，干渉波治療によって皮膚損傷を起こした症例報告[38]があり，深部に影響を与えると考えられている干渉波の使用は避けたほうがよいと思われる．2007年4月以降の医療機器はEMC規格に適合しているが，TENS，NMES実施時に心電図に影響を与える可能性があるため，初回治療時には徐々に電流強度を上昇させてその影響をチェックすべきである．また，双方の治療ともに電極が皮膚と完全に接触することで皮膚損傷を予防可能であり，電極を軽く圧迫してもよい[2,34,35]．

おわりに

TENSとNMESの理論，実施方法について具体的に論述した．双方の治療ともに患者のニードを把握して慎重に実施し，その他の理学療法とうまく組み合わせることで一部のがん患者によりよい結果を引き出せると考えている．双方の治療による副作用は基本的には認められないが，皮膚損傷，骨折，疼痛の増強には注意すべきである．

Conclusion

術後急性痛に対するTENSの鎮痛効果はシステマティックレビューでも肯定的報告[18]があるが，わが国ではほとんど実施されていないのが現状であり，臨床での実施が望まれる．骨転移性がん性疼痛や神経障害性疼痛に対するTENSについては，一部の症例には効果的に作用する可能性があり，薬物療法の補完的治療として実施すべきである．NMESによる筋力増強に関して，慢性閉塞性肺疾患，心不全，胸部がん症例を分析したコクラン・システマティックレビューでは，NMESによって大腿四頭筋筋力，歩行持久力が改善したと報告[39]している．運動療法との組み合わせでよい結果を得られる可能性もあるが，悪液質の影響を受けてNMESの効果が少ない症例も存在すると予測される．また，今後は基礎・臨床研究はもちろんのこと，機器開発についても協働して進めていかなければいけないと考える．

文献

1) Johnson MI：Transcutaneous Electrical Nerve Stimulation (TENS)—Research to Support Clinical Practice. Oxford University Press, Oxford, 2014
2) Melzack R, et al：Pain mechanisms：a new theory. *Science* **150**：971-979, 1965
3) Levin MF, et al：Conventional and acupuncture-like transcutaneous electrical nerve stimulation excite similar afferent fibers. *Arch Phys Med Rehabil* **74**：54-60, 1993
4) Radhakrishnan R, et al：Deep tissue afferents, but not cutaneous afferents, mediate transcutaneous electrical nerve stimulation-induced antihyperalgesia. *J Pain* **6**：673-680, 2005
5) DeSantana JM, et al：Transcutaneous electrical nerve stimulation at both high and low frequencies activates

ventrolateral periaqueductal grey to decrease mechanical hyperalgesia in arthritic rats. *Neuroscience* **163**：1233-1241, 2009
6) Kalra A, et al：Blockade of opioid receptors in rostral ventral medulla prevents antihyperalgesia produced by transcutaneous electrical nerve stimulation (TENS). *J Pharmacol Exp Ther* **298**：257-263, 2001
7) Sluka KA, et al：Spinal blockade of opioid receptors prevents the analgesia produced by TENS in arthritic rats. *J Pharmacol Exp Ther* **289**：840-846, 1999
8) Salar G, et al：Effect of transcutaneous electrotherapy on CSF beta-endorphin content in patients without pain problems. *Pain* **10**：169-172, 1981
9) Han JS, et al：Effect of low- and high-frequency TENS on Met-enkephalin-Arg-Phe and dynorphin A immunoreactivity in human lumbar CSF. *Pain* **47**：295-298, 1991
10) Radhakrishnan R, et al：Spinal muscarinic receptors are activated during low or high frequency TENS-induced antihyperalgesia in rats. *Neuropharmacology* **45**：1111-1119, 2003
11) Maeda Y, et al：Releaes of GABA and activation of GABA (A) in the spinal cord mediates the effects of TENS in rats. *Brain Res* **1136**：43-50, 2007
12) Radhakrishnan R, et al：Spinal 5-HT (2) and 5-HT (3) receptors mediate low, but not high, frequency TENS-induced antihyperalgesia in rats. *Pain* **105**：205-213, 2003
13) Lee KH, et al：Inhibition of primate spinothalamic tract cells by TENS. *J Neurosurg* **62**：276-287, 1985
14) Sjölund BH：Peripheral nerve stimulation suppression of C-fiber-evoked flexion reflex in rats. Part 1：parameters of continuous stimulation. *J Neurosurg* **63**：612-616, 1985
15) Sjolund BH：Peripheral nerve stimulation suppression of C-fiber evoked flexion reflex in rats. Part 2. Parameters of low rat train stimulation of skin and muscle afferent nerves. *J Neurosurg* **68**：279-283, 1988
16) Garrison DW, et al：Decreased activity of spontaneous and noxiously evoked dorsal horn cells during transcutaneous electrical nerve stimulation (TENS). *Pain* **58**：309-315, 1994
17) Garrison DW, et al：Effects of prolonged transcutaneous electrical nerve stimulation (TENS) and variation of stimulation variables on dorsal horn cell activity. *Eur J Phys Med Rehabil* **7**：87-94, 1997
18) Johnson MI, et al：Transcutaneous electrical nerve stimulation for acute pain. *Cochrane Database Syst Rev* 2015, CD006142
19) Tokuda M, et al：Effect of modulated-frequency and modulated-intensity transcutaneous electrical nerve stimulation after abdominal surgery：a randomized controlled trial. *Clin J Pain* **30**：565-570, 2014
20) Léonard G, et al：Reduced analgesic effect of acupuncture-like TENS but not conventional TENS in opioid-treated patients. *J Pain* **12**：213-221, 2011
21) Chandran P, et al：Development of opioid tolerance with repeated transcutaneous electrical nerve stimulation administration. *Pain* **102**：195-201, 2003
22) Gilman S, et al：Manter and Gatz,s Essentials of Clinical Neuroanatomy and Neurophysiology 10th. FA Davis, Philadelphia, 2003
23) Agripino ME, et al：Influence of therapeutic approach in the TENS-induced Hypoalgesia. *Clin J Pain* **32**：594-601, 2016
24) Hurlow A, et al：Transcutaneous electric nerve stimulation (TENS) for cancer pain in adults. *Cochrane Database Syst Rev* 2012, CD006276
25) Bennett MI, et al：Feasibility study of Transcutaneous Electrical Nerve Stimulation (TENS) for cancer bone pain. *J Pain* **11**：351-359, 2010
26) Inman VT, et al：Referred pain from skeletal structures. *J Nerv Ment Dis* **99**：660-667, 1944
27) McCredie J, et al：Longitudinal limb deficiencies and the sclerotomes. An analysis of 378 dysmelic malformations induced by thalidomide. *J Bone Joint Surg Br* **81**：9-23, 1999
28) Rhys R, et al：Sclerotome distribution of melorheostosis and multicentric fibromatosis. *Skeletal Radiol* **27**：633-636, 1998
29) Kilinç M, et al：Effects of transcutaneous electrical nerve stimulation in patients with peripheral and central neuropathic pain. *J Rehabil Med* **46**：454-460, 2014
30) Maffiuletti NA, et al：Physiological and methodological considerations for the use of neuromuscular electrical stimulation. *Eur J Appl Physiol* **110**：223-234, 2010
31) Ardawi MS, et al：Physical activity in relation to serum sclerostin, insulin-like growth factor-1, and bone turnover markers in healthy premenopausal women：a cross-sectional and a longitudinal study. *J Clin Endocrinol Metab* **97**：3691-3699, 2012
32) Strasser EM, et al：Neuromuscular electrical stimulation reduces skeletal muscle protein degradation and stimulates insulin-like growth factors in an age- and current-dependent manner：a randomized, controlled clinical trial in major abdominal surgical patients. *Ann Surg* **249**：738-743, 2009
33) Fujimaki S, et al：Intrinsic ability of adult stem cell in skeletal muscle：an effective and replenishable resource to the establishment of pluripotent stem cells. *Stem Cells Int* **2013**：1-18, 2013
34) Maffiuletti NA, et al：Electrical stimulation for neuromuscular testing and training：state-of-the art and

unresolved issues. *Eur J Appl Physiol* **111**：2391-2397, 2011
35) 中村潤二：筋力低下に対する電気療法. 庄本康治（編）：最新物理療法の臨床適応. 文光堂, 2012, pp18-40
36) Hortobágyi T, et al：Neural adaptations to electrical stimulation strength training. *Eur J Appl Physiol* **111**：2439-2449, 2011
37) Rasmussen MJ, et al：Can transcutaneous electrical nerve stimulation be safely used in patients with permanent cardiac pacemakers? *Mayo Clin Proc* **63**：443-445, 1988
38) Ford KS, et al：Full-thickness burn formation after the use of electrical stimulation for rehabilitation of unicompartmental knee arthroplasty. *J Arthroplasty* **20**：950-953, 2005
39) Maddocks M, et al：Neuromuscular electrical stimulation for muscle weakness in adults with advanced disease. *Cochrane Database Syst Rev* 2013, CD009419

第4章

がんの理学療法関連のトピックス

　がんのリハビリテーション・理学療法の領域において，最近注目されている「高齢がん患者」「がんサバイバー」「社会復帰（復職）」に関して，最新のトピックスや対応策について，先駆的に取り組まれている先生方にわかりやすく解説していただいた．がんの治療中のみならず，がんの治療後の患者の生活・人生にも着目し，理学療法士として何ができるのかを考えていただきたい．

1 高齢がん患者のフレイル・サルコペニア

小野 玲[*1]

> **Key Questions**
> 1. 高齢がん患者のフレイル・サルコペニアが注目されているのか？
> 2. 高齢がん患者のフレイル・サルコペニアの診断・評価方法は？
> 3. 高齢がん患者のフレイル・サルコペニアへの介入効果やエビデンスはどのようなものがあるか？

高齢がんの疫学

内閣府の調査によると，わが国の総人口における65歳以上の割合（高齢化率）は26.7%（2015年10月1日現在）であり，世界で最も高齢化率の高い国である．高齢化率は今後ますます増加し，2060年の高齢化率は39.9%に達し2.5人に1人が65歳以上となる予想である．そのうち75歳以上の人口は総人口の26.9%（4人に1人が75歳以上）となると推計されている[1]．図1は年代別のがん罹患者の割合を示している．2012年にがんに罹患した人のうち，65歳から74歳は28.5%，75歳以上は41.5%であり，70%が65歳以上の高齢者である．また，がんによる死亡の割合は多くの年代で減少傾向であるが，75歳以上は増加の一途をたどっている（図2）．この傾向はわが国だけではなく，高齢社会，そして超高齢社会を迎えている先進各国において同様の傾向を示しており，米国の地域がん登録では全がんの発生の半数以上は65歳以上で，がんによる死亡の約70%は65歳以上である[2,3]．図3は米国の地域がん登録における，大腸・直腸がんと乳がんの時代ごとの治療改善効果を，診断を受けた年代別に示している（1990～1994年を基準とし，5年ごとの効果）．すべての年代において時代ごとの治療効果はあるものの，その効果は75～85歳において小さい．大腸・直腸がんでは1990～1994年に20～49歳の死亡率を1とした場合，2005～2009年は20～49歳の死亡率が0.55と約半分になっているが，75～85歳では0.88とその効果は20～49歳と比べると小さい[4]．つまり，新規がん罹患者が最も多くさらに近年その罹患数が増加し，なおかつ治療効果の薄い高齢者への対応が今後の課題であるといえる．

老年医学におけるフレイル・サルコペニア

高齢者は年齢によって症状，疾病，身体機能が画一的でなく，個別性が高い．この老年症候群の程度を総合的にとらえた高齢者総合

[*1] Rei Ono／神戸大学大学院保健学研究科

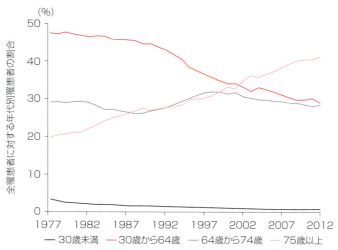

図1 地域がん登録全国推計によるがん罹患者割合の推移
(国立がん研究センターがん情報サービス「がん登録・統計」から改変引用)

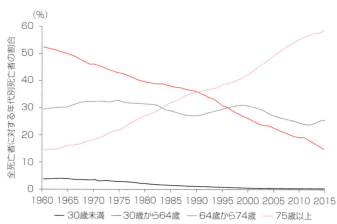

図2 人口動態統計による年代別がん死亡者割合の推移
(国立がん研究センターがん情報サービス「がん登録・統計」から改変引用)

機能評価(CGA:Comprehensive Geriatric Assessment)による評価と介入は,高齢者の予後と機能改善の効果的であることが明らかとなっている[5].フレイル・サルコペニアは老年症候群の原因,(同時)進行した状態であると位置づけられており,高齢者の個別性を考えるうえで重要な概念である.

1. フレイル

老年医学で考えられているフレイルは「身体機能の表現型による定義」と「身体機能低下数の合計による定義」と2つの概念が存在している.表現型(phenotype)による定義は,Friedら[6]による「高齢期において生理的予備能が低下することで,ストレスに対する脆弱性が亢進して不健康を引き起こしやすい状態」であり日常生活活動(ADL:Activities of Daily Living)障害の前段階としての定義である.フレイルの判定には,①体重減少,②筋力低下,③疲労感,④歩行速度の低下,⑤身体活動の低下の5つのうち,3つ以上に該当した場合となる.**表1**にFriedらの定義をも

Age groups, y	HR (95%CI)
20~49	
1990~1994	1 [Reference]
1995~1999	0.84 (0.79~0.90)
2000~2004	0.70 (0.66~0.76)
2005~2009	0.55 (0.51~0.60)
50~64	
1990~1994	1 [Reference]
1995~1999	0.86 (0.83~0.90)
2000~2004	0.72 (0.69~0.75)
2005~2009	0.57 (0.55~0.60)
65~74	
1990~1994	1 [Reference]
1995~1999	0.95 (0.92~0.99)
2000~2004	0.82 (0.79~0.86)
2005~2009	0.69 (0.66~0.73)
75~85	
1990~1994	1 [Reference]
1995~1999	1.00 (0.97~1.04)
2000~2004	0.95 (0.91~0.99)
2005~2009	0.88 (0.84~0.92)

a. Colon or rectum ($p=4.78\times10^{-42}$)

Age groups, y	HR (95%CI)
20~49	
1990~1994	1 [Reference]
1995~1999	0.82 (0.79~0.86)
2000~2004	0.63 (0.60~0.67)
2005~2009	0.43 (0.40~0.46)
50~64	
1990~1994	1 [Reference]
1995~1999	0.75 (0.72~0.79)
2000~2004	0.57 (0.54~0.59)
2005~2009	0.48 (0.45~0.51)
65~74	
1990~1994	1 [Reference]
1995~1999	0.87 (0.83~0.92)
2000~2004	0.69 (0.65~0.73)
2005~2009	0.62 (0.58~0.68)
75~85	
1990~1994	1 [Reference]
1995~1999	0.96 (0.91~1.02)
2000~2004	0.91 (0.86~0.97)
2005~2009	0.88 (0.82~0.95)

b. Breast (women only) ($p=1.18\times10^{-49}$)

図3 大腸・直腸がんと乳がんにおける時代ごとの治療改善効果（ハザード比：HR）：診断を受けた年代別の解析（文献4）より改変引用）

表1 わが国におけるフレイルの定義（文献7）より改変引用）

	NCGG-SGS（National Center for Geriatrics and Gerontology-Study of Geriatric Syndromes）による定義
体重減少	6カ月間で2~3kg以上の体重減少
筋力低下	握力低下 女性：＜18kg 男性：＜26kg
疲労感	（ここ2週間）わけもなく疲れたような感じがする 「自分は活力が満ちあふれていると感じますか」 上記質問に「はい」と回答
歩行速度の低下	8フィート（約2.44m）歩行速度 ＜1.0m/s未満
身体活動の低下	「軽い運動・体操をしていますか」 「定期的な運動・スポーツをしていますか」 上記のいずれの質問ともに「していない」と回答

とにわが国で使用できるように修正した，国立長寿医療研究センターのグループらのフレイルの定義[7]を記載した．もう一方は，Rockwoodら[8,9]のfrailty indexに代表される身体機能低下数の合計による定義である．これは，30~70項目の症状，疾病，身体機能障害や検査値の異常について高齢期の特有な症状をカウントするものであり，CGAに類似している．さまざまな高齢期特有の症状を重みづけなしに加算するため，フレイルの有無だけではなく，連続的な集積値として検討することもできる．

表現型（phenotype）によるフレイルの定義はADL障害の前段階を想定しているが，身体機能低下数の合計によるフレイルの定義はADL障害なども含んだ多項目の異常の集積

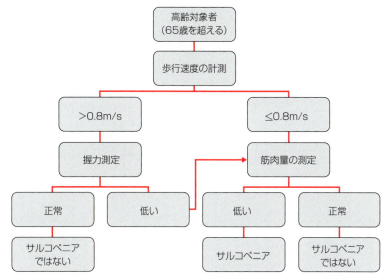

図4 EWGSOP の提唱するサルコペニアのアルゴリズム
（文献 12）より引用）

EWGSOP：European Working Groupon Sarcopenia in Older People, AWGS：Asian Working Group for Sarcopenia

表2 サルコペニアのアルゴリズムにおける EWGSOP と AWGS のカットオフ値の違い

		EWGSOP	AWGS
骨格筋量（SMI）	骨密度検査（DXA）法	男性：＜7.26 kg/m² 女性：＜5.5 kg/m²	男性：＜7.0 kg/m² 女性：＜5.4 kg/m²
	生体電気インピーダンス（BIA）法	男性：＜8.87 kg/m² 女性：＜6.42 kg/m²	男性：＜7.0 kg/m² 女性：＜5.7 kg/m²
握力		男性：＜30 kg 女性：＜20 kg	男性：＜26 kg 女性：＜18 kg

EWGSOP：European Working Groupon Sarcopenia in Older People, AWGS：Asian Working Group for Sarcopenia

であり，やや異なる概念であるといえる．近年，高齢者の ADL 障害や介護に至る前の段階をとらえる必要性，適切な介入によってフレイルからの脱却が期待できる集団を把握する重要性から，Fried らによる表現型（phenotype）を使用する場合が多い[10]．

2．サルコペニア

サルコペニアは加齢に伴って無意識のうちに起こる骨格筋量と骨格筋力の低下で，1989年に Rosenberg[11] よって提唱された．その後，筋力は筋量のみによって成り立っているわけではなく，直線的な関係だけではないことから，EWGSOP（European Working Group on Sarcopenia in Older People）は筋量の低下と筋機能（筋力または身体機能）の低下の両方が存在する場合にサルコペニアとすることを推奨し，**図4** のアルゴリズムを提案した[12]．しかし，欧米とアジアでは人種が異なるため，筋量，筋力，身体機能のカットオフ値が EWGSOP の推奨する値で望ましいか検討され，AWGS（Asian Working Group for Sarcopenia）[13] はアジア独自のカットオフ値を採用することを推奨している（**表2**）．

表3 高齢者総合機能評価の代表的なドメインと代表的な評価項目など

ドメイン	評価項目
身体機能	Activities of Daily Living（日常生活動作） Institutional Activities of Daily Living（手段的日常生活動作）
併存疾患	charlson comorbidity index Cumulative Illness Rating Scale
社会経済的	生活状況，収入，介護者の有無，経済的問題，交通機関へのアクセス
老年症候群	認知症，うつ，せん妄，転倒，骨粗鬆症，持続的めまい，自律性の喪失など
認知機能	mini mental state examination
多剤投与	投薬数，薬物間相互作用
栄養	Body Mass Index（体格係数） mini nutritional assessment

高齢がん患者の特徴

　高齢がん患者の特徴は高齢者の問題と同じであり，個別性が高い点にある．加齢に伴い疾患数は増加すると同時に，尿失禁，転倒，体重減少，めまい，視力低下といったさまざまな病態も増加する．これらの病態は老年症候群といわれ，1つ以上あるとADL低下のリスクは増加し，複数あるとADL低下のリスクもさらに増加する[14]．つまり，高齢がん患者はがんに罹患したときすでに老年症候群を有し，ADLが低下している可能性がある．老年医学の分野では高齢者の複雑な状態を把握することの重要性が認識されており，CGAによる多面的な評価がされている（**表3**）．

　がん患者においてCGAのドメインに含まれ一般的に用いられている測定項目は，身体機能に関する評価として患者の全身状態（PS：Performance Status）がある．PSは5段階のシンプルな尺度であり，治療適応基準の判定，治療効果の指標，生存期間の予測因子としての有用性が示されている[15]．しかし，PSだけでは必ずしも高齢がん患者の状態を反映しているとは言い難い．Repettoら[16]は65歳以上の高齢者がん患者363名を調査し，PSが0または1と良好にもかかわらず，2つ以上の併存疾患を有している人は13.0%，基本的ADLに制限のある人は9.3%，手段的日常生活動作（IADL：Instrumental Activities Daily Living）に制限のある人は37.7%であったと報告している．また，同じ集団で認知機能低下している人は27.1%，抑うつ状態の人は約40%で，この割合は加齢に伴い増加していたとしている．Hurriaら[17]は65歳以上の高齢がん患者の化学療法において，有害事象の発生はPSで予測できなかったが，転倒やADL能力，歩行能力，社会活動など高齢期の多面的評価が有用であったと報告した．

　以上のことから，高齢がん患者の状態をPSだけでなくADL，老年症候群などを含めたCGAのような状態を多面的にとらえる必要がある[18]．しかし，CGAは項目が多く測定には多大な時間がかかるという欠点があり，より簡便で感度特異度のよいCGAに代わる高齢者の個別性を測定可能な評価ツールの開発が望まれている．

高齢がん患者におけるフレイル・サルコペニア評価

1．フレイル

　老年医学と老年腫瘍学ではフレイルの概念が異なっている．老年医学では前述したように，Friedらに代表される表現型（phenotype）

表4 Japan Clinical Oncology Group による高齢がん患者の分類 (文献20)より引用)

分類		定義
fit		元気な非高齢者と同じ標準治療を受けることのできる状態(の患者)
unfit	vulnerable(脆弱)	元気な非高齢者と同じ標準治療は受けることはできないが,なんらかの治療を受けることはできる状態(の患者)
	frail(フレイル)	積極的な治療の適応にならないと思われる状態(の患者)(ベストサポーティブケアや緩和医療のみの治療の対象)

による定義である ADL 障害の前段階でまとまりつつある.一方,JCOG(Japan Clinical Oncology Group)は European Organisation for Research and Treatment of Cancer(EORTC)elderly task force が提唱する概念に準じて[19],患者の概念的分類を「fit」と「unfit」に分類し,「unfit」を状態に応じて「vulnerable(脆弱)」と「frail(フレイル)」に分類している[20](表4).つまり,老年医学のフレイルと老年腫瘍学の vulnerable(脆弱)がおおむね同義である〔本稿のフレイルという表現は老年腫瘍学の vulnerable(脆弱)を示していると考えられたい〕.高齢がん患者においては fit と unfit を治療前の段階で把握し,unfit な場合はより適切な治療選択を行うことが重要となる[21].

本来であればその個別性を測定するためにCGA を使用することが望ましいが,日常臨床での測定は煩雑である.そのため,CGA に代わりより簡便にフレイルを測定する尺度として G8(Geriatric 8)[22],VES-13(Vulnerable Elders Survey-13)[23],Groningen Frailty Index[24] などが開発されている.それぞれ,CGA の構成要素を反映している項目[25]は異なっているが,G8 が高齢がん患者のフレイル測定として推奨されつつある[25,26].G8 は合計得点が 0〜17 点であり 14 点以下をフレイルとし,JCOG では高齢がん患者に必須の尺度としている[27](表5).

2.サルコペニア

がん患者は治療過程で CT を撮るために,腰椎レベルでの CT による筋量の評価が可能となる.そのため,がん患者において腰部断面の筋量のみを用いてサルコペニアを同定した研究は多い.サルコペニアは筋量低下に筋機能(筋力または身体機能)低下が加わるため,筋量評価のみではサルコペニアを過大評価してしまう可能性がある.Makiura ら[28]は食道がんの診断で食道再建術予定の患者 104 名を対象に Asian Working Group for Sarcopenia(AWGS)で定義されたサルコペニアの有病率と術後合併症との関係を調査した.サルコペニアの有病率は 27.9%で,術前のサルコペニアは術後の呼吸器合併症発生と関係していた.また,筋量のみでサルコペニアを判定した場合,全例が AWGS の基準を下回っていたとしており,筋量のみの評価ではサルコペニアを過大評価している可能性を示唆した.がん患者において筋量のみでよいか,筋機能を追加したほうがよいのかは今後の研究成果が待たれる.

介入効果

高齢者におけるフレイル・サルコペニアへの介入による筋量,筋力,歩行能力の改善は多くの研究で報告されているが,ADL への影響は限定的である[29].一方で,高齢がん患者におけるフレイル・サルコペニアは予後予測のスクリーニングの要素が強く,介入に関

表5 G8（Geriatric 8）スクリーニングツール （文献27）より引用）

質問項目	該当回答項目
過去3カ月間で食欲不振，消化器系の問題，そしゃく・嚥下困難などで食事量が減少しましたか	0：著しい食事量の減少 1：中等度の食事量の減少 2：食事量の減少なし
過去3カ月間で体重の減少はありましたか	0：3 kg以上の減少 1：わからない 2：1〜3 kgの減少 3：体重減少なし
自力で歩けますか	0：寝たきりまたは車椅子を常時使用 1：ベッドや車いすを離れられるが，歩いて外出できない 2：自由に歩いて外出できる
神経・精神的問題の有無	0：高度の認知症または鬱状態 1：中程度の認知障害 2：精神的問題なし
BMI値	0：19未満 1：19以上21未満 2：21以上23未満 3：23以上
1日に4種類以上の処方薬を飲んでいますか	0：はい 1：いいえ
同年齢の人と比べて，自分の健康状態をどう思いますか	0：よくない 0.5：わからない 1：同じ 2：よい
年齢	0：86歳以上 1：80歳〜85歳 2：80歳未満

BMI：体格係数

する研究は少ない．Raoら[30]は，99名の入院しているフレイルな高齢がん患者に対してCGA評価と，それに基づく老年科の医師やソーシャルワーカーによる介入を行った．SF-36（Mos 36-Item Short-Form Health Survey）で測定した生活の質（QOL：Quality of Life）の一部の下位項目は改善したが，1年後の生命予後に違いは認めなかった．Hempeniusら[31]は，260名の手術を受けたフレイルな高齢がん患者の術後せん妄に対するリエゾン効果を検証したが，違いを認めなかった．

一方で，McCorkleら[32]は，高齢がん患者に対する看護師による在宅支援は生存期間を延長させたと報告している．高齢がん患者におけるフレイル・サルコペニアへの介入は，筋量，筋力への効果はもちろん，ADLや生命予後への影響も検討されるべきであるが，まだ十分なエビデンス集積には至っていない．がん腫や手術前，手術後，在宅など多様な状況が考えられるため，今後さらなる研究が望まれる．

Conclusion

　わが国では新規のがん罹患者の70%が65歳以上の高齢者であり，がんによる死亡の割合は多くの年代で減少傾向にもかかわらず，75歳以上は増加の一途をたどっている．高齢者は年齢によって症状，疾病，身体機能が画一的でなく，個別性が高い．高齢がん患者でも同様と考えられるため，フレイル・サルコペニアを測定することによって個別性を考慮したより適切な治療選択が得られる可能性がある．高齢がん患者のフレイル測定にはG8が推奨されており，治療開始前のスクリーニングツールとして有用である．一方で，高齢がん患者のフレイル・サルコペニアへの介入研究は十分でなく，今後さらなる研究が望まれる．

文 献

1) 内閣府：第1節 高齢化の状況（http://www8.cao.go.jp/kourei/whitepaper/w-2016/html/gaiyou/s1_1.html）2017年3月8日閲覧
2) National Institutes of Health Turning Discovery Into Health：Browse the SEER Cancer Statistics Review 1975-2013 Table 1.11（https://seer. cancer. gov/csr/1975_2013/browse_csr. php? sectionSEL=1&pageSEL=sect_01_table.11.html）2017年3月8日閲覧
3) National Institutes of Health Turning Discovery Into Health：Browse the SEER Cancer Statistics Review 1975-2013 Table 1.13（https://seer. cancer. gov/csr/1975_2013/browse_csr. php? sectionSEL=1&pageSEL=sect_01_table.13.html）2017年3月8日閲覧
4) Zeng C, et al：Disparities by race, age, and sex in the improvement of survival for major cancers：results from the national cancer institute surveillance, epidemiology, and end results（SEER）program in the united states, 1990 to 2010. *JAMA Oncol* **1**：88-96, 2015
5) Stuck AE, et al：Comprehensive geriatric assessment：a meta-analysis of controlled trials. *Lancet* **342**：1032-1036, 1993
6) Fried LP, et al：Frailty in older adults：evidence for a phenotype. *J Gerontol A Biol Sci Med Sci* **56**：M146-56, 2001
7) 牧迫飛雄馬：フレイルの判定と予防の重要性．島田裕之（編）：フレイルの予防とリハビリテーション．医歯薬出版，2015，pp2-7
8) Rockwood K, et al：A global clinical measure of fitness and frailty in elderly people. *CMAJ* **173**：489-495, 2005
9) Rockwood K, et al：Frailty in relation to the accumulation of deficits. *J Gerontol A Biol Sci Med Sci* **62**：722-727, 2007
10) 雨海照祥，他：フレイルの定義．葛谷雅文，他（編）：フレイル 超高齢社会における重要課題と予防戦略．医歯薬出版，2014，pp7-17
11) Rosenberg I：Summary comments：epidemiological and methodological problems in determining nutritional status of older persons. *Am J Clin Nutr* **50**：1231-1233, 1989
12) 厚生労働科学研究補助金（長寿科学総合研究事業）高齢者における加齢性筋肉減弱現象（サルコペニア）に関する予防対策確立のための包括的研究 研究班：サルコペニア：定義と診断に関する欧州関連学会のコンセンサスの監訳とQ＆A（https://www.jpn-geriat-soc.or.jp/info/topics/pdf/sarcopenia_EWGSOP_jpn-j-geriat2012.pdf）2017年3月8日閲覧
13) Chen LK, et al：Sarcopenia in Asia：consensus report of the Asian Working Group for Sarcopenia. *J Am Med Dir Assoc* **15**：95-101, 2014
14) Cigolle CT, et al：Geriatric conditions and disability：the Health and Retirement Study. *Ann Intern Med* **147**：156-164, 2007
15) Viganò A, et al：Survival prediction in terminal cancer patients：a systematic review of the medical literature. *Palliat Med* **14**：363-374, 2000
16) Repetto L, et al：Comprehensive geriatric assessment adds information to Eastern Cooperative Oncology Group performance status in elderly cancer patients：an Italian Group for Geriatric Oncology Study. *J Clin Oncol* **20**：494-502, 2002
17) Hurria A, et al：Predicting chemotherapy toxicity in older adults with cancer：a prospective multicenter study. *J Clin Oncol* **29**：3457-3465, 2011
18) Decoster L, et al：Screening tools for multidimensional health problems warranting a geriatric assessment in

older cancer patients: an update on SIOG recommendations. *Ann Oncol* **26**: 288-300, 2015
19) Pallis AG, et al: EORTC elderly task force position paper: approach to the older cancer patient. *Eur J Cancer* **46**: 1502-1513, 2010
20) Japan Clinical Oncology Group: JCOG 高齢者研究ポリシー（http://www.jcog.jp/basic/policy/A_020_0010_39.pdf）2017 年 3 月 8 日閲覧
21) Caillet P, et al: Comprehensive geriatric assessment in the decision-making process in elderly patients with cancer: ELCAPA study. *J Clin Oncol* **29**: 3636-3642, 2011
22) Bellera CA, et al: Screening older cancer patients: first evaluation of the G-8 geriatric screening tool. *Ann Oncol* **23**: 2166-2172, 2012
23) Saliba D, et al: The Vulnerable Elders Survey: a tool for identifying vulnerable older people in the community. *J Am Geriatr Soc* **49**: 1691-1699, 2001
24) Slaets JP: Vulnerability in the elderly: frailty. *Med Clin North Am* **90**: 593-601, 2006
25) Hamaker ME, et al: Frailty screening methods for predicting outcome of a comprehensive geriatric assessment in elderly patients with cancer: a systematic review. *Lancet Oncol* **13**: e437-44, 2012
26) Decoster L, et al: Screening tools for multidimensional health problems warranting a geriatric assessment in older cancer patients: an update on SIOG recommendations. *Ann Oncol* **26**: 288-300, 2015
27) Japan Clinical Oncology Group: 推奨 CGG ツール（http://www.jcog.jp/basic/org/committee/A_040_gsc_20160623.pdf）2017 年 3 月 8 日閲覧
28) Makiura D, et al: Preoperative sarcopenia is a predictor of postoperative pulmonary complications in esophageal cancer following esophagectomy: A retrospective cohort study. *J Geriatr Oncol* **7**: 430-436, 2016
29) 山田　実：筋量・筋力向上によるフレイル予防．島田裕之（編）：フレイルの予防とリハビリテーション．医歯薬出版，2015，pp86-92
30) Rao AV, et al: Geriatric evaluation and management units in the care of the frail elderly cancer patient. *J Gerontol A Biol Sci Med Sci* **60**: 798-803, 2005
31) Hempenius L, et al: Outcomes of a geriatric liaison intervention to prevent the development of postoperative delirium in frail elderly cancer patients: report on a multicentre, randomized, controlled trial. *PLoS One* **8**: e64834, 2013
32) McCorkle R, et al: A specialized home care intervention improves survival among older post-surgical cancer patients. *J Am Geriatr Soc* **48**: 1707-1713, 2000

2 がん患者の心のケア

酒見惇子[*1]

> **Key Questions**
> 1. がん患者・家族にみられる精神的・心理症状はどのようなものか？
> 2. どのような評価・アセスメントを行うのか？
> 3. どのようにアプローチを行うのか？

はじめに

患者の心理的反応はがんを疑う症状を自覚した時から始まり，検査，診断・告知，初期治療，経過観察，再発，積極的抗がん治療の中止など各過程において，将来への見通しを根底から否定的に変える「悪い知らせ」を伝えられることで，患者は身体的苦痛のみならず，さまざまな心理的苦痛を経験する（**図1**）．心に負担を感じるのは自然なことであり，多くの場合，時間の経過に伴い徐々に日常生活を送れるようになるが，中にはそれが困難な場合もある（**図2**）．特に，がん医療で出会う頻度の高い精神症状は，適応障害，うつ病である．

がん患者・家族にみられる精神的・心理症状

1．適応障害

適応障害は，強い心理的ストレスのために日常生活への適応に支障をきたすほどの不安や抑うつなどを呈する（**図2**）．後述するうつ病の診断はつかないが，患者が苦痛を感じて支援を求めていることが多い．わが国におけるがん患者における有病率は，適応障害が15～40％，うつ病が3～10％ほどにのぼることが示されている[1,2]．

2．うつ病

米国精神医学会の診断基準（DSM：Diagnostic and Statistical Manual of Mental Disorders-5）において，うつ病は，抑うつ気分，興味・喜びの喪失，食欲の減退，不眠，精神運動焦燥または静止，疲労感，無価値観，集中力の減退，希死念慮の9項目のうち，抑うつ気分，興味・喜びの喪失のどちらかを含む5つの症状が2週間以上存在することと定義されている．うつ病の診断基準の多くは，がんそのものあるいはがん治療によって引き起こされる身体症状との判別が難しい．そのため，「つらいのは当たり前」と治療の必要性が認識されなかったり，「精神的に弱いと思われたくない」と患者が苦痛を訴えにくいことなどから見過ごされることも多い．しかし，うつ病や

[*1] Atsuko Sakami／神戸大学医学部附属病院腫瘍センター

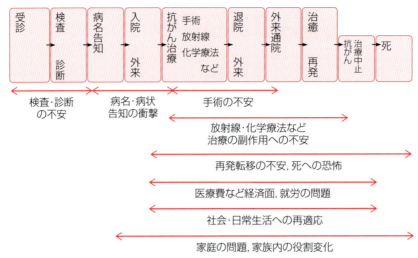

図1　がんの経過と心理的ストレス

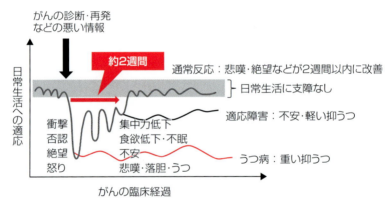

図2　悪い知らせに対する心理反応

適応障害は，がん患者の自殺[3]，全般的な生活の質（QOL：Quality of Life）の低下[4]，抗がん治療のコンプライアンス低下[5]，入院期間の長期化[6]，家族の心理的苦痛[7]などと関連することがわかっており，対応が必要である．

3．家族は「第2の患者」

家族の1人ががんになった時，患者のみならず家族全体にさまざまな影響を及ぼす．家族は，患者を支える立場として，仕事や家事と介護との両立に苦慮し，患者のがん罹患で変化した家族内役割を担おうとする一方で，衝撃を受けている当事者でもあり，自責感や無力感，患者との思いのずれに戸惑うことも多い．がん患者家族に特徴的な反応には，①何から手をつけてよいのかわからない（優先順位の混乱による葛藤），②患者に何をしてあげたらよいのかわからない（役割を期待されることへの圧倒），③自分のせいで患者ががんになったのではないか（患者の罹患に対する自責感）などがある．

家族に生じる心理的反応が強まり，日常生活への支障をきたすようになると，約半数に不安[8]，抑うつ[9]，熟眠困難感[10]，心的外傷後ストレス症状[11]といった精神症状を呈するようになる．つまり，家族自身が患者と同程度かそれ以上の苦痛を抱えている「第2の患者」ともいえ，患者と同じかそれ以上に心のケア

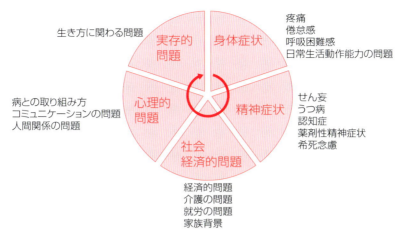

図3　アセスメントの順序

を必要としている.

評価の種類・アセスメントの意義

1．包括的アセスメント

患者の「つらい」との訴えには，痛みがとりきれていなかったり，治療の見通しが立たない不安であったり，療養先の心配など，多方面のストレス因子が含まれる．そこで有用なのが，包括的アセスメントである．上位の問題は下位の問題に影響力をもっており，解決できる問題を見落とさないためにも，以下の順で評価することが重要である（**図3**）．

2．身体症状の評価

最初に考えなければならないのは，その苦痛が身体症状からきている苦痛（疼痛，倦怠感，呼吸困難感など）ではないかという点である．また，患者自身の疾病理解，治療状況や今後の見通しの理解も，最初の段階で評価が必要となる．

3．精神症状の評価

多様な精神症状のうち，まずはせん妄など意識障害，判断能力や対応能力に関する異常，適応障害やうつ病など情動・感情に関する異常の判断を進め，精神疾患全般の評価を行う．

精神保健の専門職以外でも取り組めることは，疑わしい症状に気づき，必要であれば専門家に橋渡しすることである．その際に活用できるスクリーニング法には，うつ病の必須2項目（抑うつ気分：気持ちがずっとふさぎ込んだり落ち込んだりしていないか，興味・喜びの喪失：今まで楽しみにしていたことに興味がもてなくなっていないか）について質問する方法がある（2質問法）．いずれかに該当する場合は，うつ病あるいは適応障害である可能性が高い．また，定型的なスクリーニング法としては，抑うつ・不安尺度（HADS：Hospital Anxiety and Depression Scale）や，つらさと支障の寒暖計（DIT：Distress and Impact Thermometer）などを用いる方法がある．

4．社会経済的問題の評価

心理的問題や対人関係の問題と切り離せないものに，治療費や家族，就労の問題がある．介護保険など利用できる社会資源を導入して，解決できる問題であればまず優先する．

5．心理的問題の評価

心理的問題には，病気との取り組み方，家族や医療従事者とのコミュニケーションの問題，仕事や学校・友人との関わり方などがあげられる．もともとどのような人となりで

表1 がん患者の心の評価とサポートのための専門職モデル (文献12)より引用)

段階	グループ	評 価	介 入
1	すべての医療者	心理的ニードの認識(疑わしい時精神保健の専門家に相談・紹介)	適切な情報提供, 理解の確認, 共感, 敬意
2	心理的知識を有する医療者(がん専門看護師, ソーシャルワーカー, 家庭医など)	心理的苦痛のスクリーニング(診断, 再発, 治療中止時などストレス時)	危機介入, 支持的精神療法, 問題解決技法などの心理技法
3	訓練と認定を受けた専門家(心理職)	心理的苦痛の評価と精神疾患の診断(重症度を評価し精神科医に紹介)	カウンセリングと心理療法(不安マネジメント, 解決志向アプローチ)
4	精神保健専門家(精神科医・心理職)	精神疾患の診断(重度のうつ病, 人格障害, 薬物乱用などを含む複雑な問題)	薬物療法と心理療法(認知行動療法)

あったのか, これまで経験してきた困難をどう乗り越えてきたのか, 物事の理解の仕方や決める力をどれほどもっているのか, などがその人を知るヒントとなる.

6. 実存的問題の評価

実存的問題に触れることは, 何を大切だと考え生きてきたのか, 今大切にしたいことは何かなど, 患者のもつ価値観を知ることであり, 病をどのように意味づけているのかを聴く中で, 苦痛を抱えていることはないかを探索していくことになる.

アプローチの仕方

1. コミュニケーション

がん患者の支援には, 患者-医療者間の適切なコミュニケーションが不可欠である. イギリスのがん患者の支援療法・緩和ケアマニュアル[12]では, 精神科医や心理職に求められる専門的なスキルから, 職種を問わずすべての医療従事者に求められるケアまで4段階に分類されている(表1). すべての医療従事者には, 情報提供, 理解の確認, 共感, 敬意をもった態度といった基本的なコミュニケーション技術が求められる. コミュニケーションを図る環境を設定し, 話す相手の目や顔をみる, 相槌を打つ, 患者の言葉を自分の言葉で反復することで「話を聞いていますよ」というメッセージを送ることなどによって, 患者の心に寄り添い, 気がかりや気持ちを探索し, 理解していることを示すことが大切になる.

2. 傾 聴

患者の思考や感情に関心を向け, 積極的に傾聴し, 患者の言葉の意味だけでなく, その発言の背後にある考えや気持ちを相手の立場から理解することが必要といえる. 真摯にわかろうとして誠実に聴こうとする姿勢から, ラポール(信頼関係)が構築されるのである.

3. 寄り添い希望を支える姿勢

苦しむ人から逃げずにそばにいることは, 医療従事者にとってもつらいことであるが, それは自然な感情であり, 患者自身が感じている思いにもつながっているといえる. その関わりの中で, どんな些細な希望でも, 患者の言葉に誠実に耳を傾け, 患者にとっての意味を理解しようとすることが, 尊厳を尊重することとなる. もてる体力をうまく使いながら, 日常生活活動を可能なかぎり維持・改善できることは喜びとなり, 希望を実現することにもつながる. リハビリテーションは患者や家族の希望を支える重要な心理的援助といえる.

Conclusion

　がん患者・家族は，治療のさまざまな過程の中で，不安や気がかりを抱えながら生活している．特に適応障害とうつ病は出会う頻度が高い精神症状である．がん患者の苦痛に対しては，包括的アセスメントを行うことで，苦痛の全体像をアセスメントし，介入ポイントを評価することが有効である．そのためには，リハビリテーションスタッフを含むすべての医療従事者は，基本的なコミュニケーション技術を使用することで心理的ニーズを把握し，必要時専門的介入につなぐことが求められる．

文献

1) Uchitomi Y, et al：Depression and psychological distress in patients during the year after curative resection of non-small-cell lung cancer. *J Clin Oncol* **21**：69-77, 2003
2) Akechi T, et al：Major depression, adjustment disorders, and post-traumatic stress disorder in terminally ill cancer patients：associated and predictive factors. *J Clin Oncol* **22**：1957-1965, 2004
3) Henriksson M, et al：Mental disorders in cancer suicides. *J Affect Disord* **36**：11-20, 1995
4) Grassi L, et al：Depressive symptoms and quality of life in home-care assisted cacer patients. *J Pain Symptom Manage* **12**：300-307, 1996
5) Colleoni M, et al：Depression and degree of acceptance of adjuvant cytotoxic drugs. *Lancet* **356**：1326-1327, 2000
6) Prieto JM, et al：Psychiatric morbidity and impact on hospital length of stay among hematologic cancer patients receiving stem-cell transplantation. *J Clin Oncol* **20**：1907-1917, 2002
7) Cassileth BR, et al：A psychological analysis of cancer, patients and their next-of-kin. *Cancer* **55**：72-76, 1985
8) Grov EK, et al：Anxiety, depression, and quality of life in caregivers of patients with cancer in alte palliative phase. *Ann Oncol* **16**：1185-1191, 2005
9) Rhee YS, et al：Depression in family caregivers of cancer patients：the feeling of burden as a predictor of depression. *J Clin Oncol* **26**：5890-5895, 2008
10) Gibbins J, et al：Sleep-wake disturbances in patients with advanced cancer and their family cancers. *J Pain Symptom Manage* **38**：860-870, 2009
11) Kazak AE, et al：Posttraumatic stress symptoms during treatment in parents of children with cancer. *J Clin Oncol* **23**：7405-7410, 2005
12) National Institute for Clinical Excellence：Psycological support services. Guidance on Cancer Services：Improving supportive and palliative care for adults with cancer The Manual. National Institute for Clinical Excellence, London, 2004, pp74-85

3 がんサバイバーシップとフィジカルフィットネス

奥松功基[*1]　田中喜代次[*2]　山内英子[*3]

Key Questions

1. がんサバイバーシップとは何か？
2. がんサバイバーのフィジカルフィットネスの重要性とは？
3. がんサバイバーに対するフィジカルフィットネスの実際と効果は？

がんサバイバーシップとは何か？

　がん医療がまさに今，次のステージへ突入した．がんが不治の病といわれ，その治療法をみつけることに必死になっていた時代から，がん治療の発展に伴い，がんという病が不治の病ではなく慢性病として考えられるような時代となった．がん医療が次のステージに移ったといえよう．がん罹患率が増加し続け，がん生存者の数は著しく増加している．

　がんの治療を終えたら，それで医療は終わりではない．その後もがんサバイバーとして生きていく患者や，サバイバーとその家族を支えていく体制を医学的にも社会的にも整える必要がある中で，がんサバイバーに対するリハビリテーションは重要な役割を担っている．

　がんサバイバーシップとは，がんの状態にかかわらず，がんを経験したすべての人，お

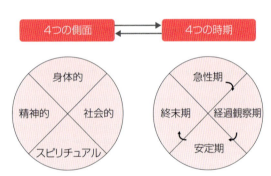

図1　がんサバイバーシップの4×4（4つの側面×4つの時期）

よびその家族，友人など支えるすべての人の生き方と考え方をいう．がんと診断された時から，治療後もその生涯をいかにその人らしく生き抜いたかを，より重視したものである．がんサバイバーシップには4つの側面（身体的，精神的，社会的，スピリチュアル的）および4つの時期（急性期，経過観察期，安定期，終末期）がある．それらから，それぞれに多角的，多次元的に考えていく必要がある（図1）．

　4つの側面とは，身体的（がんによる直接的な身体症状はもちろんのこと，手術による身体の変化，治療による副作用および長期に

[*1]Koki Okumatsu/筑波大学人間総合科学研究科
[*2]Kiyoji Tanaka/筑波大学体育系
[*3]Hideko Yamauchi/聖路加国際病院乳腺外科

おける身体の変化の問題，また二次発がんの問題など），精神的（がんと診断されたことによる精神的な適応の問題や，手術などの身体の変化への適応，その後の治療の副作用による精神的サポート，また抗がん剤などによる認知機能減衰の問題など），社会的（がんと診断されその医療費の問題からがんの治療中の就労の問題，仕事へ復帰した時の受け入れ体制，また終末期での社会資源の導入など，経済的問題から社会的サポート），スピリチュアル的（がんと診断されたことにより見つめ直すスピリチュアル面，今まで考えたことのなかった死というものに直面して，この世での自分の存在価値は何なのか，生きていく目的は，また死への恐怖や不安，人生での罪悪感—スピリチュアルペインといわれる問題）があげられる．

4つの時期として，医師であり自らもがんサバイバーであるMullan[1]が，がんと診断されてからのサバイバーの人生を3つの季節に表し，その後看護師のLeighら[2]が，終末期を加え，4つのステージで表している．①がんと診断されてからその治療が一通り終了するまでの急性期，②急性期治療後，自身の生きていることの喜びと感謝を抱く反面，再発への恐怖におびえてしまう時期（経過観察期），③自分の身体の変化を受容して，また再発が多く起こってくる2～3年の時期を乗り越え，精神的にも安定した時期（安定期）．そして，④人は生をもってこの世に生まれた時から，誰にでもやってくる人生の終焉の時期（終末期）である．

がん医療の次の時代として広く深い，ともすれば漠然とした概念でもあるが，がんサバイバーシップの概念をもちながら目の前の患者がどの時期にいて，どの側面からサポートを必要としているかを検討し，リハビリテーションを行うことは重要かつ必要なことである．これから2人に1人ががん経験者といわれる時代がやってくる日本において，がんになっても安心して暮らせる社会を皆で構築していく必要がある．

がんサバイバーにおけるフィジカルフィットネス（身体的体力）の重要性とは？

がんの治療は，外科手術，薬物療法，放射線療法が一般的であり，それに伴って倦怠感や身体的体力の低下，さらには日常生活機能の低下など，総じて生活の質（QOL：Quality of Life）低下の問題が懸念されている．こういった問題を改善する手段として，欧米ではフィジカルフィットネス（身体的体力）の保持やエクササイズ（運動）の習慣化に焦点が当てられ，近年では乳がんや前立腺がん，大腸がんのがんサバイバーにおいても運動の習慣化が有益な効果をもたらし，しかもがんの再発予防になるという報告が増えてきた[3]．その結果，がんサバイバーの中にも徐々に身体的体力の保持や，運動の実践という考え方が定着しつつある．特に乳がんには運動の重要性が強く，発症・再発などの観点から，多くの研究が行われてきた．そこで乳がんサバイバーを中心に，身体的体力の保持や運動のあり方について以下に記述していく．

乳がん発症数は40～50歳代にかけて多く，生存率がほかのがんより高いことから，がんサバイバーの多くが術後に社会復帰している．ただし，薬の副作用などにより，倦怠感や身体的体力の低下などが問題視され，先日われわれが行った質問紙調査においても，8割以上のがんサバイバーが術後に身体的体力（特に持久力や筋力）の低下を実感していた．実際にがんサバイバーにヒアリングをしてみると，「物を持ち上げる動作がきつくなった」という声も複数寄せられ，治療の過程で総合的な体力が低下し，日常生活への支障や

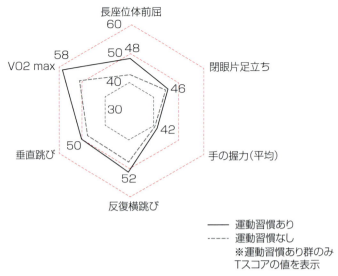

図2　運動習慣別に分類した各体力のTスコア

QOL低下が懸念されている．このようなことからも，乳がんサバイバーに対する身体的体力の改善は社会復帰をスムースに促すための重要なカギであり，がんサバイバーの身体的特性を考慮した効果的な運動プログラムの提示が求められる．

乳がんサバイバーの体力特性：どのような体力に課題があるのか？

われわれは，第一ステップとして乳がんサバイバー54名を対象に体力測定を行い，身体的特性の把握に努めた．その結果，上肢筋力やバランス能力が一般健常者に比べて低値であることが判明した（握力のTスコア[※1]：41, バランス能力のTスコア：46）．また，運動習慣の有無が乳がんサバイバーの体力にどのような影響を与えるかについて分析した結果，運動習慣あり群では，運動習慣なし群よりも体力スコアが全体的に高く，特に持久力や柔軟性に顕著な差がみられた（図2）．なお，運動習慣の有無にかかわらず，上肢筋力のTスコアは40程度と低い値であった．この原因としては，運動習慣あり群においても日頃行う運動としては，ジョギングやヨガなどが中心であり，筋力運動の頻度が低いこと，筋力運動を行っている人でも，スクワットや腹筋運動に偏っていることがあげられる．

また，体力以外の結果としては，運動習慣あり群のほうがなし群よりも体重が低値（p=0.02）であり，腹囲については低値傾向（p=0.08）であった．これらのことから，習慣的な運動実践は，乳がんサバイバーの体重増加を抑制できている可能性が考えられる．乳がんの中では，エストロゲンの影響を受けて進行するタイプが約8割を占めるが，エストロゲンは脂肪細胞でもつくられるため，体重増加は乳がん死亡リスクなどを確率的に上昇させる．Playdonら[4]が行ったシステマティックレビューでは，乳がん診断後に10％以上体重が増加した群は体重維持群に比べて全死亡リ

[※1]　Tスコア：Tスコアは偏差値と同じ算出方法で求めることができ，日本人女性の平均Tスコアは50である．

スクが23％高かったことから，乳がんサバイバーは術後も適正体重の維持が求められる．

がんサバイバーにおけるエクササイズの実際と効果は？

現在，われわれはホルモン療法を継続している22名の乳がんサバイバーを対象に，運動と食事を併用した12週間の健康増進教室を開催しており，対象者は週に1回，120分間，筋力運動やヨガ，エアロビックダンスなどを実践中である[5]．

本教室ではさまざまな種類の運動を紹介してきたが，がんサバイバーの間で特に好評を得ているのが，ストレッチ運動とリラックス運動の組み合わせである．これは，指導者のかけ声に合わせて，下半身のマッサージやストレッチを中心に行う種目である．好評の理由としては，体力レベルにかかわらず誰しもが行え，運動後に身体のゆがみや柔軟性の改善を実感しやすい点があげられる．また，集団で行えるという点も重要であり，がんサバイバー同士で悩みや不安の共有，がんサバイバーならではの生活のアドバイスが得られるといった点でも多くの支持を得られたと考えられる．

上半身の筋力運動（チェストプレスなど）については，運動中に胸内のシリコンの感触に不安を感じる声が複数あった．乳腺外科の専門医によると，適切なフォームで必要以上の負荷を与えなければ，シリコンについては問題が生じないとのことだが，乳がんサバイバーの立場からすると，頭ではわかってはいても運動中はどうしても気になり，運動を躊躇する場合もありうるようである．その他の考慮点としては，そもそも女性の場合，マシンを使用した筋力運動自体に抵抗を感じているケースも多いため，導入期に関しては専門家の指導のもと，適正なフォームの習得や励まし（empowerment）が必要であると考える．通常の運動教室においては運動をツールに参加者間のコミュニケーションが活性化され，同じ境遇のサバイバー同士でのアドバイスや励まし合いの情景がみられた．運動を通じて体力向上とともに参加者間の交流によってQOLが好影響を受けていると考えられる．なお，乳がんサバイバーの間でも運動へのモチベーションはさまざまであるため，「なぜこの運動を行うのか，どのような効果が期待できるのか？」といった解説を含めて行うことが重要である．先行研究においては，運動の継続が筋力や持久力といった体力を向上させ，QOL（例：女性であると感じるなど）も有意に改善したという報告があり，対象者のニーズに合わせて適宜，情報提供を行うことが効果的であると考える[6]．ただし，このような先行研究の大部分は欧米を中心に行われたものであり，日本人乳がんサバイバーを対象に運動の効果を検討した研究は限られている．

Conclusion

がん患者の増加と治療成果の向上によって，日本の国民の2人に1人ががんサバイバーといわれる時代がきている．がんの治療を終えてからの生活を考える時，治療によって感じるさまざまな副作用の改善，社会への復帰，さらには再発予防の観点からも，今後がんサバイバーにおけるフィジカルフィットネスの役割の重要性が増してくると考えられる．その中で，どこまでサポートが可能か，どのようなプログラムが有効かなど，さらなる検証が望まれる．

文献

1) Mullan F：Seasons of survival：reflections of a physicain with cancer. *N Engl J Med* **313**：270-273, 1985
2) Leigh, S, et al：The cancer survivorship movement. *Cancer Invest* **9**：571-579, 1991
3) Holmes MD, et al：Physical activity and survival after breast cancer diagnosis. *JAMA* **293**：2479-2486, 2005
4) Playdon MC, et al：Weight gain after breast cancer diagnosis and all-cause mortality：systematic review and meta-Analysis. *J Natl Cancer Inst* **107**：djv275, 2015
5) 山内照夫, 他：国立研究開発法人日本医療研究開発機構：がん医療実用化研究事業 がん治療による神経系合併症（認知機能障害と痛み）の緩和に関する研究. 平成26年度
6) Spector D, et al：A pilot study of a home-based motivational exercise program for African American breast cancer survivors：clinical and quality-of-life outcomes. *Integr Cancer Ther* **13**：121-132, 2014

4 がん患者が利用できる社会資源・社会復帰

坂本はと恵[*1]

> **Key Questions**
> 1. がん患者が利用できる社会資源にはどのようなものがあるのか？
> 2. がん患者の社会復帰（復職）の問題点は何か？
> 3. がん患者の社会復帰・復職支援の実際はどのようなものか？

はじめに

近年，がん医療技術の向上は目覚ましく，2016年7月には5年生存率が62.1%[1]に到達した．これはひとえに，長年にわたり，がん医療従事者が治癒や予後の延長を目指し，医療技術の発展に向けて組んできた成果であろう．

一方で，長期生存が実現することで，社会生活とがん治療の両立の困難さが浮き彫りになった．また，ここ数年の議論も立ち遅れている．結果，2012年6月に閣議決定されたがん対策推進基本計画の個別目標に，「がん患者の就労を含めた社会的な問題」の現状把握と体制構築が新たに追加されるなど，国策として検討するほどに必要性に迫られている．こうした現状の中，今はまず，1人でも多くのがん医療従事者が，がん患者が直面している社会的問題について正しい認識をもち，個々の実践の中で支援を展開することが期待されている．

以上のことをふまえ，本稿ではがん患者の社会的問題について概観したうえで，医療機関で実践するがん患者の社会復帰・復職支援について解説する．

がん患者が直面している社会的問題

1．がん治療に伴い生じる社会的問題

現在，わが国のがん患者が直面している社会的問題は，以下の3点である．

1点目は，少子高齢化社会の到来による，支え手の減少である．1970年代のわが国では，65歳以上の高齢者1人を9.8人の現役世代が支える構造であったが，約30年を経た2015年には高齢者1人を2.3人の現役世代が支えるところまで減少した．家族内の支え手がいない中，高齢がん患者が安全に治療を継続するためには，社会資源の活用が必要不可欠になりつつある．

2点目に，社会との接点に生じる苦痛があげられる．がん罹患に伴い，家庭内の役割変化やライフプランの変更を余儀なくされるという，精神的・物理的な苦痛が存在すること

[*1] Hatoe Sakamoto/国立がん研究センター東病院 サポーティブケアセンター，がん相談支援センター

はすでに周知のとおりである．また最近では，周囲からの誤解や偏見から生じる雇用の不平等など，他者から負わせられる問題が重要課題となりつつある．

そして3点目に，治療費負担の増加があげられる．近年の目覚ましい新薬の開発は長期生存を実現するとともに，終わりのない治療費の捻出という問題を生じさせている．また，経済的な負担の増強が治療の意思決定に関連することが国際的にも指摘されつつあり，医療従事者にとっても重要課題となりつつある．

2．がん患者が利用可能な社会資源

社会資源とは，「患者・家族の周囲にあり，患者・家族の問題の解決・課題達成・ニーズの充足に活用できるものすべてを社会資源」[2]と定義され，図1のように，公的資源はもちろん，ボランティアや患者会などのインフォーマルな資源も含めて構成される．したがって，実際にがん患者が利用可能な社会資源は，年齢や所得，身体状況や地域状況により変化する．

これら社会資源の活用を必要とする対象者の同定に際して重要なことは，年齢や家族状況によって患者を取捨選択せず，まずはすべての患者への基本対応として位置づけること，その後，問題の段階に応じて支援方法を変更することが望ましいと考える（図2）．

なお本稿では，特にがん患者の社会的問題の1つである社会復帰（復職）に関する問題を取り上げ，具体的支援のあり方を解説する．

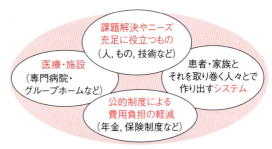

図1　社会資源の種類
供給主体が必ずしも公的なものとは限らない．
患者会・ボランティア団体などのインフォーマルな資源も含めて社会資源ととらえる

	問題の種類	主たる提供者・方法
すべての患者	・治療に関する情報 ・治療に伴う身体状況の変化 ・利用可能な社会資源の情報	・医師，看護師，がん相談支援センターなど ・情報支援（パンフレットなど） ・患者教室などによるグループ指導
ハイリスク要因をもつ患者	・単身高齢者 ・家族内に複数の要介護者 ・認知機能，意思決定能力低下 ・複数の疾患を有し医学管理が複雑	・医師，看護師など ・定期評価と支援ニーズ確認 ・緊急入院などの背景確認
支援ニーズあり問題を有する患者	・介護負担，介護力不足 ・医療ケアの継続 ・経済的負担 ・家族内の問題	・医師，看護師による評価と，MSWへのコンサルテーション ・地域医療福祉従事者と協働 ・社会資源の活用（人的・物理的・経済的）
複雑・緊急的な問題を抱える患者	・急激な介護者の状況変化 ・重度の認知症，精神疾患を有する ・虐待	・MSW・精神科チームなどの危機介入 ・院内多職種，地域医療福祉従事者，法的専門家などとの協働

図2　状況に応じた支援の提供
MSW：Medical Social Worker；医療ソーシャルワーカー

表1 患者が直面する社会復帰（復職）の困難

1）誤解・情報不足
・がん治療中＝働いてはいけないと思っていた
・相談窓口がわからない
・休職中に受けられる支援制度がわからない

2）会社との意向の相違
・有給休暇の申請をしたら，一方的に自宅待機を命じられた
・希望しない異動を勧められた

3）職務内容と治療の副作用の関連
・人工肛門：いつ便が漏れるかわからない，と思うと出勤できない
・手足症候群：手先が汚い，と上司から注意された
・筋力低下：発病前と同等の作業効率を発揮できない

4）経済的困難
・所得補償期間の終了後は，経済的基盤の確保が困難
・勤務時間の減少に伴う，収入減少を補う制度が存在しない

5）解雇・失業の危機など
・職場内のがん患者が職場で急変したことを理由に，自分も退職勧告を受けた

6）再就職の困難
・採用面接で既往歴を聞かれる
・採用時の健康診断書の提出
・入職後，周囲に何を，どこまで話すかの判断が難しい

がん患者の社会復帰（復職）の困難

わが国では現在，毎年約85万人以上が新たにがんと診断される．そのうち，働く世代は25万人と約30％を占めるまでとなった[3]．また，治療中・治療後のサバイバーを含めると，現在仕事をもちながらがんで通院する患者は32.5万人に達しているにもかかわらず[2]，がん診断時に就労していた患者のうち約25％が身体状況の変化，性別や年齢，職場内の支援が得にくいなど，社会復帰（復職）の困難に直面し（表1），診断後に退職していることが報告されている[4]．がん患者の社会復帰に向けた支援が一段と求められる時代となった．

表1で示した社会復帰（復職）の困難に加えて，医療従事者が注視すべきポイントが2点ある．1点目は，診断初期からの支援の重要性である．がん専門病院の初診患者対象の調査で，診断初期の時期に予後や治療内容に関する情報不足と誤解から過度に落胆し，早まった退職の決断にいたることや，初診時点で「治療のスケジュールや起こりうる副作用について早めに知りたい」と希望する患者が約60％を占めていることが明らかになっている[5]．加えて，職場関係者への調査では，医療機関に対して，起こりうる有害事象や治療に必要な期間について早い段階からの情報を求めていることが明らかになっており[6]，診断初期からの個別支援，関係者の情報共有が社会復帰（復職）支援の要であると考える．

2点目は，初回治療後に復職をした患者のうち，約9％が治療後の体力低下や段階的な復職が困難であったことを理由に，離職している点である．

がん患者の社会復帰・復職支援のあり方

1．問題の見極めと順序

支援のあり方を検討する際，以下の順序が推奨される．ここでのポイントは，患者からの主訴が社会的問題であっても社会的側面か

表2 仕事とがん治療の両立支援 5つのステップ

	声かけ・実施内容		ポイント
step 1	早まって辞めないで	・誤解の解消	・周りに迷惑をかけたくない，という場合は，治療がひと段落してからでも決断可能であることを伝える ・人生観が変わった，という場合は支持的に関わることも重要
step 2	会社員としてもっている権利を知ろう	・利用可能な支援資源についての情報を得ているかの確認	・辞めると失う権利はないかの確認 　例）組合独自の高額療養費付加給付制度 ・就業規則の確認 　例）所得補償・休業補償期間など ・公的制度の確認 　例）傷病手当金，障害年金など
step 3	疾患や治療の見通しについての理解	・リハビリテーションに要する期間 ・継続したリハビリテーションの重要性	・治療による身体変化が，従来の職務内容に与える影響をイメージできているか ・復職時の身体イメージが現実と乖離していないか
step 4	会社とのコミュニケーションを深めよう	・患者自身の希望が，会社の状況，治療スケジュールなどと統合されており，現実的か否か	・機能回復の見通しを十分理解しているか ・必要に応じて，主治医や理学療法士と会社の情報共有も可能であることを伝える
step 5	ほかの患者さんの工夫が力になることも	・さまざまな場所で支援を受けられることを伝える	・再就職の際に既往歴をどう伝えるか ・病気のことを周囲にどのように伝えたか ・インターネット，小冊子，患者会の紹介 　例）国立がん研究センターがん情報サービス
step 6	雇用の確保が脅威にさらされている．再就職希望など	・雇用規定や労働問題に関する専門職への橋渡し ・職業紹介の活用 （がん患者などに対する職業支援モデル事業専門相談員）	・労働問題専門職 　例）社会保険労務士，産業保健総合支援センター ・再就職支援 　例）ハローワーク 　　就労訓練制度・教育訓練給付金など

らのみ評価を行うのではなく，包括的アプローチを拠り所にする点である．

①身体的側面：治療の見通し・予定されている治療の期間・治療に伴う身体機能の変化と，それに対するセルフケア能力の有無．

②精神的側面：抑うつや不眠・認知症の有無．

③社会的側面：経済面・仕事・家族の介護負担などの問題の有無，それに対する解決策を知っているか否かの確認，および利用までの手順に関する遂行能力．

④心理的側面：本人・家族の病気に対する理解や生活の工夫に関する情報収集の状況確認，家族や社会活動（職場など）とのコミュニケーションの遂行状況．

たとえば，筋力低下が生じている患者から，「仕事がうまくいっていない．上司からも，『体力も落ちているみたいだし，回復するまでしばらく休んではどうか』といわれている」と相談を受けた場合，まずは①継続したリハビリテーションを含む身体面のセルフケアは十分に実施できているのか（身体面），②社会生活に支障をきたすような意欲の低下が生じていないか（精神面），③もし休職した場合に活用しうる社会資源について知り得ているのか（社会面），④治療の見通しについて正しく理解し，周囲に伝えられているか確認（心理面）といった順序をたどることで，各側面からの支援を見落とすことなく提供することにつながっていく．

2. 支援の構成要素

医療機関において，実施が期待される支援の構成要素について表2に示す．これらの関わりは，時間的経過や身体状況とともに変化するため，がん診断時・退院時など治療の転帰ごとに患者・家族に支援ニーズの有無を確認することを忘れてはならない．

なお，理学療法士には，特に復職後の離職予防を意識した関わりが期待される．そこで重要となるのは，復職に際し患者自身が復職後の身体機能の回復度合いと従来の職務内容にもたらす影響を総合的に考え，復職時期や方法について会社とコミュニケーションを図る際に必要な情報をもつことである．

理学療法士は，まず患者自身がイメージしている復職時点の身体状況と，客観的評価が乖離していないかの確認を行ったうえで理解促進を図ること，次に個々の職務内容の評価に基づき段階をふんだ復職を推奨する場合には，短期目標と長期目標を具体的に患者に示すなど，患者が職場とコミュニケーションをとる際に必要な情報を提供することが期待される．

3. 医療ソーシャルワーカーへのコンサルテーション

前述のアセスメントと理学療法士としての支援をふまえつつ，患者が社会的問題に対する解決策を知らない，あるいは利用までの手順を自力で遂行困難な場合などは医療ソーシャルワーカーへ介入を依頼することが望ましい．

おわりに

なぜ今，がん医療の現場で患者が働くことを支援するのであろうか．その理由は大きく分けて2つある．1つは，患者の治療へのモチベーションやアドヒアランスの向上，自尊心の維持のために必要不可欠だからと考えるからである．加えて，がん罹患を契機に仕事を失うことは，経済的損失にも直結するものであることを忘れてはならない．また，雇用問題と経済的問題を抱える患者はそれをもたない患者の3倍以上うつ状態にあったことも明らかとなっており，精神的苦痛の予防のためにも必要不可欠であると考える．

医療機関の中においても，「がん治療を受けながら働くことを支援する」ということが重要な支援要素であることを，理学療法士を含むすべての医療従事者が意識して患者と関わる日がくることを願ってやまない．

Conclusion

がん患者の社会復帰・復職支援は，患者を中心に，医師，看護師，薬剤師，理学療法士，医療ソーシャルワーカーといった医療機関における多職種の協働と，職場関係者と医療機関の連携，さらには仕事と治療の両立を経験した患者によるアドバイスが有機的に連携して提供されることが望まれる．

理学療法士は，特に復職後の離職予防に注視した関わりを行うことが望ましいと考える．その際には，継続したリハビリテーションの重要性を理解してもらうことや段階的な復職を希望する場合の短期目標・長期目標の設定を行い，時間的見込みについての情報提供など，患者自身の自己管理能力向上と職場との交渉能力向上をサポートすることが重要と考える．

文　献

1) 国立がん研究センターがん対策情報センター：全国がん罹患モニタリング集計 2006-2008 年生存率報告（http://ganjoho.jp/reg_stat/statistics/brochure/monitoring.html）2017 年 3 月 29 日閲覧
2) 大木和子，他：新版 ソーシャルワークの業務マニュアル―実践に役立つエッセンスとノウハウ．川島書店，2004
3) 国立がん研究センターがん情報サービス「がん登録・統計」地域がん登録全国推計による罹患データ（1975-2011）（http://ganjoho.jp/reg_stat/statistics/stat/summary.html）2016 年 4 月 10 日閲覧
4) 高橋　都：がん患者と家族の治療と就労の両立に関するインターネット調査：最終報告．厚生労働省「働くがん患者と家族に向けた包括的就業支援システムの構築に関する研究」班 平成 24 年度総括・分担研究報告書，2013，p113
5) 西田俊朗，他：がん患者の仕事と治療の両立に関する調査研究．厚生労働省がん対策推進総合研究事業「働くがん患者の職場復帰支援に関する研究―病院における離職予防プログラム開発評価と企業文化づくりの両面から」班（研究代表者　高橋　都）平成 27 年度総括・分担研究報告書
6) 坂本はと恵，他：がん患者の就労支援に関して事業所が医療機関に望むこと―千葉県「がん患者の就労支援に関する事業所調査」から．日職災医誌　65：30-46，2017
7) 保坂　隆，他：就労相談に関する介入モデルの検討と実施．厚生労働省がん臨床研究事業「キャンサーサバイバーシップ　治療と職業生活の両立に向けたがん拠点病院における介入モデルの検討と医療経済などを用いたアウトカム評価―働き盛りのがん対策の一助として」（研究代表者　山内英子）平成 24 年度総括・分担研究報告
8) 厚生労働省：事業場における治療と職業生活の両立支援のためのガイドライン（http://www.mhlw.go.jp/stf/seisakunitsuite/bunya/0000115267.html）pp6-10，2017 年 3 月 9 日閲覧

特別寄稿　がんのリハビリテーション最前線
米国におけるがんのリハビリテーションの現状

Jack B Fu[*1] Jay Lee[*2]
訳：井上順一朗[*3]

🔒 Key Questions

1. 米国におけるがん治療とリハビリテーションの現状
2. がんのリハビリテーションに関する最新トピックス
3. がんのリハビリテーションにおいて解決しなければならない課題は何か？

はじめに／近年

米国では，この10年間でがんのリハビリテーションへの関心が急激に高まってきているが，まだ道半ばである．臨床的には，がんのリハビリテーションは腫瘍内科医には十分に認識されていない．また，いくつかの先行研究では，リハビリテーションの恩恵を受ける可能性のある患者に対しても照会すらされていないことが報告されている[1〜3]．その理由の1つとして，がん患者に対してリハビリテーションがどのような効果をもたらすのか認識されていないことがあげられる．また，患者の人生の質（QOL：Quality of Life）や，被る可能性のある機能障害を考慮せずにがんのみに対応してしまっていることも理由としてあげられる[4]．

米国には，がんのリハビリテーションの発展をリードしている多くの施設がある．大規模な施設として，Memorial Sloan Kettering Cancer Center, Mayo Clinic, MD Anderson Cancer Center（MD Anderson）があげられる．MD Andersonは，治療実績や研究競争的資金の両面において米国で最大の施設であり，世界でも有数のがん専門病院として認められている．MD Andersonにおけるリハビリテーションは1990年代半ばに開始され，今では，がんのリハビリテーションを専門とする8名の常勤リハビリテーション医と100名以上のセラピスト（理学療法士，作業療法士，言語聴覚士を含め）を抱える米国最大のがんのリハビリテーション施設にまで発展した．MD Andersonのリハビリテーション施設には，14床の急性期入院リハビリテーション・ユニット（がん専門病院で唯一の入院リハビリテーション・ユニット），外来リハビリテーション・クリニック，そして3つのジム（外来ジム1室，入院リハビリテーション・ユニット・ジム1室，独立した幹細胞移植ジム1室）がある．臨床においてリハビリテーション医は，リハビリテーション処方，入院リハビリテー

[*1] Jack B Fu／Department of Palliative, Rehabilitation & Integrative Medicine University of Texas M.D. Anderson Cancer Center
[*2] Jay Lee／Department of Exercise and Sports Sciences New Mexico Highlands University
[*3] Junichiro Inoue／神戸大学医学部附属病院リハビリテーション部

ション・ユニット運営，注射処置（ボツリヌス毒素，ステロイド注射，筋電図）を行い，入院中診療を担当している．理学療法士および作業療法士は，四肢リンパ浮腫，放射線線維症候群，乳房切除再建術後症候群，がん関連倦怠感，廃用症候群，化学療法誘発性末梢神経障害，平衡・前庭機能関連事象などのさまざまな機能障害に対応している．言語聴覚士は，頭頸部がん関連嚥下障害，神経障害性嚥下障害，認知機能低下，音声・コミュニケーション障害，放射線療法関連開口障害，頸部リンパ浮腫などに対応している．

米国での臨床におけるがんのリハビリテーションの現状

　進行がん患者に対して入院中のリハビリテーションによる自宅退院へ向けての支援が行われているが，米国におけるがんのリハビリテーションの大部分は外来で行われている．人口の高齢化，がん治療の進歩，がんの早期発見により米国ではがんサバイバーが増加してきている．サバイバー数は，1970年の時点で300万人であったが，2010年では1,170万人と上昇し，2020年までに1,800万人にのぼると予測されている[5]．このようながんサバイバーの劇的な増加が，疑いなく臨床でのがんのリハビリテーションへの需要を後押ししている．

　乳がん患者では，筋骨格の疼痛を伴う乳房切除再建術後症候群が問題となる．この症候群は，リンパ浮腫，末梢神経への放射線照射，放射線線維症候群，乳房切除術による解剖学的変化，リンパ節切除，乳房再建術など要因は多岐にわたり，胸筋だけでなく僧帽筋や広背筋に筋痛や筋スパズムが生じる．関節可動域練習やリンパ浮腫管理以外の治療としては，ボツリヌス毒素治療やトリガーポイント，ときには肩関節へのステロイド注射があげられる[6,7]．

　頭頸部がん患者における放射線線維症候群は，がんのリハビリテーションでよく遭遇する症状である．その原因は，瘢痕組織沈着，皮弁術による解剖学的変化，放射線照射や腫瘍による圧迫，手術の影響による神経損傷があげられる．症状は乳房切除再建術後症候群と同様であり，頸部ジストニアのように関節可動域制限を伴う筋スパズムが生じることもある．ボツリヌス毒素治療，関節可動域練習，筋のアンバランスを調整するストレッチが主な治療である[8]．

　その他，リハビリテーションでは，リンパ浮腫，末梢神経障害，ステロイド性ミオパチー，がん関連倦怠感，「ケモブレイン」による認知機能障害，痙縮，神経変性や筋量減少による筋骨格の疼痛がよく問題になる症状・障害である（**表1**）．また近年，リハビリテーションが患者の職場復帰や障害保険にどの程度寄与できるかが注目されている課題である[9,10]．

がんのリハビリテーションにおける教育，研究，統括機構の近年の発展

1．教　育

　がんのリハビリテーション領域の発展がごく最近であるため，残念ながら研修プログラムや養成校はまだ調整段階である．リハビリテーション医研修中のがんのリハビリテーション・トレーニングは，現状ではまだ必須ではない[11]．そのため，がんサバイバーの治療に十分に対応するために，追加のトレーニングや教育が求められている．

1）がんのリハビリテーション専門医研修

　多くの要望に応えて，University of Texas MD Anderson Cancer Center（2008年開始），Memorial Sloan Kettering Cancer Center，Geor-

表1 米国でのがんのリハビリテーションの主要な対象障害

1）全身機能
　a．廃用症候群・悪液質・衰弱
　b．がん関連倦怠感
2）神経機能
　a．脳腫瘍による脳損傷
　　ⅰ．トッド麻痺
　　ⅱ．放射線脳壊死
　b．脊髄腫瘍による脊髄損傷・椎体骨折に伴う脊髄圧迫
　　ⅰ．下位運動ニューロン
　　　　例）仙骨切除術
　　ⅱ．上位運動ニューロン
　c．中枢神経放射線壊死
　d．腫瘍浸潤による神経根障害
　e．放射線や腫瘍浸潤による神経叢障害
　f．化学療法誘発性末梢神経障害
　g．神経因性腸
　h．神経因性膀胱
　ⅰ．痙縮
　j．ケモブレインなどの認知機能障害
　k．起立性低血圧などの自律神経障害
　l．嚥下障害
　m．構音障害
　n．腫瘍随伴症候群
　　ⅰ．ニューロパチー
　　ⅱ．小脳障害

3）筋骨格系機能
　a．乳房切除再建術後症候群
　b．放射線線維症症候群
　c．トリガーポイントなどの筋膜痛
　d．リンパ浮腫
　e．ほかの末梢性浮腫
　　　例）造血幹細胞移植後炎症
　　　　　低アルブミン血症
　f．病的骨痛
　g．切断
　　　例）片側骨盤離断
　h．ステロイド性ミオパチー
　ⅰ．筋不均衡
　j．肩関節痛
　k．関節痛
　　　例）抗エストロゲン剤
　l．移植片対宿主病（GVHD）による関節可動域制限
　m．骨量減少・骨粗鬆症
　n．皮弁術後の制限
4）その他の障害
　a．鎮痛剤誘発性便秘

getown University Medical Center, University of Kansas に1年間にわたるがんのリハビリテーション・専門医研修（フェローシップ）が設立され，年間6名の受け入れ態勢が確立された．リハビリテーション領域におけるほかのサブスペシャリティ（脳損傷，脊髄損傷，スポーツ医学など）とは異なり，がんのリハビリテーションは American Board of Physical Medicine & Rehabilitation のサブスペシャリティとしては現時点ではまだ認められていない．

2）腫瘍専門セラピスト認定制度

近年，米国理学療法協会（APTA：American Physical Therapy Association）は CAOPT（Certificate of Achievement in Oncology Physical Therapy）という腫瘍専門セラピスト認定制度を開始した．認定制度は，16時間の e ラーニングと1週間の実習より構成されている．Oakland University による認定制度や，また，Physiological Oncology Rehabilitation Institute が提供する腫瘍リハビリテーション作業療法認定制度もある．これらの認定制度は非常に新しく，まだ受け入れ段階であるため，ほとんどの腫瘍リハビリテーション・セラピストは専門認定をまだ受けていない．

3）その他のサブスペシャリティ

がんのリハビリテーション医が疼痛管理や緩和ケアの認定医となっていることは珍しいことではない．

2．統括機構と学会

一方，がんのリハビリテーションを標準化し，がん医療に組み込む試みが始まっている．National Comprehensive Cancer Network, American College of Surgeons Cancer Programs, American Cancer Society, Association of Community Cancer Centers 臨床腫瘍診療ガイドラインは，がんのリハビリテーションはがん医

療の一領域とすべきであると提言している[12]．CARF（Commissions on Accreditation of Rehabilitation Facilities）は米国の入院リハビリテーション施設を認定するための主要な機構である．2014年にCARFは入院がんのリハビリテーション施設の認定を新たに開始した．2016年7月現在，7つのCARF認定がんのリハビリテーション専門プログラムがある．

3．学術/研究

1）米国リハビリテーション医学会（ACRM：American Congress of Rehabilitation Medicine）

多職種によるリハビリテーション学会であり，がんのリハビリテーション領域も著しい成長を遂げている．がんのリハビリテーション・グループは活発に活動しており，2014年の学会では3日間で1講演のみの教育講演の開催であったが，2016年の学会では4講演を開催するまでになった．

2）米国理学療法士協会（APTA：American Physical Therapy Association）

がんのリハビリテーションに特化した唯一の雑誌を発行している．雑誌『Rehabilitation Oncology』は1982年に発刊開始となり，年4回発行されている[13]．

3）National Institute of Health

2015年6月に初のCancer Rehabilitation Summitを開催し，がんのリハビリテーションの研究・ケアのガイドラインを作成中である[14]．

がんのリハビリテーションの近未来

1．がんのリハビリテーションの認識と照会

がん患者の照会不足はがんのリハビリテーション・サブスペシャリティの歴史の中で継続的な問題である．しかし，サブスペシャリティにより，リハビリテーション界での認識は広がっている．ほとんどのリハビリテーション教育機関が，がんのリハビリテーションの必要性を認識しており，がんのリハビリテーションの教員を積極的に採用している．この状況は10年前には考えられなかったことである．

腫瘍学の世界での認識も向上してきているが，リハビリテーション界よりも遅れをとっている．腫瘍内科医がリハビリテーションをより照会しやすくする方策の1つとして，「impairment-driven cancer rehabilitation」（『障害によるがんのリハビリテーション』）があげられる．腫瘍内科医が機能障害を認識してからリハビリテーションに照会するよりも，倦怠感や疼痛などの障害・症状をスクリーニングすることで，がん患者にリハビリテーションが必要かどうかを即座に判断することができる[15]．CMS（Centers for Medicare & Medicaid Service）は，民間保険制度に加入していない何百万人もの米国人に公的保険制度を提供する連邦政府機関である．CMSは，多くの評価基準に基づき，ケアの質により保険を塡補し始める予定である[16]．

2．Prehabilitationを含めたがん治療としての運動療法

興味深い研究領域の1つとして，がん治療としての運動療法という概念がある．ホルモンや炎症性サイトカインに対する身体活動の効果は，がんそのものや予後にも影響を与えるものである．この研究領域は比較的新しいものであるが，身体活動が高いがん患者のほうがよりよい予後や効果が得られるというエビデンスが構築されている[17,18]．米国スポーツ医学会（American College of Sports Medicine）は中等度の強度の運動を週150分，も

しくは，高強度の有酸素運動および週2, 3回の筋力トレーニングを週75分行うことを推奨している[19]．この推奨はリハビリテーション専門職や腫瘍内科医のためのガイドラインとして広く使用されている．残念ながら，このガイドラインはがん特異的なものではなく，がんサバイバーでない者と同じガイドラインである．運動生理学の領域では，炎症性サイトカインに対するさまざまな種類の運動の効果が認められており，どのがん腫が身体活動に対してより感受性が高いかということも判明してきている[20]．炎症やがんに対する運動や栄養の生理学的効果が検証され，個別のがん患者に対する運動や栄養プログラムががん医療の一役を担うことを希望する．

がんのリハビリテーションのパイオニアであるJ. Herbert Dietzは1980年にがんのリハビリテーションの4つのステージを定義した．がんのリハビリテーションの1番目のステージは予防的段階であり，がん治療開始前の運動や教育が含まれる[21]．この概念から発展したものが，近年のprehabilitationである．Silverら[22]は，prehabilitationを「がんの診断時から治療急性期まで継続的に行われるがん患者に対するケアであり，患者の身体的・精神的機能レベルや障害を評価し，治療により生じる可能性のある障害の発症や重症化の予防を目的に身体的・精神的健康を促進するための介入を行うことである」と定義している．Prehabilitationに関する研究の多くが比較的小規模のコホート研究であり，また，外科術前がん患者が対象である[23]．Prehabilitationの概念は，造血幹細胞移植や導入化学療法のようなほかのがん患者にも対象を拡げることができると考えられる．

3．研究での評価尺度の標準化

がん医療やリハビリテーションの領域で使用されている評価尺度は多種多様である．例えば，患者主観的尺度では，PROMIS（Patient-Reported Outcome Measurement Information System），ESAS（Edmonton Symptom and Assessment Scale），MDASI（MD Anderson Symptom Inventory），FACT（Functional Assessment of Cancer Therapy）などが，がん患者の症状を評価するために使用されている．これらの尺度は信頼性が検証されており，汎用されている．しかし，それぞれの研究者がさまざまな尺度を用いて評価した場合，研究結果を比較することは困難となる．

がんのリハビリテーションの研究者がどのような機器を使用すべきかというコンセンサスを得る試みが行われている．その試みは，さまざまな分野で，多種の機器を評価しているNational Institutes of Health Cancer Rehabilitation Summitにて行われた．しかし，どの機器が使用されるべきかという合意はうやむやのままであった．現在，American Academy of Physical Medicine & RehabilitationとAmerican Congress of Rehabilitation Medicineのがんのリハビリテーション・グループがこの問題に対応しているところである．

4．運動プログラムの民間保険塡補

米国の患者の多くは，民間の営利目的の保険会社により医療費の塡補を受けている．身体活動と運動によりがん患者の生存率が改善するという知見は，リハビリテーションや腫瘍学領域にて認識されるようになってきている．しかし，保険会社によるリハビリテーション医療への償還は，いまだに機能的必要性に基づいている．患者の機能が良好な場合は，リハビリテーション，すなわち監視下の運動プログラムを受けた場合も保険会社では塡補できないのが現状である．運動プログラム研究の多くは，患者の持ち出しや研究助成金により支払われている．Prehabilitationプログラムのような運動プログラムにより，よりよい

予後や効果が得られるというエビデンスが確立されれば，保険会社による将来的な運動プログラム・サービスに対する塡補も可能となると考えられる．特に運動プログラムにより合併症が予防でき，総医療費の削減につながることが示すことができれば，保険会社も運動プログラム・サービスに対して塡補しやすくなると考えられる．

Conclusion

障壁はあるものの，米国におけるがんのリハビリテーションは，がんサバイバーの増加に伴い，この10年でますます認識され，関心が高まってきている．教育課程や研修プログラムもがんのリハビリテーションへの要望に対応できるように，徐々に採用されてきている．専門課程後の専門医研修や教育プログラムも急速に充足してきている．サブスペシャリティとしてのがんのリハビリテーションはこの10年で急激に発展しているが，がんサバイバーの増加やがん医療の1つとしての運動の役割への理解が進むにつれて，ますます発展することが期待される．

文献

1) Movsas SB, et al：Rehabilitation needs of an inpatient medical oncology unit. *Arch Phys Med Rehabil* **84**：1642-1646, 2003
2) Cheville AL, et al：Prevalence and treatment patterns of physical impairments in patients with metastatic breast cancer. *J Clin Oncol* **26**：2621-2629, 2008
3) Cheville AL, et al：The detection and treatment of cancer-related functional problems in an outpatient setting. *Support Care Cancer* **17**：61-67, 2009
4) Cheville AL：Cancer rehabilitation. *Semin Oncol* **32**：219-224, 2005
5) Cancer Treatment and Survivorship Facts and Figures 2012-2013（http://www.cancer.org/acs/groups/content/@epidemiologysurveilance/documents/document/acspc-033876.pdf）2017年2月13日閲覧
6) Gärtner R, et al：Prevalence of and factors associated with persistent pain following breast cancer surgery. *JAMA* **302**：1985-1992, 2009
7) Stubblefield MD, et al：Upper-extremity pain disorders in breast cancer. *Arch Phys Med Rehabil* **87**（3 Suppl 1）：S96-99, 2006
8) Stubblefield MD：Radiation fibrosis syndrome：neuromuscular and musculoskeletal complications in cancer survivors. *PM R* **3**：1041-1054, 2011
9) Silver JK, et al：Cancer rehabilitation may improve function in survivors and decrease the economic burden of cancer to individuals and society. *Work* **46**：455-472, 2013
10) Fu JB, et al：Disability insurance assistance by Physiatrists at a Cancer Center. *Am J Phys Med Rehabil* 2016, [Epub ahed of print]
11) Raj VS, et al：Cancer rehabilitation education during physical medicine and rehabilitation residency：preliminary data regarding the quality and quantity of experiences. *Am J Phys Med Rehabil* **93**：445-452, 2014
12) Cohen EE, et al：American Cancer Society Head and Neck Cancer Survivorship Care Guideline. *CA Cancer J Clin* **66**：203-239, 2016
13) Rehabilitation Oncology（http://journals.lww.com/rehabonc/pages/default.aspx）2017年2月13日閲覧
14) Stout NL, et al：Toward a National Initiative in Cancer Rehabilitation：Recommendations From a Subject Matter Expert Group. *Arch Phys Med Rehabil* **97**：2006-2015, 2016
15) Silver JK, et al：Impairment-driven cancer rehabilitation：an essential component of quality care and survivorship. *CA Cancer J Clin* **63**：295-317, 2013
16) Reinke T：CMS takes the lead In oncology payment reform. *Manag Care* **24**：22-25, 2015
17) Sloan JA, et al：Impact of self-reported physical activity and health promotion behaviors on lung cancer survivorship. *Health Qual Life Outcomes* **14**：66, 2016
18) Courneya KS, et al：Effects of supervised exercise on progression-free survival in lymphoma patients：an exploratory follow-up of the HELP Trial. *Cancer Causes Control* **26**：269-276, 2015
19) Schmitz KH, et al：American College of Sports Medicine. American College of Sports Medicine roundtable

on exercise guidelines for cancer survivors. *Med Sci Sports Exerc* **42**：1409-1426, 2010
20) Ashcraft KA, et al：Efficacy and mechanisms of aerobic exercise on cancer initiation, progression, and metastasis：A critical systematic review of in vivo preclinical data. *Cancer Res* **76**：4032-4050, 2016
21) Dietz JH Jr：Adaptive rehabilitation of the cancer patient. *Curr Probl Cancer* **5**：1-56, 1980
22) Silver JK, et al：Impairment-driven cancer rehabilitation：an essential component of quality care and survivorship. *CA Cancer J Clin* **63**：295-317, 2013
23) Santa Mina D, et al：Optimization of surgical outcomes with prehabilitation. *Appl Physiol Nutr Metab* **40**：966-969, 2015

理学療法MOOK 21
がんの理学療法

発　　　行	2017年5月20日　第1版第1刷
シリーズ編集	福井　勉・神津　玲・大畑光司・甲田宗嗣
責任編集	井上順一朗・神津　玲
発 行 者	青山　智
発 行 所	株式会社 三輪書店
	〒113-0033　東京都文京区本郷6-17-9　本郷綱ビル
	☎ 03-3816-7796　FAX 03-3816-7756
	http://www.miwapubl.com
印 刷 所	三報社印刷 株式会社

本書の無断複写・複製・転載は，著作権・出版権の侵害となることがありますのでご注意ください．

ISBN 978-4-89590-601-2　C 3047

JCOPY ＜(社)出版者著作権管理機構 委託出版物＞

本書の無断複製は著作権法上での例外を除き禁じられています．複製される場合は，そのつど事前に，(社)出版者著作権管理機構（電話 03-3513-6969，FAX 03-3513-6979，e-mail: info@jcopy.or.jp）の許諾を得てください．

■ 早期離床に向けたICU理学療法の"いま"がわかる!!

理学療法MOOK 18

ICUの理学療法

責任編集　神津　玲

好評

● 定価（本体 4,800円+税）
B5　330頁　2015年　ISBN 978-4-89590-528-2

　近年、急性期医療の目覚ましい発展により、ICUでは救命率向上を目標とした短期的予後の改善のみならず、回復期の生活を見据えた長期予後、特に身体機能やQOLを意識した治療管理のあり方が求められている。そのような中、理学療法は患者の長期機能予後を改善する非常に重要な手段である。

　本書では、ICUという特殊な環境下にある重症患者の病態理解、治療と管理方法、各種医療機器、モニター、薬剤など、ICU理学療法に必要不可欠な知識をわかりすく解説。さらに、理学療法の基本的技術に加えて、安全管理の方法、理学療法部門の人員および勤務体制、教育のあり方までを、最新の知見を交え、実践的知識・プロセスが理解できる。

　この領域の理学療法は、比較的に新しく、ICUスタッフとして患者の期待に応え、信頼を得ることが先決である。その具体的解決策・情報が満載に詰まった至高の一冊である。

■ 主な内容 ■

第1章　病態理解のための基礎知識
1. 生体侵襲とその反応 - 重症患者の病態
2. 呼吸不全
3. 循環障害
4. 腎機能障害
5. 重症患者における栄養および代謝障害
6. 感染症，炎症，多臓器不全
7. せん妄と認知機能障害
8. 神経学的問題
　　―長期臥床とICUAWを含む
9. ICU患者の長期予後

第2章　治療・管理
1. 重症患者評価と治療・管理の基本
2. 呼吸管理
3. 循環管理
4. 急性血液浄化法
5. 栄養管理
6. 感染管理・対策
7. 鎮痛・鎮静管理
8. 神経集中治療
9. 術後管理

第3章　理学療法のプログラミングと実際
1. 重症患者における早期理学療法の基本的考え方
2. 重症患者の理学療法評価
3. 安全管理
4. 理学療法の基本手技
5. 周術期理学療法
6. 人工呼吸管理・酸素化不良・離脱困難例
7. 循環不全
8. 重症感染症の合併
9. 意識障害・長期間にわたる深鎮静
10. 外傷
11. ICU理学療法のための体制づくり

好評既刊　理学療法MOOK

理学療法MOOK 1　脳損傷の理学療法①【第2版】 超早期から急性期のリハビリテーション	理学療法MOOK 9　スポーツ傷害の理学療法【第2版】
理学療法MOOK 2　脳損傷の理学療法②【第2版】 回復期から維持期のリハビリテーション	理学療法MOOK 10　高齢者の理学療法【第2版】
理学療法MOOK 3　疼痛の理学療法【第2版】	理学療法MOOK 11　健康増進と介護予防【増補版】
理学療法MOOK 4　呼吸理学療法【第2版】	理学療法MOOK 12　循環器疾患のリハビリテーション
理学療法MOOK 5　物理療法	理学療法MOOK 13　QOLと理学療法
理学療法MOOK 6　運動分析	理学療法MOOK 14　腰痛の理学療法
理学療法MOOK 7　義肢装具	理学療法MOOK 15　子どもの理学療法
理学療法MOOK 8　下肢関節疾患の理学療法	理学療法MOOK 16　脳科学と理学療法
	理学療法MOOK 17　理学療法技術の再検証 科学的技術の確立に向けて

お求めの三輪書店の出版物が小売書店にない場合は、その書店にご注文ください．お急ぎの場合は直接小社に．

三輪書店　〒113-0033　東京都文京区本郷6-17-9　本郷綱ビル
編集 ☎03-3816-7796　FAX 03-3816-7756　販売 ☎03-6801-8357　FAX 03-6801-8352
ホームページ：https://www.miwapubl.com

■ 脳機能、運動学習を用いた効果的なトレーニングの"いま"がわかる！

理学療法MOOK 19
ニューロリハと理学療法 好評

シリーズ編集　福井 勉（文京学院大学大学院 保健医療科学研究科）
　　　　　　　神津 玲（長崎大学大学院 医歯薬学総合研究科 医療科学専攻）
　　　　　　　大畑 光司（京都大学大学院 医学研究科 人間健康科学系専攻）
　　　　　　　甲田 宗嗣（広島都市学園大学 健康科学部 リハビリテーション学科）

責任編集　　　大畑 光司（京都大学大学院 医学研究科 人間健康科学系専攻）

● 定価（本体 3,600 円＋税）
　B5　150頁　2016年　ISBN 978-4-89590-550-3

　ニューロリハビリテーションの分野は、これまでのリハビリテーションの考え方を大きく変える可能性をもっており、神経学的な背景に立脚した手法と医学的根拠を両立させることを念頭にさまざまな可能性が議論されている。
　第1章では、Spasticity Control、Neural Modulation、運動学習、ロボティクスリハビリテーションの分野の第一人者により中枢神経疾患に対する日進月歩のリハビリテーションのあり方を解説した。
　第2章では、近年明らかになってきた脳機能や運動学習、痙性麻痺やさまざまなトレーニング手法について、生理学的背景も踏まえ、より効果的な活用方法を提示した。
　新たな高みを目指し、よりよい理学療法を提供するための必須の一冊である。

■ 主な内容 ■

第1章　ニューロリハビリテーションの原理と実際
1. ニューロリハビリテーションの運動学習について
2. 脳卒中リハビリテーションにおける痙縮とボツリヌス治療
3. rTMSと半球間抑制
4. 経頭蓋直流電気刺激 (tDCS) を用いたニューロモデュレーション
5. CI療法と運動学習
6. HANDS therapy
7. リハビリテーション・ロボティクス

第2章　ニューロリハビリテーションにおける理学療法の役割
1. 半球間抑制の概念を考慮した理学療法
2. 運動学習課題と理学療法
3. 痙性麻痺が運動に及ぼす影響とそれを考慮した理学療法
4. 脳卒中者に対する体重免荷トレッドミルを用いた理学療法
5. 機能的電気刺激を使った理学療法
6. 筋電図バイオフィードバックを使った理学療法
7. リハビリテーション・ロボティクスを用いた理学療法の考え方
8. 脳血管障害後疼痛のニューロリハビリテーション

好評既刊　理学療法MOOK

- 理学療法MOOK 1　**脳損傷の理学療法①**【第2版】超早期から急性期のリハビリテーション
- 理学療法MOOK 2　**脳損傷の理学療法②**【第2版】回復期から維持期のリハビリテーション
- 理学療法MOOK 3　**疼痛の理学療法**【第2版】
- 理学療法MOOK 4　**呼吸理学療法**【第2版】
- 理学療法MOOK 5　**物理療法**
- 理学療法MOOK 6　**運動分析**
- 理学療法MOOK 7　**義肢装具**
- 理学療法MOOK 8　**下肢関節疾患の理学療法**
- 理学療法MOOK 9　**スポーツ傷害の理学療法**【第2版】
- 理学療法MOOK 10　**高齢者の理学療法**【第2版】
- 理学療法MOOK 11　**健康増進と介護予防**【増補版】
- 理学療法MOOK 12　**循環器疾患のリハビリテーション**
- 理学療法MOOK 13　**QOLと理学療法**
- 理学療法MOOK 14　**腰痛の理学療法**
- 理学療法MOOK 15　**子どもの理学療法**
- 理学療法MOOK 16　**脳科学と理学療法**
- 理学療法MOOK 17　**理学療法技術の再検証**　科学的技術の確立に向けて
- 理学療法MOOK 18　**ICUの理学療法**

お求めの三輪書店の出版物が小売書店にない場合は、その書店にご注文ください．お急ぎの場合は直接小社に．

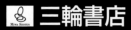三輪書店　〒113-0033 東京都文京区本郷6-17-9 本郷綱ビル
編集 ☎03-3816-7796　FAX 03-3816-7756　販売 ☎03-6801-8357　FAX 03-6801-8352
ホームページ：https://www.miwapubl.com

■ウィメンズヘルスに関する知識を実践的な視点で網羅し解説！

理学療法MOOK20
ウィメンズヘルスと理学療法 好評

シリーズ編集　福井　勉（文京学院大学大学院 保健医療科学研究科）
　　　　　　　神津　玲（長崎大学大学院 医歯薬学総合研究科 医療科学専攻）
　　　　　　　大畑　光司（京都大学大学院 医学研究科 人間健康科学系専攻）
　　　　　　　甲田　宗嗣（広島都市学園大学 健康科学部 リハビリテーション学科）

責任編集　　　石井 美和子（Physiolink）
　　　　　　　福井　勉（文京学院大学大学院 保健医療科学研究科）

● 定価（本体 4,000 円+税）
B5　230頁　2016年　ISBN 978-4-89590-553-4

　これまでウィメンズヘルスの分野に関する情報は国外のものに頼らざるをえないことが多かったが、本書では国内でウィメンズヘルスを実践している理学療法士によって集積された臨床の実践経験・知識を余すことなく紹介した。「腹直筋離開」や「メンズヘルス」など、一部については十分な専門技能と実践という点から海外の経験豊富な理学療法士に解説を依頼した。

　ウィメンズヘルス分野の理学療法は、他の分野と同様に、解剖学・生理学・運動学といった知識とそれに基づく技術が必要である。そこで女性のライフステージや女性特有のがん、更年期以降の疾患や排泄・骨盤機能など基礎的な内容から、内科や整形外科における性差への考慮、運動機能障害のある患者の性行為への対応方法、地域コミュニティでの取り組みなど一歩進んだ活動を紹介した。本分野に興味をもつ理学療法士の明日の臨床につながる実践的な1冊である。

■ 主な内容 ■

第1章　女性のライフステージと心身の変化
1. 女性のライフステージと内分泌動態
2. 各ライフステージにおける身体的変化

第2章　月経周期との関連性を考える
1. 運動器障害と月経周期
2. 月経異常に対する理学療法士の関わり

第3章　妊娠・出産と理学療法
1. 妊娠・出産に伴う身体変化と理学療法評価のポイント
2. 出産と理学療法
3. 産後女性の機能健診
4. 腹直筋離開と産後女性の体幹―その形状と機能の関係

第4章　女性のがんと理学療法
1. 乳がん術後と理学療法
2. 婦人科系がんと理学療法
3. リンパ浮腫の理解に必要な基礎知識

第5章　骨盤底の障害と理学療法
1. 排尿機能障害（尿失禁）と理学療法
2. 排便機能の障害（直腸脱・直腸性便秘・便失禁）と理学療法
3. 骨盤臓器脱と理学療法
4. 女性性機能障害と理学療法

第6章　更年期以降の代謝性疾患と理学療法
1. 骨粗鬆症と理学療法
2. 更年期以降の予防的運動療法

第7章　その他の女性の健康サポートに対する取り組み
1. 妊娠に向けた身体づくりへの取り組み
2. 月経随伴症状への取り組み
3. 地域コミュニティでの理学療法士の取り組み

〔特別寄稿　理学療法における新しい展望〕
・メンズヘルスと理学療法

〔理学療法士へのメッセージ〕
1. ウィメンズヘルスを考える
2. 整形外科における性差の考慮
3. 内科における性差の考慮
4. 乳がん自己検診の啓発活動
5. 運動機能障害と性行為①
　―理学療法士の関わり
6. 運動機能障害と性行為②
　―THA患者への関わり

好評既刊　理学療法MOOK

- 理学療法MOOK 1　脳損傷の理学療法①【第2版】超早期から急性期のリハビリテーション
- 理学療法MOOK 2　脳損傷の理学療法②【第2版】回復期から維持期のリハビリテーション
- 理学療法MOOK 3　疼痛の理学療法【第2版】
- 理学療法MOOK 4　呼吸理学療法【第2版】
- 理学療法MOOK 5　物理療法
- 理学療法MOOK 6　運動分析
- 理学療法MOOK 7　義肢装具
- 理学療法MOOK 8　下肢関節疾患の理学療法
- 理学療法MOOK 9　スポーツ傷害の理学療法【第2版】
- 理学療法MOOK10　高齢者の理学療法【第2版】
- 理学療法MOOK11　健康増進と介護予防【増補版】
- 理学療法MOOK12　循環器疾患のリハビリテーション
- 理学療法MOOK13　QOLと理学療法
- 理学療法MOOK14　腰痛の理学療法
- 理学療法MOOK15　子どもの理学療法
- 理学療法MOOK16　脳科学と理学療法
- 理学療法MOOK17　理学療法技術の再検証
- 理学療法MOOK18　ICUの理学療法
- 理学療法MOOK19　ニューロリハと理学療法

お求めの三輪書店の出版物が小売書店にない場合は，その書店にご注文ください．お急ぎの場合は直接小社に．

三輪書店

〒113-0033　東京都文京区本郷6-17-9　本郷綱ビル
編集 ☎03-3816-7796　FAX03-3816-7756　販売 ☎03-6801-8357　FAX03-6801-8352
ホームページ：https://www.miwapubl.com